全国中医药行业高等教育"十四五"创新教材

中医传播学

（供中医学、中药学等专业用）

主 编 毛嘉陵 毛国强

中国中医药出版社

·北 京·

图书在版编目（CIP）数据

中医传播学／毛嘉陵，毛国强主编．--北京：中国中医药出版社，2021.5

全国中医药行业高等教育"十四五"创新教材

ISBN 978-7-5132-6743-4

Ⅰ.①中… Ⅱ.①毛…②毛… Ⅲ.①中国医药学-文化传播-中医学院-教材
Ⅳ.①R-092

中国版本图书馆 CIP 数据核字（2021）第 014661 号

中国中医药出版社出版

北京经济技术开发区科创十三街 31 号院二区 8 号楼
邮政编码 100176
传真 010-64405721
三河市同力彩印有限公司印刷
各地新华书店经销

开本 787×1092 1/16 印张 19 字数 425 千字
2021 年 5 月第 1 版 2021 年 5 月第 1 次印刷
书号 ISBN 978-7-5132-6743-4

定价 59.00 元
网址 www.cptcm.com

社 长 热 线 010-64405720
购 书 热 线 010-89535836
维 权 打 假 010-64405753

微信服务号 zgzyycbs
微商城网址 https://kdt.im/LIdUGr
官 方 微 博 http://e.weibo.com/cptcm
天猫旗舰店网址 https://zgzyycbs.tmall.com

全国中医药行业高等教育"十四五"创新教材

《中医传播学》编委会

主　审

张伯礼（天津中医药大学）　　　　　　高思华（北京中医药大学）

主　编

毛嘉陵（北京中医药大学）　　　　　　毛国强（天津中医药大学）

副主编

王淑军（《中国中医药报》社有限公司）　侯胜田（北京中医药大学）

欧阳波（国家中医药管理局）　　　　　孔令彬（天津中医药大学）

李良松（北京中医药大学）

编　委（按姓氏笔画排序）

王　晨（北京中医药大学）　　　　　　王珊珊（北京中医药大学）

朱桂祯（长春中医药大学）　　　　　　刘　杨（河南中医药大学）

刘　珊（浙江中医药大学）　　　　　　孙慧明（山东中医药大学）

杜耀光（新疆医科大学）　　　　　　　李海英（上海中医药大学）

李婧昳（北京中医药大学）　　　　　　肖连宇（北京中医药大学）

肖建喜（广州中医药大学）　　　　　　张　觅（湖南中医药大学）

张　虹（成都中医药大学）　　　　　　张　媛（陕西中医药大学）

张安然（江西中医药大学）　　　　　　张超中（中国科技情报研究所）

陆金国（广州中医药大学）　　　　　　陈　骥（成都中医药大学）

陈红梅（天津中医药大学）　　　　　　周亚东（安徽中医药大学）

郑晓红（南京中医药大学）　　　　　　赵子鹤（国家中医药管理局）

胡　真（湖北中医药大学）　　　　　　段　煜（天津中医药大学）

窦　颖（《中国中医药报》社有限公司）　蔡鸿新（福建中医药大学）

编写说明

　　中医药是中华文化宝库中的一颗璀璨明珠，是中华民族几千年来与疾病做斗争创造出的医药智慧，为中华民族的繁衍昌盛和世界医药文明进步做出了不可磨灭的重大贡献。中医药文化是中华优秀传统文化的代表，是中医药的灵魂和精神家园，是中医药学核心价值观、认知思维模式和行为方式的全面体现，在中医药发展中发挥着核心价值体系的规范作用，直接影响着中医药发展的大方向。

　　中国传统文化对中医药的形成和发展产生了深刻的影响，中医药学术思想中蕴含着丰富的中国哲学思想和人文精神，进而逐渐形成了独具特色的中医药文化。中医药文化以"天人合一""自然和谐"为医学思想基础，以"整体观""辨证论治"为临床指导原则，以"以人为本""大医精诚"为核心价值，体现了中华民族的认知方式和价值取向，至今仍具有不可替代性，受到了世界上越来越多国家学术界的认同。因此，从这个角度上来讲，中医药不仅是中华民族优秀传统文化的代表，更是我国文化软实力的重要体现。

　　加强中医药文化建设，有益于提高公众对中医的理解，使老百姓能够正确地选择合适的就医方式，从中医药文化中获得健康实惠；有益于发挥文化的导向作用，以保证中医药学术发展不偏离正确轨道，不断促进中医药学术的传承、创新和发展；有益于弘扬中华优秀传统文化，共建中华民族精神家园，促进经济社会协调发展，构建和谐社会；有益于通过文化价值感召力产生的影响，提高我国文化软实力，提升我国在国际上的地位和影响。

　　长期以来，党和国家一直重视文化事业的发展，特别是党的十七届六中全会提出要文化强国，推动社会主义文化大发展大繁荣。2009 年 5 月 7 日颁布的《国务院关于扶持和促进中医药事业发展的若干意见》、2017 年 7 月 1 日实施的《中华人民共和国中医药法》、2019 年 10 月 20 日发布的《中共中央 国务院关于促进中医药传承创新发展的意见》，以及党的十八大以来党和政府的工作报告都强调了中医药文化建设，把中医药文化建设列入中医药事业发展的重要内容。国家中医药管理局近年来开展了大量中医药文化工作，有力地促进了中医药文化的繁荣，推动了中医药事业发展。随着我国社会生活水平的不断提高，大众对中医药文化的需求也越来越大。

　　如何将党和国家的中医药政策法规、中医药文化及其学术临床研究成果更快更好地向中医药行业的从业人员、大学生以及普通大众、患者进行传播，尤其是有效传播已成为摆在我们面前的一项十分重要和非常紧迫的任务。如果不能实现中医药文化的有效传播，我们所做的一切就可能成为毫无意义的自娱自乐。

　　中国古代提倡"文以明道""文以贯道"和"文以载道"，强调文化传播必须传达出明确的观点和主张，这对中医现代传播活动的开展仍然具有指导意义。中医药学术界对中医药文化的研究已有多年的学术基础，但对中医药传播学的研究甚少，可以说完全就是一个空白。将现代传播学的理论和现代传播手段结合到中医药传播实践中来，构建现代中医传播学知识体系具有十分重要的现实意义和极高的学术价值，可以真正促进中医药文化在现代社会的有效传播，有利于中医药学术的交流发展和患者对健康信息的充分利用。

中医药文化的现代传播主要具有学术传承、社会教育、文化强国三大主要功能。

学术传承功能。中医学术发展必须首先做好继承工作，只有将前人的医学智慧、学术成果、临床经验进行系统的记录、保存和消化，才能面对临床实际进行知识的创新。

社会教育功能。中医药文化传播是一项社会活动，对提升社会人群的健康水平具有告知和教育作用，以指导民众选择正确、合适的健康和诊疗方式。要保持社会的稳定和谐，需要社会民众的身心保持健康的状态。因此，帮助大众树立正确的生死观，增强养生健康意识，获得更多的中医药养生和防病治病等科普知识，选择合适的就医方式，减少疾病的发生，减轻疾病的危害程度，降低医疗支出，对促进社会发展和人类健康事业的发展具有多重意义。

文化强国功能。党的十七大报告明确提出要努力"提高国家文化软实力"，十七届六中全会提出要努力建设社会主义"文化强国"，这表明党和国家已经把提升国家文化软实力作为实现中华民族伟大复兴的新的战略着眼点。中医药是我国的原创科学知识体系，也是中国传统文化中自然知识方面唯一延续至今仍然自成一体的一个行业，更是具有中国特色医药卫生事业的重要组成部分。

以上三点足以说明中医药是增强我国文化软实力必不可少的一个要素。因此，传播中医药文化，让中华优秀传统文化世代相传，有助于增强民族自信心、自尊心和自豪感，不断扩大中国文化在国际上的影响力。

2020 年对于中国和中医药来说是不平凡的一年，全国人民和世界各国人民共同经历了史无前例的新型冠状病毒肺炎疫情。在中国共产党的正确领导、医护人员的无私付出和全国人民的同舟共济下，中国对新型冠状病毒肺炎的防控卓有成效。在疫情防控工作中，中医药以超过 90% 的参与率和有效率做出了重要贡献，并为世界抗击疫情贡献了"中国方案"。中医药界的杰出代表，中国工程院院士、天津中医药大学校长张伯礼教授被授予"人民英雄"国家荣誉称号。这是对他个人也是对中医药人的褒奖。正如习近平总书记在《构建起强大的公共卫生体系，为维护人民健康提供有力保障》重要讲话中所说，此次抗疫工作是"中医药传承精华、守正创新的生动实践"。在这样的背景下，我们更应该加强对中医药文化的整理与挖掘，将中医药的瑰丽更好地呈现在中国人民和世界人民面前。

越来越多的专家认为，在后疫情时代，我们要未雨绸缪，尽快在国内医学院校建立和完善《中医疫病学》《中医传播学》《健康传播学》等课程和教材体系，让这些课程成为更多医药专业本科、研究生的必修课、选修课。令人高兴的是，张伯礼院士、吕文亮校长主编的《中医疫病学》被列为全国中医药行业高等教育"十四五"规划教材。

同时，我们需要培养更多的中医药文化传播人才，需要更多的医务工作者和各界人士学习一定的中医药传播理论和技能，把中医药文化传播做好，才能更有效地减少疾病的发生或提高疾病治愈率，为自己也为社会造福。这也是《中医传播学》更新内容、再版的重要原因。

"研究是基础，传播是目的"。这是中医药文化工作必须遵循的基本工作路径。要在做好学术研究的基础上，实现中医药文化传播的最终目的。在此需要强调的是，这种学术研究必须围绕着文化传播进行，也就是说研究要为实际的传播工作服务。

为了更好地做好中医药文化传播工作，也为了培养大批中医药文化传播方面的专门的高级人才，北京中医药大学中医药文化研究与传播中心发起组织编写全国第一本中医药文化传播类教材《中医传播学》。

《中医传播学》主要研究和讲授中医药文化的传播者、受众、传播行为、传播的发生发展过程、传播规律、内容创造与选择、媒体利用、传播技巧、传播效果评价等方面的基本原理与知识，详细介绍中医药新闻、科普、广告、中医院、中药企业、中医科教机构、政府、个人传播者等方面的应用性知识，系统地回顾中医药文化的传播历史，深入探讨中医药学术语言的现代转化、中医药跨文化传播等前沿性话题并尝试提出一些解决方案。同时还在教材中适当穿插介绍部分传播案例。

从教材编写的角度，我们主要坚持了以下原则：灵活运用现代的新思想、新观点和新科技成果，以现代传播学体系为编写指导框架，紧密结合中医药文化特色和行业实际，尽量做到内容真实可靠，条理叙述清楚，文句表达通顺，十分强调教材的编写保持系统性、科学性和实用性。

来自中医药高校、中医药专业媒体、中医药科研机构、中医药企业、中医药政府部门等相关部门的 30 多位中医药文化专家、中医药新闻传播专家和中医药管理专家参加了本教材的编写工作。

本教材原名《中医文化传播学》，2014 年 4 月出版后，北京中医药大学、成都中医药大学、天津中医药大学、上海中医药大学、南京中医药大学等众多中医药院校在本科和研究生的教学中广泛使用，越来越多的医科大学开始开设"中医传播学"相关课程。中医药传播包括中医药文化传播和中医药科学传播两大部分，《中医文化传播学》主要注重文化传播的介绍，此次编写增加了"科学传播""文化传播""跨地域传播"等章节，其内容不仅强调了中医药的文化传播，更强调了中医药的科学传播。因此，教材更名为《中医传播学》，是一本更加完善、更符合中医药发展现实需求的中医传播学教材。本教材创造性地提出中医药现代传播必须解决好相应的传播问题，即中医学术语言的现代转化、跨地域传播和跨文化传播，并独立成章介绍相关知识，以培养学生的前沿性思维。

本教材由中国工程院院士、天津中医药大学校长张伯礼教授和北京中医药大学原校长高思华教授主审。内容与结构由北京中医药大学中医药文化研究与传播中心主任毛嘉陵研究员负责整体规划，天津中医药大学文化与健康传播学院院长毛国强教授负责部分内容的补充完善。

　　本教材在编写过程中得到了中国科学技术协会、教育部"高校科普创作与传播试点"项目的大力支助和北京中医药大学、天津中医药大学、成都中医药大学领导的大力支持和指导。中国中医药出版社有限公司数字出版中心张立军主任、张婷婷编辑为本教材的出版做了大量细致的工作，在此一并感谢！

　　《中医传播学》的出版，不仅将填补中医药文化研究与传播方面的教学及教材建设方面的一项空白，而且还将成为中医药文化研究与传播工作者的一本必备的知识读本和实用性工作指南。我们初步梳理出近百个中医传播案例，因出版时间紧，此次没有囊括书稿中，待再版时再插入相关章节中。虽然该教材的编写在内容上进行了大胆的创新和突破，但毕竟属于一种新的探索和尝试，难以做到十分完美，不足之处希望各校老师、同学以及中医药行业专业人员及时反馈给我们（电子邮箱：243736178@qq），以便再版时修订提高。

《中医传播学》编委会

2021 年 3 月

目　录

第四篇 中医药的其他传播

第十七章 中医学术语言的现代转化

第五篇 中医药的传播技巧与技能

绪　　论

第一节　传播的定义

中文"传播"词汇译自英语 communication，有着通讯、联络、传递、传送、交往、交际、交流、宣传、共享等多种含义。中国古代多个文献中曾将"传"与"播"并列使用过，如记载北朝历史的《北史·突厥传》中有"宜传播天下，咸使知闻"。这里的"传播"是广泛宣扬、让更多的人知晓的意思。元代辛文房《唐才子传·高适》中说："每一篇已，好事者辄为传播吟玩。"清代袁枚《随园诗话·卷十四》载："一砚一铫，主人俱绘形作册，传播艺林。"此处的"传播"具有广泛告之的意思，也代表着一种动态的意思。前文的英文词义也在一定程度上反映了传播的主要作用，即交流互动。其交流和互动的内容就是以不同内容和不同形式构成的信息。

什么是信息呢？信息指适合于用通信、存储或处理的形式来表示的有意义的知识或消息。信息既不是物质，也不是能量，而是一种客观存在的物质运动形式，也是物质载体和内容构成的统一整体。一般将信息分为物理信息、生物信息和社会信息三大类。通常人们所谈的传播，主要指的是社会信息的传播，而未涉及物理信息和生物信息。

什么是传播呢？从信息角度来看，传播就是信息传递、共享、影响、变化和反馈的全过程，即传播者将信息通过有意义的语言、文字、符号等内容，借助一定的媒介，传递给受传者，使受传者受到一定影响和变化；同时，受传者还可将反馈信息再传递给传播者。也可以说，传播就是信息在传播者与受传者之间的流动和发挥影响作用的过程，也是人类信息交流行为的发生过程，而且这个过程离不开语言、文字、符号及媒介。如果这种流动过程不完整、信息接收不通畅，就不能实现有效传播的目的。以上过程包括了传播者、信息内容、媒介载体、受传者和效果五要素。

学术界对传播的定义有上百种之多，各有特点和侧重，有的强调信息传递的互动过程，有的强调信息的共享，有的强调信息的意图、影响力和组织性。无论怎样下定义，传播最重要的功用就是促进信息的流动与互动，必须具备以下基本条件。

1. 信息共享　信息被一人所独占则构不成传播，必须流通、扩散和交换，使信息被多人所获得和利用，才能具备传播的意义。

2. 信息渠道　信息的流通和扩散必须在一定的社会关系和渠道中进行，具有通畅的适宜的渠道是传播的必备条件。同时，这种渠道也反映了一定的社会关系。

3. 信息共识　信息发布和接收双方必须具有相互识别的语义、术语、概念及能够沟通的生活经验、文化背景，否则就不被认识和理解。

4. 信息互动　信息并非单向流动，在受传者获得信息后，又可向传播者传出反馈信息，使信息处于互动状态，此时的受传者又转化成为传播者。

在目前以人际交流为主线的传播活动和传播研究中，重点关注的是社会信息，也就是人类社会活动中产生的知识体系和实践活动方面的信息，可称其为一种社会互动行为，使人们通过传播保持着相互之间的作用和影响。由于社会信息涉及人与人之间、人与社会之间进行的信息传递，因此与人有关的哲学、语言学、语义学、政治学、经济学、新闻学、人类学、社会学、心理学、信息论、控制论、系统论等被纳入传播学关注和研究的范围。其中与传播的存在方式有着一定相似性的新闻，常常被人们将其与传播并列，如很多研究和教学机构取名为"新闻与传播学院"就反映了这种现状。其实，这容易引起误解，不仅可能会将新闻与传播混为一谈，而且还可能认为只有从事新闻工作才能做传播。

第二节　传播学及其研究范围

一、传播学的概念

传播学是 20 世纪出现的一种既古老又新兴的学科，属于社会科学和应用科学范畴。传播学是研究人类的传播行为、传播形式与形态、传播发生发展的过程与发展规律，以及传播与人和社会关系的一门学科。

二、传播学研究的范围

从宏观上来讲，传播学从人类社会的普遍联系、人类传播的内在机制和外在联系及各种传播因素之间的相互关系中，探索和提示人类传播的本质和规律，揭示传播活动中各要素之间存在着的内在的、稳定的联系。

从微观上来讲，传播学主要研究人类语言文字、符号和信息内容的产生、传递、接收、流程、效果和反馈等过程及其发生发展规律。

第三节　人类传播的发展历程

传播并非人类所特有的能力和现象。动物之间也有传递信息的能力，例如动物发出的声音（如老虎的叫声、鸟鸣等）、发出的光（如萤火虫发出的荧光）、做出的动作（肢体运动）、特定的化学或物理信号（如散发的气味）等都具有信息传递的作用。但是动物的这种信息传递行为是动物的本能，主要来自遗传和条件反射，是一种本能反应和对生存环境的被动适应，而且其信息传播的方式都是极其简单的，也没有通过后天学习而产生的高级思维活动，因此它不具有认识自然、描述自然和改造自然的能力。

劳动创造了人类，劳动也不断改进着人类的信息传播方式。在原始人类时期，传播也具有动物传播的一些特征，但自从人类创造了语言文字符号后，人类的传播便产生了巨大的飞跃，从根本上脱离了动物式的原始传播方式。

人类语言文字词汇是声音与符号组合的信息载体，可以表达特定的含义、概念和思想，通过它可以反映现实客观世界、超越时间和空间、记录过去的历史、描述未来的世界，而且还能表达抽象的思维和虚构的场景。其本身就包含着主动性、创造性和灵活性，可以不断创造出新的语言词汇和概念，以表达日益丰富的人类社会实践活动。人类语言包括生活语言、学术语言、艺术语言及计算机等人工语言。

人类传播可以概括为以下几个阶段。

一、本能型传播阶段

本能型传播是指传播者通过遗传获得的信息沟通方式。人类早期与动物一样，只能靠与生俱来的生理本能进行单一的信息交流，可称其为最原始天然的一种传播方式。

1. 肢体动作　肢体动作又称为身体语言，指通过传播者的表情和肢体动作来表达想法和传递信息的一种传播方式。如在人际交流中，大笑、微笑、痛哭、耸肩、捶胸、顿足、搓手、摊手等肢体语言都代表着一定条件下的状态和想法，也是一种信息的传递。

2. 声音　声音传播是指传播者通过口腔或敲击等方式发出声音来传递信息，如鸟鸣。

3. 气味　很多动物都带有特定的气味，它们借助气味进行沟通、寻找食物和划分领地等，如狮子撒尿圈地。

4. 发光　通过发出的光线进行信息交流，如萤火虫夜间发光求偶。

5. 超声波　通过发出高频超声波和声波反馈进行信息判断，如蝙蝠靠声波定位。

二、学习型传播阶段

学习型传播指传播者需要通过一定的模仿学习获得的特定发声和有声语言文字沟通方式。

1. 简单语言　人类早期与动物一样，仅能发出简单的有声语言。

2. 口语　口语是人类早期最基本的传播方式，它通过人类口腔发出的特定声音及进行较为系统的表达来传递丰富的信息。当时这种方式只能在有限的距离内传递，即说即逝，不能记录，只能靠听者的大脑记忆。

古希腊哲学家亚里士多德在《修辞学》中总结了口语传播五要素：①说话的人；②说的内容；③听话的人；④场合；⑤效果。

3. 语言文字符号　语言文字包括可发声的口语、可记录的文字、特定的词语和符号，以及可规范语言文字表达的语法体系。文字可记录、可保存，还可远距离传播。

人类自从使用语言文字符号后，就彻底告别了与动物为伍的原始传播阶段，进入到可传播丰富的信息、表达深刻的思想，并以此进行信息加工和抽象思维的高级传播阶段。早期语言文字传播主要靠手写手抄进行记录，制作成本高，传播效率低。

三、媒介型传播阶段

人类在劳动生产和人际交往活动中，不断创造和使用新的传播方式。随着现代科学技术的发展，人类的传播进入到高科技时代。媒介型传播指利用现代科技手段，方便快捷地传递信息的一种新手段。

1. 印刷品　中国古代发明的造纸术和印刷术，大大地促进了人类传播的发展和进步，使信息进入到规模性传播的阶段。目前图书、期刊、报纸等印刷品仍然是重要的传播媒介。

2. 电子媒介　通过广泛应用电话、传真、电视、电脑、手机和互联网等现代科技手段，人类实现了信息的大容量记录和远距离传播。使人类知识经验的积累及文化传承的效率和质量产生了新的飞跃。

第四节　传播学的历史与现状

人类的传播现象和行为已有上万年的历史，直到 20 世纪初才将其作为一种学问进行系统的科学研究。

一般认为，传播学产生于美国，这与该国政治、经济和社会生活的氛围有密切关系。美国新闻媒体具有特殊的地位，记者被称为无冕之王，新闻与传播的相关性促进了对传播活动的深入研究。20 世纪 20 年代前后，社会学、社会心理学、信息技术等学科在基础理论和研究方法方面取得了重大进展，为人类从信息、心理、媒介等角度研究传播学奠定了基础。

美国学者从不同角度探索传播理论，提出了多种传播模式，并用不同的模式来解释信息传播的本质、机制、过程、效果和预测未来的发展趋势。值得关注的传播学奠基人主要有以下 5 位美国学者：①拉斯韦尔（1902—1980 年），提出著名的传播过程的五因素模式，即传播者、内容、媒介、受传者和效果；并认为传播具有三大功能："监视社会环境、协调社会关系和传承社会遗产。"②勒温（1890—1947 年），提出信息传播中"把关人"的概念，认为在传播过程中有着很多能够允许和限制信息流通的人或机构。③霍夫兰（1921—1961 年），耶鲁大学实验心理学教授，将心理学实验方法用于传播学研究，强调传播效果的重要性。④拉扎斯菲尔德（1901—1976 年），创立了数理定量研究方法，将传播学引向了经验性研究方向。⑤施拉姆（1907—1988 年），创办了世界上第一个传播学研究所，主编第一批传播学教材，带动了美国上百所传播学校或学院的成立。

1909 年美国社会学家库利在《社会组织》中将传播定义为："传播指的是人与人关系赖以成立和发展的机制——包括一切精神象征及其在空间中得到传递、在时间上得到保存的手段。包括表情、态度和动作、声调、语言、文章、印刷品、铁路、电报、电话，以及人类征服空间和时间的其他任何最新成果。"

1911 年美国学者皮尔士在《思想的法则》中认为："直接传播某种观念的唯一手段是像（icon）。即使传播最简单的观念也必须使用像。因此，一切观点都必须包含像或像的集合，或者说是由表明意义的符号构成的。”这里提出的像和符号，主要强调传播需要通过载体来实现传递的目的。

1927 年，美国政治学家拉斯韦尔在其被誉为先驱之作的《世界大战时期的宣传技术》书中，系统地介绍了传播学的有关内容。

20 世纪 40 年代末，信息论、控制论、系统论等新兴学科出现后，信息、控制、反馈、系统等概念被引入传播研究领域，为描述、分析和总结传播现象提供了新的理论支撑，从而使传播活动向传播学发展迈出了重要的一步。

1948 年，拉斯韦尔在《社会传播的构造与功能》论文中提出传播过程的五因素模式：谁（传播者）、说了什么（内容）、通过什么渠道（媒介）、对谁（受传者）和取得了什么（效果）。此模式的提出对传播学的发展产生了极大的影响。

霍夫兰说：“传播就是某个人（传播者）传递刺激（通常是语言的），以影响另一些人（受传者）引出特定的反应。”

韦弗说：“传播是一个心灵影响另一个心灵的全部过程。”

施拉姆认为“传播主要是论述人类交往的基本过程”。他在《传播是怎样运行的》文章中指出：“当我们从事传播的时候，也就是在试图与其他人共享信息——某个观点或某个态度。”

阿耶尔在《什么是传播》中肯定地说：“传播在广义上指的是信息的传递，它不仅包括接触新闻，而且包括表达感情、期待、命令、愿望或其他任何什么。”

20 世纪 40 年代末至 50 年代初，拉斯韦尔等人对信息传播的研究成果，引起了美国新闻界的重视。1948 年，新闻学家施拉姆在美国伊利诺伊大学成立了首个传播研究所，并将新闻与传播结合起来进行研究。随后，美国国际传播学会成立，很多大学相继成立传播学研究所，数十种传播学专业刊物应运而生。此后，国际性的传播学研究刊物相继创刊，现在国际上有《传播学杂志》《人类传播研究》《国际传播学公报》《传播研究趋势》《中国传媒研究》等 300 余种有影响的专业刊物。

20 世纪 60 年代前后，西欧各国受到美国的影响，也开始对传播学进行研究。苏联在这一时期也开始重视传播学研究，其最早的传播学学者是舍尔科文。也有学者根据自己的研究提出传播模式，如菲尔索夫传播模式和阿列克谢耶夫传播模式。

中国的传播学研究，起步于 20 世纪 80 年代初，通过翻译和评介西方传播学思想和理论，结合中国的实际而逐步形成中国的传播理论。中国现在有新闻与传播研究机构 150 余家，很多科研教学单位都有传播学方面的专门研究人员，并成立了中国传播学会。

美国与西欧在传播学研究上形成了“经验学派”和“批判学派”两大主要学派。

1. 经验学派　主要指以美国学者为代表的传统学派，也是传播学的主流学派。该学派对现行社会体制是否合理并不关心，强调从行为心理科学角度研究人类传播。在学术上强调对经验实证材料的研究，用调查、实验和定量分析的方法来研究传播过程与效果之间的因果关系，主张以实用主义为研究目的，宣扬多元主义的社会观，过分关注传播所产生的直接效果，但却忽视传播行为所处的复杂社会环境因素的影响。由于采取了抽样调查、个案分析、控制实验等科学方法，也有人将其称为科学主义方法。其主要代表学者有拉斯韦尔、拉扎斯菲尔德、施拉姆等。

2. 批判学派　以西欧学者为代表。20世纪60年代以后，西欧学者在研究传播时注重对可影响传播的社会、政治、经济环境等因素进行研究。他们认为，美国的经验学派忽视传播所处的社会环境因素的影响，过分偏重定量分析方法，因此有其局限性。批判学派重视宏观因素对传播活动的影响，主张从整体角度将大众传播与社会环境联系起来考察和研究，特别重视大众传播制度与整个社会、政治统治及意识形态之间的关系，希望从更深层次上揭示传播行为的本质。在学术上他们采用思辨的、批判的、定性的或定性与定量相结合的方法，这在一定程度上修正了美国传播经验学派的缺点，但却因忽视定量分析，有着主观性、随意性较大等不足。主要代表学者有巴黎大学的马蒂拉、芬兰坦佩雷大学新闻与大众传播系教授诺登斯特兰、荷兰海牙社会学研究所教授哈姆林克等。

以上两大学派并非绝对对立的，虽然批判学派注重从宏观、中观角度进行分析，经验学派专注于从微观角度分析，但是在实际研究中却相互有所借鉴：属于批评学派的某些英国传播学者在具体研究方法上有时候也采用经验学派研究方法，属于经验学派的某些美国传播学者在研究中也开始重视批判学派的研究方法。

第五节　传播学的理论

传播学理论主要包括符号理论、信息理论、意义理论、传播过程与效果四大理论。

一、符号理论

符号作为一种重要的信息载体，具有很强的象征性。它既有约定俗成的部分，又有个人主观理解的部分。它虽然不是事物本身，却可以代表事物。符号系统主要有两类。

1. 语言文字符号　是描述、记录、传播、存储信息最重要的信息载体，可以表示抽象的事物、深刻的思想和丰富的情感。

2. 非语言文字符号　包括面部表情、肢体动作、抽象符号、场景布置等。

二、信息理论

信息是事物运动的存在状态或形式，而传播学注重对信息流动及其过程的研究。信息论帮助传播学进一步认识到了信息的本质，也促进了对信息的定量化研究。具有传播意义的信息，包括两种基本存在形式：①内储形式：暂时或长久储存在人的大脑中的信息。②外化形式：包括用文字符号记录下来的书籍、文献、资料等，还包括口头表达后记忆在脑的信息。

三、意义理论

意义就是要作为信息传播的全部内容。传播是通过语言文字符号，将有意义的信息传达出去，以实现意义表达和沟通的目的。其中的语言文字符号仅仅是表达内容和意义的载体。也就是说，传播不只是符号的传播，而且是意义的传播。

四、传播过程与效果理论

每个传播过程至少涉及三个要素：传播者、信息和受传者。传播者发出信息后，受传者首先是接收信息，然后理解信息，最后以此信息引导行动或反馈信息。传播者据此及时调整自己下一步的传播行为，争取获得最佳传播效果。

第六节　传播学的研究方法

传播学作为一门新兴的具有交叉性的社会科学，其研究方法常常借鉴或结合相关社会科学和自然科学的研究方式。

1. 哲学方法　马克思唯物辩证主义对批判学派的形成产生过影响，它要求辩证地客观地认识和分析研究传播现象。要重视对客观真实信息的搜集，辩证地分析事实的发生与相关因素的关系，要从发展、运动、变化的眼光来看问题。

2. 社会学方法　将传播现象纳入社会现象与社会结构中进行分析研究，使传播更具开放性和现实性，同时也能够更清楚地认识到传播的社会责任和社会功能。

3. 心理学方法　将传播者和受传者的情感、情绪、态度作为一种精神状态来对待，从而判断出传播活动介入者的价值取向。

4. 语言学方法　将传播活动仅仅当作是通过语言文字符号对语义的传递，强调正确的编码和译码，合理地优化组合符号，可实现最好的有效传播。

5. 调查研究方法　确定关注范围，通过发放问卷，并对回收的问卷进行分析统计，可避免研究中的主观性和随意性。

6. 内容分析方法　对即将传播的内容进行客观、系统的分析研究，使内容对受传者更具有效性。

7. 控制实验方法　设定一定的条件，研究与传播有关的某种现象或因素。

8. 系统论方法　强调从整体性、协调性、目的性、层次性和环境适应性等方面，对传播活动进行认识和把握。

9. 控制论方法　对传播过程进行有效的调节和干预，使传播过程保持有序运行状态，更容易达到传播的目的。

10. 信息论方法　将传播活动看作是信息的采集、分析、交流和反馈的过程，可促进传播学研究更加系统和精确。

第七节　中医传播活动

中医传播就是中医信息传递、共享及其发挥影响的全过程，即中医传播者将中医信息通过语言、文字及图书、报刊、视频、网络等媒介传达并影响相关受传者的整个过程。

中医传播活动从几千年前就已开始。《淮南子·修务训》中说："神农……尝百草之滋味，水泉之甘苦，令民知所避就，当此之时，一日而遇七十毒。"此文中的"令民知"就是让民众知晓，也就是神农将自己掌握的药物与食物知识，向大众传授和传播。成书于春秋战国时期的《黄帝内经》（以下简称《内经》）通过黄帝与岐伯、雷公对话、问答的形式，谈论医道，宣扬养生延年，就是一个典型的知识创造和信息传播的活动。甲骨文是我国迄今发现的时代最早、体系较为完整的文字。甲骨文中不仅有涉及人体解剖部位的象形文字，而且还有记录疾病和治疗的医学文献，这证明了在三千多年前中医传播已进入利用语言文字进行记录的时代。

一、中医传播活动的特点

1. 信息互识　传播者与受传者必须具有相互识别的语义、术语、概念，以及能够沟通的文化背景和生活经验，才能正常地交流；否则不仅不被认识和理解，还可能产生歧义。中医学术体系的核心文献形成于古代，采取古汉语记录，而古代多采取单音词、一词多义、隐喻等方式记录信息，在理解词义时必须进入特定的语境中，而且还必须具有深厚的中国传统文化知识才能更好地领悟和理解，否则就会让人感觉中医深奥难懂，给今人阅读学习交流增加很大的难度。为便于在现代社会传播中医药文化，一方面需要鼓励传播者和受传者直接阅读原文，进行深入的研读和领悟；另一方面还必须对古文献的语义进行转换，实现中医术语的现代化。

2. 信息互享　中医学术和临床诊疗中的核心知识和临床经验的传承，在古代常常处于相对封闭的状态，一般限于在儿孙辈的男性或经考验信任的徒弟中传授，甚至有不少中医家因未选择到合适的继承者而使其积累的诊疗技艺最终消失，这种现象到今天都还存在。信息被一人独占或仅限于个别传授，这显然不能构成现代传播学意义上的传播。

中医现代传播只有实现信息的共享，在共同理解术语信息的基础上，实现信息的流通、扩散、交换和利用，才能具备传播的价值。

3. 信息互通　中医信息的流通和扩散，必须在中医药相关或对其关注的社会关系和渠道中进行，具有必要的和通畅的渠道是实现传播的保障。

4. 信息互动　中医信息的最佳传递方式并非单向流动，而是在受传者获得信息后，还能及时向传播者发出反馈信息，使信息交流呈现互动的状态，也使传播者与受传者的角色不断互换。

二、中医传播活动的功能

中国古代提倡"文以明道""文以贯道"和"文以载道"，强调文化传播必须传达出明确的观点和主张，这对中医现代传播活动的开展仍然具有指导意义。中医现代传播功能是指通过中医现代传播活动所能发挥出的能力及其能够发挥的作用。以下是中医现代传播的主要功能。

1. 学术传承　中医学术发展必须首先做好继承工作，只有将前人的医学智慧、学术成果、临床经验进行系统的记录、保存和消化，才可能面对临床实际进行知识的创新。目前我国已建成二十多所现代高等中医药院校，还有散布于其他大学中的中医药系及不少的中医药专科学校，经过近几十年来对中医药大学生进行批量的知识传授，已培养出一大批中医药高级人才。

中医药学术传承中还有一种很重要的教育方式，就是师带徒的方式。师父有选择性地认定徒弟，非公开地向徒弟传授一些"家传""祖传"中医知识和临床治疗技艺。这是最具中国传统文化特色的一种传播活动，只不过它的传播范围局限、传播对象有严格控制而已。这种方式的好处是能够保证有价值的知识获得顺利传承，但却有着质量不稳定、批量小的局限，只能属于封闭的小范围传播。

2. 社会教育　中医传播是一项社会活动，对提升社会人群的健康水平具有告知和教育作用，以指导民众选择正确合适的健康和诊疗方式。要保持社会的稳定和谐，需要社会民众的身心保持健康的状态。因此，帮助大众树立正确的生死观，增强养生健康的意识，获得更多的中医药养生和防病治病等科普知识，选择合适的就医方式，减少疾病的发生，减轻疾病的危害程度，降低医疗支出，这对促进社会发展和人类健康事业的发展具有多重意义。

社会教育主要通过学校、大众及专业媒体进行中医药文化科普知识的传播。知名传播学者贝尔纳·瓦耶纳认为："小学和中学是传授已构成的知识，高等学校教授正在构成的知识，而新闻（媒介）的任务是传播处于萌芽时期的知识。"可见，在传播中医药文化时不能只依靠学校教育，还必须充分利用大众传播体系。

3. 文化强国　党的十七大报告明确提出要努力"提高国家文化软实力"，党的十七届六中全会又提出要努力建设社会主义"文化强国"，这表明党和国家已经把提升国家文化软实力作为实现中华民族伟大复兴的新的战略着眼点。

中医药是我国的原创科学知识体系，也是中国传统文化中自然知识领域唯一延续至今仍然自成一体的一个行业，更是具有中国特色医药卫生事业中的重要组成部分，这三点足以说明中医药是增强我国文化软实力必不可少的一个要素。因此，传播中医药文化，让中华优秀传统文化世代相传，有助于增强民族自信心、自尊心和自豪感，不断扩大中国文化在国际上的影响力。

三、中医传播活动的原则

根据传播过程必不可少的五要素，即传播者、信息内容、媒介载体、受传者和传播效果，制定出以下传播原则。

1. 可信性原则　东方圣人孔子说："人而无信，不知其可也。"他认为，如果一个人不诚实，没有信用，不知道他还能做好什么事。西方哲人亚里士多德也指出：在现实生活中，要得到别人的信任，首先自己就要讲信用。处处讲信用，事事讲信用，就能得到更多人的信任，有了大家的信任支持，自己做起事来也才有更多的成功机会。

人言为"信"，人说出口的话就是一种"信用"。久而久之，不管你说出的是肯定的还是否定的话语，大家都会必信无疑。反过来说，如果谁说出口的话无任何可信性，此非人言也。可信性就是具有可以相信、可以信赖、可以信任的信誉保证。这种保证并非仅指出具文字或法律文书为据，更多的是通过若干事实或口碑，让人们从内心对其油然而生的一种信赖。

中医传播的内容不是一般的信息传递交流，它是一项与性命攸关的严肃的传播工作。因此，首先就必须确保信息的真实可信。如果传播的是虚假不实的信息，不仅不能治好患者的疾病，还可能延误治疗，甚至贻害患者的生命。因此，从诚信的角度要求传播的中医信息必须真实可靠，这也是中医传播者做人做事必须具备的基本态度和品质。

通过讲故事传播中医科普知识是一种大众喜闻乐见的传播方式，但切忌讲不真实的故事。可以讲具有个案性质的传奇，但不能宣扬传说，因为中医传播的信息不是文学作品，更不是民俗文化。

2. 针对性原则　中医传播者在传播中医信息时要选择明确的受传者，要根据受传者的职业、年龄、个性、健康状态、病种及诊疗需求，有针对性地组织信息的内容，选择恰当的传播方式，才能实现有效传播。否则就不是传播，而是盲目的无意义的信息散布。

3. 通畅性原则　根据受传者对中医信息的需求，在选择好信息内容后，还必须选择适宜的传播形式和传播媒介渠道，并对信息进行传播前的整理，使其具有清晰性、有序性和适量性，并把握好最佳时机进行传播。如果发布出去的信息杂乱无章、数量过多或过简、渠道不畅，都难以达到理想的传播效果。

第八节　中医传播学及其研究方向

中医传播学是在 21 世纪初社会对中医药文化产生巨大需求的背景下，为了更好地传播中医药文化，使大众从中医药文化中获得健康实惠，在总结数千年的中医文化传播活动实践和借鉴现代传播学成果的基础上应运而生的。

中医传播学是研究中医文化的传播行为、传播形式与形态、传播发生发展的过程与发展规律的一门学科。它主要研究中医学术的语言、符号和信息内容的产生、传递、接收、流程、效果和反馈的过程及其发生发展规律。主要包括以下几个研究方向。

1. 中医药文化传播与学术传承的研究　中医经典学术理论、诊疗技术、临床经验等学术信息的传承研究；从传播学角度对中医传承方式、范围、受传者、传授方式、传授技巧的研究；在现代高等教育体系下，对中医师带徒这种特殊传播方式的研究。

2. 中医药文化传播内容的筛选与组织架构研究　中医核心价值体系的传播研究；中医学术与科普内容的筛选与组织架构的研究；中医药文化教育与大众传播的研究；中医古老术语现代转换的研究。

3. 中医药文化传播载体形式与媒体的研究　最适宜传播中医信息的语言表达方式、符号、图像、声音、动作等载体形式的研究；中医媒介的形式、选择与组合的研究。

4. 中医药文化传播过程与传播类型的研究　中医传播的基本要素及公共、社交、私密场景等传播空间渠道的研究；中医学术与科普信息的传播类型的研究，如业内传播、人际传播、群体传播、组织传播、大众传播、社区传播、新媒体传播、国际传播、跨文化传播、跨时代传播等。

5. 中医药文化传播者的研究　中医师、药店销售员等专业的个人传播者的研究；患者、患者家属、医疗信息关注者等非专业的个人传播者的研究；中医药机构、媒介、学术会议、政府部门发言人等组织传播者的研究；对传播者的权力与义务、资格与资质的研究。

6. 中医人际传播与受传者的研究　中医人际关系与传播的研究；中医传播与专业受传者的研究；中医传播与患者的研究；中医传播与患者家属的研究；患者就医行为方式的研究；患者选择中医治疗的影响因素的研究；中医传播与健康者的研究；中医传播与决策者的研究；受传者接收信息的动机、心理和反馈的研究。

7. 中医药文化传播技巧的研究　中医传播技巧的种类、特点、应用的研究；中西医传播技巧的比较研究。

8. 中医药文化传播效果的研究　中医传播效果的产生、影响因素、调查方法与评价的研究。

9. 中医新闻传播的研究　中医新闻传播价值的研究；中医新闻传播媒介的研究；中医新闻传播对受传者影响的研究。

10. 中医广告传播的研究　中医广告功能的研究；中医广告策划创意的研究；中医广告传播媒介的研究；中医广告传播对受传者影响的研究。

11. 中医机构传播的研究　中医科研、教学、临床机构及药企和管理部门的传播学研究；中医机构品牌与业务信息传播的研究；中医突发公共危机事件的传播研究；中医传播年度报告的研究与发布。

12. 中医跨文化与国际传播的研究　中医国际传播的文化研究；中医跨文化语言表达与术语转换的研究；中医跨文化母语化传播的研究；中医国际传播政策与法律的研究；中医国际传播媒体利用的研究。

13. 中医药文化传播历史的研究　中医传播史重大事件的研究；中医传播历史人物的研究；中医传播文献与史料的研究；中医传播史考古的研究。

第九节　研究中医传播学的意义

一、有助于促进中华文化的繁荣

文化是民族的血脉，是人民的精神家园。在我国五千多年文明发展历程中，中华民族创造出了源远流长、博大精深的中华文化。中国共产党十七大报告明确提出要努力"提高国家文化软实力"，这表明了我们党和国家已经把提升国家文化软实力作为实现中华民族伟大复兴的新的战略着眼点。在党的十七届六中全会又提出要推动社会主义文化大发展、大繁荣，努力建设社会主义"文化强国"。

中医药是中华文化宝库中的一颗璀璨明珠，是中华民族几千年来与疾病做斗争创造出的医药智慧，为中华民族的繁衍昌盛和世界医药文明进步做出了不可磨灭的重大贡献。发展和繁荣中医药文化有助于增强民族自信心、自尊心和自豪感，是实现中华民族伟大复兴的重要组成部分。而要促进中医药文化的发展，就必须重视和加强中医传播学的研究，做好中医药文化传播工作。

二、有助于促进中医事业的发展

中医药文化是中华优秀传统文化的代表，是中医药学价值观、认知思维模式和行为方式的全面体现，是中医药不同于西医药的根本所在，在中医药发展中发挥着核心价值体系的规范作用，直接影响着中医药发展的大方向。发展中医药文化有利于促进中医药学术和事业的可持续发展。

文化是人类所特有的一种能力，其中的某些能力可以通过先天遗传获得，但更多的却需要通过后天的学习获得，而这个学习过程或者说是受教育过程，其本身就是一种传播过程。因此，要发展好中医药事业，就必须重视中医药文化的传承和传播。

只有深入研究中医传播学、广泛应用中医传播学，才能更好地开展中医药文化传播工作；也才能从传播的角度，弘扬中医药文化，传承中医药学术，有力地促进中医药事业的发展，造福人类健康事业。

三、有助于推动中医传播学的学科建设

学科是整个学术体系中相对独立、理论相对完整的学术分支。它既是学术分类的名称，又是教学科目设置的基础，主要包含有构成学术体系的各个分支、在一定研究领域生成的专门知识、具有从事科学研究工作的专业人员队伍及设施等要素。

中医药文化和中医药文化传播活动的开展已有几千年的历史，但长期以来中医药学术界对与中医药文化有关的医史、文献、医古文等研究得比较多，对属于中医药文化核心的价值观体系、认知思维模式和行为方式的研究不多也不深入，而涉及中医传播学的研究几乎是空白。

在人类已经进入到信息化、网络化社会的今天，随着中医药文化越来越受到我国政府的重视和社会的关注，也越来越受到世界各国的普遍欢迎，中医药文化工作的重要性与日俱增，这就必然会促使学术界将目光转向中医传播学的研究。在这个大好形势下，我国中医药学术界和媒体界的相关专家，通过编写本教材使中医传播学在 21 世纪 20 年代应运而生，由此必将开创中医药文化传播研究的新领域和新局面。

通过中医传播学的研究和教学，可以促进学术界更加深入地研究中医传播学，不断丰富中医传播学的理论、应用方法和技巧，努力发挥中医传播学对中医药文化和学术传承的推动作用，培养和聚集一批中医传播学研究人才和传播工作专门人才，逐渐形成一门能够被学术界认可的独立学科。

【思考题】

1. 传播学的主要奠基人有哪几位？他们的代表性观点分别是什么？

2. 简述传播学经验学派与批判学派之间的主要区别和联系。

3. 简述中医传播活动的特点、功能和原则。

4. 简述中医传播学主要的研究方向。

5. 请结合所学专业的相关知识，谈谈中医传播学能够为中医的发展发挥怎样的作用。

第一章　传播的内容与形式

第一节　语　　言

　　语言是人类认知世界、交际、行为最重要的思维工具，使用语言则是人与动物最根本的区别之一，这也是人类构建文明社会的必备条件。语言是一种符号系统，主要由语音、文字、词汇、字义、语法、修辞等要素组成。语音是声音符号，文字是图形符号，字义是文字所代表的意思，语法是语言表达的规则，修辞帮助人们表达得更清楚、更符合传播的愿望。

　　语言的表现形式主要有书面语、口头语和"大脑语"，发挥着信息载体、人际交流和思维表达等作用。大脑需要借助语言确定的概念进行思维，而思维的结果也需要借助语言表现出来，也可以说语言是思维的载体和外在表现形式，而所有思维的结果和信息的记录都需要语言。

　　从传播学的角度来说，语言的产生是人类由原始的动物传播发展到人类传播的标志。虽然动物能够通过发声来传递信息和表达感情，但都是一些固定的信号，不能表达丰富的不断变化的信息含义。只有人类在创造了语言以后，才能将各种语音创造性地组合成有意义的语素，再将丰富的语素组合成话语，以表达丰富的不断变化的信息。

　　语言是文化的标志和最重要的体现。文化的延续和传播必然涉及语言，甚至有人认为语言是文化的遗传基因，只有通过语言才能将文化一代代传下去。不同的语言代表着不同的文化，语言的差别就是不同文化的差别，也是跨文化传播的第一个障碍。

　　语言是群体共同约定的符号系统，不同民族的语言呈现出不同的面貌结构。每个国家的语言都有其独特之处，有很多语言不能仅仅通过字面的意思去翻译。语言的翻译绝非只是一一对应的符号转换，而是要求保持深层结构的语义基本对等、功能相似的前提下，重组原语音信息的表层形式，同时还要对当地语言中的俚语和习惯用语有充分的了解。

　　例如，跨国产品在进入到其他国家时，首先面对的就是产品的品牌名称。"可口可乐"的中文名称和英文的"Coca-Cola"既有声音"Coca-Cola"的相似性，又因为在中文中的快乐寓意而深受中国人欢迎。海尔在国际上的英文品牌名称是"Haier"，与英文的"Higher"发音相似，具有积极向上的意义，所以非常易于受到英语国家的接受和理解。在日语中"手纸"这两个字代表"信"的意思，与中文中手纸的意思不同，如果按照字面理解就会出现偏差。

语言为人类进行交际与传播提供了最为得力的工具，也为人类进行思考活动提供了前提条件，同时也为人类认识世界和改造世界提供了有力的武器。第一次传播革命中的语言传播，其产生过程或许是漫长的，但一经出现便因其具有简便易行、内涵丰富的特点而备受青睐，因为它可以使个人经验和见闻为大家所共享，使前人的文化积累为后人所继承。有学者认为，语言的产生出于认识世界和与他人交流的需要，也第一次在人与自然世界之间嵌入了中介物，并对人类语言的传播价值做了如下评价。

1. 语言使世界成为客体和对象，语言意味着对世界的描述和表达，世界以语言的形式进入我们的意识和思维中，从而成为我们的对象。

2. 语言意味着区分。语言从表面上看是给原始世界中的事物贴上标签，但是语言绝非如此简单被动。事实上正是语言对混沌的原始世界做出区分，并使我们能够清晰地理解这种区分。语言就像是一幅地图，浑然一体的世界被这幅地图所分割，并呈现在我们面前。

3. 语言意味着建构。人类通过语言建构了一个不同于原始世界的不可见的意义世界。像自由、平等、幸福这些概念，如果不是由于语言，它们永远不会存在，至少不能够被我们清晰地理解、表达和传播。

总之，由于有了语言，人类个体的经验才得以交流并为集体所共享；因为有了语言，文化的传承才有可能延续下去并成为子孙万代的精神财富；正是因为语言，才使人类从心理到行为在与其他物种的竞争中立于不败之地，成为加速其进化的"核能"。语言成为轻便的达意工具，是文字符号出现之前最便捷、最普遍、覆盖面最广的文化传播方式。

第二节 文 字

在语言产生后的漫长历史中，人类的远祖们又通过人际交往、生产劳动和生存斗争，学会了把声音同发出声音的人分离开来并加以保存的方式，这就产生了文字。文字的历史是从象形再现发展到语音系统，从用图画或抽象化的绘图表达复杂的概念发展到用简单的字母示意具体声音。最早出现的信息记录，是在石头上精细描绘的动物和捕猎场面，这就是最初的文字。

文字在人类交际生活中所起的作用是毋庸置疑的。早在 1877 年，美国著名人类学家摩尔根就在《古代社会》中强调指出："文字的使用是文明伊始的一个最准确的标志。"同时他还认为"没有文字记载就没有历史，也就没有文明"。

文字的产生之所以能够促使人类脱离蒙昧，跨入文明的门槛，可以从文字产生以后所起的巨大作用中得到说明。文字的重要作用首先表现在它既记录了语言，又突破了语言在时间上的局限，加强了语言符号的标志功能，使语言得以长久保存，使社会群体的记忆飞跃性地增长，不同时代的人们之间的交流渠道更加畅通。这样一来，人类世世代代都可以高效率地学习并利用祖祖辈辈积累起来的丰富知识和宝贵经验，把前人创造的文明成果变成后人生活实践的基础和发展文化的起点。从这个意义上说，文字的使用大大有助于民族文化的不断传承、不断创造、不断发展，有助于社会全面地摆脱野蛮状态，从而进入文明时期。

文字的重要作用还表现在它使语言有了书面语言这一新的存在形式。这对于促进语言的发展和提高语言的效用，都有着十分重要的意义。

1. 文字增进了语言的抽象化程度和作为思维形态表达形式的能力，从一个角度推动了民族的直观思维向概念思维转化，从而有助于一个民族思维能力的不断进步。

2. 文字促使了语言词汇的积累和更新，语言成分的加工和锤炼，语言表达方式的增加和改进，从一个侧面推动语言向丰富、精密、规范的方向发展，并形成富于表现力的文学语言，使文学艺术得以发展并趋于成熟。

3. 文字拓展了语言的应用范围，使之形成了历史和科学的文献，从一个方面提高了民族文化水平，增强了民族的历史观念、传统意识和聚合能力。

文字传播让异时、异地传播成为可能，大大提高了传播的广度和范围。以往的语言传播是人与人之间的口耳相传、心记脑存，既不能"通之于万里，推之于百年"，亦不能保证信息在传播中不被扭曲、变形、重组和丢失。许慎在《说文解字·叙》中指出："文字者，经艺之本，王政之始，前人所以垂后，后人所以识古。"

文字的发明及其应用于文献记录，可谓是人类传播史上的一大创举，是人类文明的重要标志。它一方面引导人类由"野蛮时代"迈步进入"文明时代"，另一方面从时间的久远和空间的广阔上实现了对语言传播的真正超越。语言是口头传播的技术延伸，特别是视觉系统的延伸，从此人类的传播活动摆脱了本能，进入了技术传播时代。文字是异地传播的主要媒介。中国丰富的文学遗产中文字传播比比皆是，例如程门立雪、人面桃花、一诺千金；海内存知己，天涯若比邻；独下千行泪，开君万里书等。文字和书信对古人来说是跨越时空的唯一媒介形态，中国语言中流传下来的这些关于文字和书信的诗句表现了再现媒介系统的巨大价值和曾经的不可替代性。

第三节 符 号

传播的最小单元是符号（symbol），符号与人类传播有着密切的关联。符号交往是人类特有的交往方式，人类符号互动的能力和范围，表现着人类传播的本质特征。20世纪下半叶符号学的快速发展，本身就是传播无孔不入的时代压力的结果。

在一般意义上，符号是指能够用来在某些方面代表其他东西的任何物象，是常用的一种传达或负载信息的基元，用以表示人、物、集团或概念等复杂事物。关于符号的基本功能，施拉姆提供了一个较为浅显的说明："符号是人类传播的要素，单独存在于传播关系的参加者之间——这些要素在一方的思想中代表某个意思，如果被另一方接受，也就在另一方的思想中代表了这个意思。"

符号可以是图案，譬如基督教的十字架、国际人道主义保护的标志红十字；符号可以是描述性的，例如"约翰牛"（John Bull）和"山姆大叔"（Uncle Sam）分别代表英国和美国；符号可以是字母，例如 K 表示化学元素钾、黄色的 M 表示麦当劳；符号也可以是任意规定的，例如 orz 表示五体投地、$ 表示美元。不仅如此，在一些符号学家看来，整个世界就是一个符号系统。

符号是人类用于传播的重要手段。任何符号都可以用来进行传播。有的符号比较简单，例如中国古代的烽火狼烟，抗战时期的"鸡毛信""消息树"；有的符号则形成了复杂的系统，例如语言、文字、计算机软件；有的符号使用者很少，例如某些群体、少数民族或部落的语言；有的符号使用者很多，例如汉字这种语言符号的使用者达十多亿。

第四节 图 像

早在原始社会，人类就开始以图画为手段，记录自己的思想、活动、成就，表达自己的情感，进行沟通和交流。当时绘画的目的并非是为了欣赏美，而具有表情达意的作用，被作为一种沟通交流的媒介，这就成为最原始意义上的图像传播。

在人类社会的言语期与文字期中间其实还存在着一个图形期，如法国南部的洞穴艺术，埃及和中国都有象形文字。那时的人们为了在生产劳动和社会活动中进行信息传递，设计了许多图画标记，以视觉符号的方式表达思想，并逐渐进行改良简化、相互统一，使它日趋完美。在北美洲印第安人的岩洞壁画当中，我们可以看到非常简练、具有标志性特征的图形符号。

图像传播并非始于今日，它是经典文学向大众文化辐射和渗透的重要渠道之一。按照传播的不同形态和方式，图像传播可以分为静态的图像传播和动态的图像传播两种。

静态的图像传播主要指绘图，形式包括传统的刺绣、插图、年画、服饰、器具上的花纹，以及后来出现的照片、连环画、漫画、平面广告等；动态的图像传播则主要指戏曲、戏剧和现代影视。静态的图像传播可以在任何时候、任何场合供案头阅读和欣赏，动态的图像传播则必须具备必要场所或者设备才能欣赏，受到了一定的时空制约。

静态的图像传播可以追溯到东晋时代，顾恺之就以《洛神赋》为题材作画。到宋代，我国书籍就已开始附加插图。古人以图书并称，凡书必有图。明代中叶以后，随着民俗文学创作和刊刻的繁荣，书籍插图得到更广泛的应用。当时出版的小说作品，特别是一些名著，全都附有大量精美插图。书籍插图不同于传统绘画，它绘制的内容要符合书籍内容，它表现的对象也比传统绘画更丰富，除了中国传统绘画的三大门类（人物、花鸟、山水）之外，还有器物、地图等。

中国自古以来服饰、装饰上的图案也可以用于表达不同的含义。例如图案五只蝙蝠围绕篆书寿字即为"五福捧寿"。《尚书·洪范》云："五福：一曰寿，二曰富，三曰康宁，四曰攸好德，五曰考终命。"攸好德，意思是所好者德；考终命即指善终不横夭。

"五福捧寿"寓意多福多寿。再如图案鹭、莲花、芦苇,"鹭"与"路"同音,"莲"与"连"同音,芦苇生长常是棵棵连成一片,故取谐音"连科"之意。因此,鹭与荷花、芦苇组成的图案称为"一路连科",寓意应试求连、捷,仕途顺遂。

车站的广告牌、漫画书、商场打折促销的宣传册及餐馆的菜单、旅游景点的景观介绍图册,无一不是我们现在常见的图像传播方式。外国友人不认识汉字菜单,也可以通过菜品的图片来点菜。通过图像,我们可以更直观地了解传播者所要表达的意思,不识字的人也可以看懂图画。比起单一的文字传播,更容易引起受传者的注意,也有了更大的受传者群体。

说到动态图像传播,不得不提到电影。众所周知,现代的电影是 19 世纪末首先在法国诞生的。而中国人在很早以前发明的皮影,可以说是现代电影的先导。皮影也称皮影戏,表演方法是,人们找来一张纸片或动物的兽皮,用剪子、刀具将兽皮或纸片剪成各种人物的造型,然后由人的双手来操作这些造型做各种动作,同时用蜡烛的灯光将这些造型照射在一张白布上,以供人们观看。皮影戏和走马灯传入欧洲后,欧洲人经过多年的实践、研究,最后将其发展成为电影。随着科技的发展,现在更是出现了 3D 甚至 4D 电影,大大提高了画面的真实感,使受传者有身临其境之感。

第五节 声　　音

声音传播主要包括口语和音乐。

1. 口语　口语就是口头传播,是人类最原始的传播方式之一。在文字出现之前,所有的事件、传说、故事都是靠人们口口相传的。在文字出现之前,人们所喜爱的传奇故事也都是由说书先生们依靠口述传承的。

口语传播是人类传播的第一个发展阶段。作为声音符号的口语有其固有的局限性:一是口语是靠人体的发声功能传递信息的,由于人体能量的限制,口语只能在很近的距离内传递和交流;二是口语使用的声音符号是一种转瞬即逝的事物,记录性较差,口语信息的保存和积累只能依赖于人脑的记忆。口语传播受到空间和时间的巨大限制。

马拉松起源的故事我们并不陌生。公元前 490 年 9 月,波斯帝国派遣重兵大举侵犯希腊城邦,在雅典东北部的马拉松平原登陆。希腊人奋起抗击,以弱对强,赶走了敌人,取得了辉煌胜利。士兵菲迪皮茨奉命从马拉松战场以最快的速度跑回四十多公里外的雅典,他向聚集在中央广场的人群激动地喊道:"我们胜利了,雅典得救了!"喊完就倒地牺牲了。四十多公里的距离口头传播已属不易,在电话发明之前,远距离的通话根本无法实现。我们通过唐诗宋词可以了解李杜苏黄,但若是想与古人对话,却是天方夜谭了。由此可见,口头传播只局限于较近的时间和空间之内,无法进行跨越地域、跨越时代的传播。

2. 音乐　音乐是一种特殊的声音传播方式。音乐是有目的和内涵的,其中隐含了作者的生活体验、思想情怀。从声波上分析,音乐介于噪声和频率不变的纯音之间;从效果上讲,音乐可以带给人美的享受和表达人的情感。

音乐自古以来就是人类情感、思想的一种传播方式。据今 6700～7000 年的新石器时代，先民们已经可以烧制陶埙、挖制骨哨。这些原始的乐器毋庸置疑地告诉人们，当时的人类已经具备对音乐的审美能力。

雄壮激昂的进行曲、优雅轻快的圆舞曲、委婉缠绵的小夜曲、气势磅礴的交响曲、自由随性的爵士乐，这些乐曲表现了不同的内容，传达了不同的情感，给听众不同的感受。

歌曲是比乐曲更直接的传播方式。听众可以从歌词中更轻易地领会作者想表达的思想和情感。在古代，从诗经到汉乐府诗集再到宋词元曲，许多文学作品都是配有曲调、以歌唱的形式表现的。后来出现的戏曲，更是超脱了舞台空间和时间的限制，达到"以形传神，形神兼备"的艺术境界。《三国演义》《水浒传》《西游记》《红楼梦》，这四大古典小说都有大量的戏曲移植，其中前三部小说还在成书之前就先有戏曲作品；在成书以后，更有数量众多的折子戏和大戏，有不少作品成了舞台上久演不衰的保留曲目，如《三国演义》戏里的《失空斩》、《水浒传》戏里的《野猪林》、《西游记》戏里的《闹天宫》等。

歌曲已成为当下人们最常接触的一种传播方式。不同地区的民歌，表现着不同的风土人情和民俗文化；不同时代的歌曲，也反映着不同时期人们的思想感情和社会风气。有些歌曲只是在特定的时期出现，成为了那段岁月的见证，也成了人们了解那个时代的途径。例如歌曲《东方红》《南泥湾》等。

第六节　动　作

动作传播包括表情、手势、舞蹈。

1. 表情 顾名思义，是思想感情在面部的表现。喜、怒、哀、乐、惊、惧、疑、惋惜、不屑、难以置信等很多情感信息都可以通过面部表情来传达。表情传播具有很强的直观性和生动性。随着时代的发展，表情不只表现于面部之上，更成为了网络语言中的一部分。网络聊天中，很多时候人们用表情代替文字表达心情，不仅简洁，而且比单纯的文字更加生动。

1982 年 9 月 19 日，美国卡内基·梅隆大学的斯科特·法尔曼教授在一个在线电子公告板上写下了这样一段话："我建议讲笑话的人能够用下面这样的字符顺序来标记：:-)侧过头去看。"于是网络上的第一个表情符号就这样由一个冒号、一个连结符和一个右括号组成了。

此后，网络表情符号从最简单的只由文字或标点组成的:-)、:-D、:-P，到(^O^)、\ (@^O^@) ╱、O (∩_ ∩) O，到现在俯拾皆是的文图结合的静态、动态小图标或图片，从最初的 ICQ 到 MSN，再到 QQ，以及之后众多的即时通讯软件，网络表情符号在有了这么多的软件运行平台后更是如鱼得水。

与网络上的文字符号相比，网络表情符号克服的是文字自身的抽象性，而且以更直观形象的方式表达喜怒哀乐，拉近沟通者之间的距离。例如，以一个可爱动态的傻笑表情相对于用文字"呵呵"更容易让人产生联想与亲近感。

2. 手势　手势是人类用语言中枢建立起来的一套用手掌和手指位置、形状的特定语言系统。

有一些手势的流传度非常广，甚至全世界都可以通用。例如 OK 手势，以英文字母 O 与 K 连结而成，表示没问题、准备妥当、一切就绪，也有我很好、没事、谢谢你的关心之意。

手势的通用性可以为语言不通的人们交流提供很大的方便，然而即使是被广泛使用的手势，在个别国家和地区，可能也代表着不同的意义。例如源自英国的 V 字手势，早已成为世界通用手势了。V 字在英国代表胜利 victory，所以用 V 来表达胜利的欢欣，用此手势时需以手指背向自己。但在希腊用此手势则必须把手指背向对方，否则就表示侮辱、轻视对方之意。

相对于意义不唯一的手势来说，手语的传播能力更强。手语是"人们在聋哑环境中使用手的指式、动作、位置和朝向，配合面部表情，按照一定的语法规则来表达特定意思的交际工具"。

手语是约定俗成的产物。最初是由听障人自己在生活和交流中双方都能理解的手势，当形成大家都能理解时，则形成了一种默契，成为听障人的信息交流方式。随着社会和语言的发展，由于教育者和研究者的加入，对听障人手语进行归纳、研究和创造，使得手语的词汇量不断丰富，手语不断规范化，形成了现在的这种手势语言。

3. 舞蹈　舞蹈是在三度空间中以身体为语言作"心智交流"的人体运动表达艺术，一般有音乐伴奏，以有节奏的动作为主要表现手段的艺术形式。

舞蹈起源于远古人类在求生存、求发展中劳动生产（狩猎、农耕）和战斗操练等活动的模拟再现，以及图腾崇拜、巫术宗教祭祀活动和表现自身情感思想内在冲动的需要。它和诗歌、音乐结合在一起，是人类历史上最早产生的艺术形式之一。

舞蹈艺术作为人们情感和思想的信息载体，它的产生、存在和发展，就是为了进行人与人之间情感和思想的交流和传播。舞蹈传播是舞蹈艺术实现其社会功能和作用的不可缺少的中介和唯一的途径。只有通过舞蹈传播，一个民族的舞蹈文化才得以存在、保留、继承和发展。

不管是什么样的舞蹈活动，只要不是关在屋子里自己跳，而是和大家一起跳，或是跳给别人看，就都是在进行舞蹈的传播活动。因为任何人看了你的舞蹈，你的舞蹈中所蕴含的情感和思想等信息，就会散布、传递给对方，使对方受到感染，产生一定的社会作用和影响。而在艺术舞蹈领域中，舞蹈传播更有其不可忽视的重要作用。一个舞蹈作品创作出来，只有经过传播，它才能和观众进行交流；而只有和观众交流，它才能真正成为社会的存在。

任何传播都必须有信息源和信息接收者，缺少哪一方，传播都不可能实现。作为舞蹈传播来说，就必须具有舞蹈的演出者和舞蹈的观众，而且演出者和观众还需要对舞蹈作品取得共同的认识和理解。只有如此，双方才能进行情感和思想信息的交流，观众才能接收舞蹈演出者发出的信息。

舞蹈传播的方式包括在喜庆节日期间进行的群众性的舞蹈活动、口传身授的舞蹈教学、舞台和广场的舞蹈演出、舞蹈影视片，以及采用舞蹈记录法，把舞蹈记录下来，使之能得到保留和传播。

【思考题】

1. 简述文字的重要作用。
2. 简述声音传播的主要内容。
3. 简述动作传播的主要内容。

第二章 传播的过程与模式

传播是一个具有运动性质的信息流动过程，由多个相互间联系和作用的要素与环节构成。传播学的主要任务就是研究传播过程的发生发展规律、各种要素与外部环境的互动关系及传播效果，以帮助传播者实现有效传播的目的。而运用传播模式对传播过程进行分析，可以帮助研究者更清楚地认识传播的基本过程和结构，以及各要素与环节之间的相互关系。

第一节 传播的过程

一、传播的过程

从传播过程的角度研究传播学的历史并不很长，美国学者伯洛在 1960 年提出通过传播过程来考察传播现象的观点和理论，他将其概括成 SMCR 传播过程理论。SMCR 分别是传播过程中的主要要素：S 即信源（source），M 即信息（message），C 即渠道（channel），R 即受传者（receiver）。其中，信源将编码好的讯息通过渠道传递给受传者，受传者对信息进行解码。

伯洛认为传播是社会系统必不可分的一部分，与外部环境间互为影响。传播是一个复杂的动态过程，没有明确的开始和结束，也没有明确的边界。在这个过程中，传播的要素始终处于变化的状态，各要素之间相互联系又相互影响。传播的过程是双向性的，传播者和受传者之间相互作用、相互影响。

伯洛的传播过程理论对后来的传播学研究影响极大，他强调了传播的运动本质，认为在动态的传播过程中，各要素不断变化且相互作用，影响着传播的最终结果。因此，过程研究对于传播学的研究是必要且重要的。在他之后，许多传播学研究者均从过程研究的角度切入，对传播学的发展有着重要的意义，至今关于传播过程的研究仍在不断发展。

二、传播的要素

传播的要素是指完整的传播活动中所包括的要素，各要素之间既相互联系又相互作用，并且不断变化，构架了传播的过程。传播的要素包括基本要素和隐含要素。

1. 传播的基本要素   传播的基本要素指的是任何一次完整的传播活动所必不可少的要素。目前，传播学研究者普遍认为传播的基本要素包括信源、传播者、讯息、媒介、受传者和反馈 6 个要素。

（1）信源　信源就是信息的来源。

（2）传播者　传播者是传播讯息的人，是传播行为的开始。

（3）讯息　讯息是传播的内容，由信息组成。

（4）媒介　媒介又称渠道，是传播的内容所依赖的介质。

（5）受传者　受传者是接受讯息的人，也是传播的终端，与传播者相对。

（6）反馈　反馈指受传者对接收到的讯息所做出的反应，也是受传者对传播者的反向传播。

2. 传播的隐含要素　构成与影响传播过程的要素是复杂多样的，除去基本要素外，隐藏在传播过程中的隐含要素也在各方面影响着传播过程，如传播情境、传播目的、传播技巧、传播效果、传播干扰等。

（1）传播情境　对传播过程有着极大的影响，它包括传播活动发生过程中的时间、地点、传播双方的关系和状态等情况。

（2）传播目的　传播者进行传播活动所要达到的目标。传播目的必然会影响传播者在编码时的行为，进而对传播过程产生影响。

（3）传播技巧　传播者为达到其传播目的而在传播过程中对信息编码所使用的策略和技巧，因此也对传播过程产生重要影响。

（4）传播效果　受传者对信息解码后产生结果和反应，并通过反馈信息影响着传播过程。

（5）传播干扰　在传播过程中可导致信息发生附加、减损、失真或错误的干扰。例如噪音既有可能增加传播过程中的信息，又可能给传播过程带来不确定性，因此极大地影响着传播过程。

三、传播过程的主要特征

传播是由多个相互联系和作用的要素和环节组成的动态性、结构性的信息传递和交流的过程。由此我们可以看出，传播过程具有动态性、结构性的特征。另外，由于各要素发生顺序的依次性，传播过程也有着序列性的特征。

1. 动态性　传播是一个动态的过程，传播的内容，即讯息从传播者流向受传者。受传者的反馈也流回传播者，双向互动。传播过程的本质是运动。

2. 结构性　传播的各要素、各环节及其相互关系共同构架了传播过程。在传播过程的总结构基础上，各要素和环节也有其自身的结构。另外，传播过程中各要素发生的顺序也构成了传播过程时间上的链式结构。

3. 序列性　如传播过程的结构性特征中所述，传播的各要素的相互作用有依次发生的顺序，表现为传播过程的序列性特征。

第二节　传播的模式

一、模式概述

模式区别于理论，理论是对客观规律的表述和系统化概括的结论。而模式可以认为是理论的简化形式，是指对客观事物的主要组成部分及其各部分之间的相互关系，以及与外部环境的关系的直观而简洁的描述，可以向人们提供客观事物的整体信息，是人们认识和理解事物变化的工具。模式在现实生活中并不存在，只是人类思考和研究的辅助工具。然而，作为一种有效的研究方法，模式既可以描述现实客观事物的静态的结构体系，又可以描述其动态的不断变化的过程。

模式按所用符号可以分为用文字描述的文字模式、用图形和表格等形式表述的图表模式、用数学符号和方程式等架构的数学模式。模式按作用可以分为结构性模式和功能性模式。

美国学者卡尔·多伊奇认为模式主要有组织、预测、启发、测量四种功能。组织功能指模式通过对已有资料的整理和排序，展示资料间的相互关系；预测功能指模式可以向人们解释未知事实，而可操作的模式又可以通过实验来验证其预测功能；启发功能指模式在预测功能无法验证的时候，可以启发人们去发现未知事实；测量功能指模式可以对资料进行测量。

评估一个模式的标准主要有普遍性、启发性、重要性、准确性、原创性、简约性、真实性。①普遍性：模式组织的材料有多少，有效性如何。②启发性：模式对发掘的未知事实、未知联系、未知方法有多大帮助。③重要性：模式的预测结果对研究领域有多重要。④准确性：模式发展出的测量方法有多准确。⑤原创性：模式提供的创新知识有多少。⑥简约性：模式的简化程度，手段的经济性如何。⑦真实性：模式可以被我们依赖作为客观事物的实质代表。

二、传播过程模式化

以模式化的方法研究传播学，可以更有效地把握传播的规律及不断变化的各要素、环节间的相互关系。传播模式可以直观和简洁地描述抽象的传播过程、传播基本结构、传播性质和传播效果。

传播模式即以文字、图像等不同形式描述的再现传播现象的功能性模式。传播模式的研究不断发展，逐步完善。20世纪20年代以来，不同的传播学研究者对于传播模式有着不同观点和方法的研究，出现了许多不同种类的传播模式研究。基本上，传播模式可以分为三大类型：线性模式、控制论模式、系统论模式。从线性模式到控制论模式，传播学研究基本完成了传播过程中传播要素的研究；而系统论模式解决了传播条件的问题。由此可见，传播模式的研究也是由浅入深，逐步全面和完善起来的。

三、传播的基本模式

（一）传播的线性模式

线性模式又称为直线模式，认为传播是单向流动的过程。线性模式提供了以简单的图形直观具体地描述传播过程的可能性，是传播学研究的一大历史性飞跃。然而，线性模式忽视了受传者的反馈要素和传播的双向互动性，具有一定的局限性。

1. 亚里士多德式的演讲模式 早在公元前 4 世纪的古希腊时代，亚里士多德就提出了演讲模式（图 2-1），这可以看作是传播模式的雏形。他在《修辞学》中提出传播的 5 个基本要素为演讲者、演讲内容、听众、效果及场合。在亚里士多德式的演讲模式中，在不同的场合，为了达到不同的效果，演讲者根据不同的听众的不同心理状况，设计并采取不同的演讲方式和内容。同时，亚里士多德强调了演讲者的性格和听众的情感、心理状态在演讲中的关键作用。

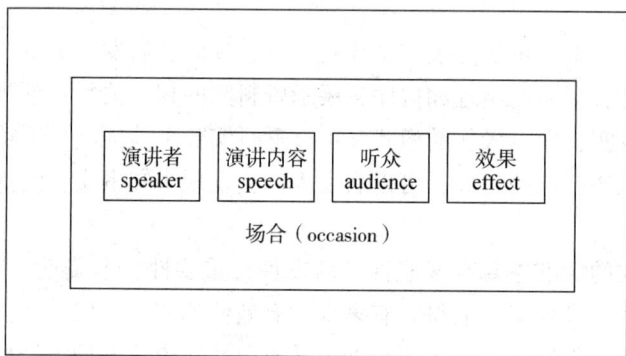

演讲者	演讲内容	听众	效果
speaker	speech	audience	effect

场合（occasion）

图 2-1 亚里士多德式的演讲模式

由于时代的局限性，亚里士多德式的演讲模式并未达到以传播学角度分析的高度，只是从静态的状态来分析公众传播，并不属于真正意义上的模式分析。

2. 5W 模式（拉斯韦尔模式） 美国政治学家拉斯韦尔于 1948 年在《传播在社会中的结构与功能》中以建立模式的方法分析和研究传播过程，被后人称为 5W 模式，也称为拉斯韦尔模式。

拉斯韦尔认为传播过程中共有 5 个基本要素：谁（who）→说什么（says what）→通过什么渠道（in which channel）→对谁（to whom）→取得什么效果（with what effects）

"谁"是传播者，在传播过程中负责信息的采集、加工和传递的工作。传播者可以是个人，也可以是组织。"说什么"指传播的内容，它是经过编码的信息组合。"渠道"指传播过程中信息传递的媒介。"对谁"指受传者，是传播的终端。"效果"是信息接收后，在受传者认知、情感和行为等各层面所引起的反应。

这 5 个基本要素共同构成了传播的基本过程。同时，与这 5 个基本要素相对应的是传播学研究的五大领域——控制分析、内容分析、媒介分析、受传者分析和效果分析。

作为人类第一个传播过程模式，5W 模式对传播学研究的影响深远。它不仅界定了传播学的研究范围和基本内容，更为后人在研究大众传播的过程和结构方面奠定了基础，是认识和研究传播的核心框架。

当然5W 模式也有其局限性。作为线性模式，5W 模式具有直线性、单向性和孤立性的缺点。5W 模式将传播者和受传者的角色固定化，忽视了传播的双向性和反馈这个基本要素，认为传播是一个单方向的流动过程；同时也并没有认识到传播与社会环境之间的联系和相互影响的关系，将传播看成了一个孤立存在的过程。

3. 7W 模式（布雷多克模式）　美国学者布雷多克在 5W 模式的基础上，增添了情境和动机这两个环节，于 1958 年提出了 7W 模式。他认为传播过程共有 7 个基本要素，即传播者、讯息、媒介、受传者、效果、情境和动机。情境指"在什么情况下"，动机指"为了什么目的"。

7W 模式增加了两个重要的要素，改善了 5W 模式的孤立性，但依然认为传播过程是一个直线单向流动的过程。

4. 数学模式（申农–韦弗模式）　信息论创始人、数学家克劳德·申农与沃伦·韦弗运用通讯电路原理分析传播活动，于 1949 年共同提出了传播的数学模式（图 2-2）。这为后来的许多传播过程模式研究打下了基础，并成为信息理论的基本模式，给传播学研究者从技术角度进行研究的启示。

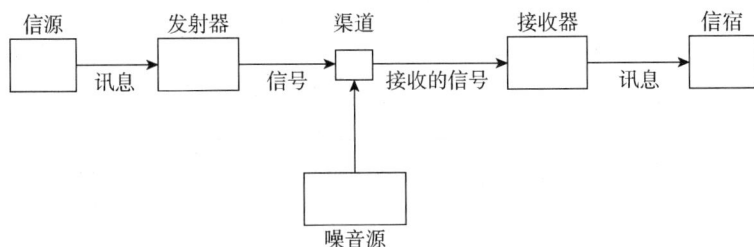

图 2-2　申农–韦弗模式

数学模式把传播描述成一种直线的单向电子通信过程，整个过程由 5 个环节和一个新导入概念——噪音构成，共包括 9 个要素：信源、讯息、发射器、信号、渠道、噪音源、接收的信号、接收器和信宿。

信源是传播过程的第一个环节，选择可传播的讯息并将其发出。讯息即传播的内容，经发射器编码，以与所经渠道相适应的信号形式到达接收器。在这个过程中，会受到无意加入到信号中的噪音干扰。接收器的功能与发射器相反，它将接收到的信号还原为讯息并发送到传播的目的地即信宿。这个模式反映了一种常见的两次或多次符号转换现象。如发电报，就是把信息变成文字，再变成电码的过程。

噪音概念的提出，是数学模式的一大创新性结果。申农与韦弗在一定程度上看到了传播与社会大环境间相互联系和影响的关系。在传播过程中，讯息可能受到噪音的干扰，产生某些衰减或失真，因此发出的信息和收到的信息有可能不同。构成噪音的原因既可能是机器本身的故障，也可能是来自外界的干扰。克服噪音的办法是重复某些重要的信息，这就造成传播的信息中重复冗余信息的出现，减少一定时间内所能传递的有效信息。因此，处理好有效信息和冗余信息之间的平衡有利于提高信息传播的效率。另外，申农与韦弗也从传播技术的角度认识到了媒介的不同，将媒介细分为发射器、渠道、接收器三种类型。

数学模式虽然为传播学研究带来了一种全新的视角，但仍然是单向直线模式，以电路原理的直线性单向过程比做的传播过程，认为信源、信宿、发射器和接收器间相互没有联系过于片面；同时，这个模式虽然看到了噪音这个外部环境对传播过程的影响，但忽视了反馈要素和社会系统对传播的制约。

5. 格伯纳传播总模式 美国传播学者乔治·格伯纳在 1956 年提出了传播总模式（图 2-3），该模式在多数情况下都具有广泛适用性，能够以不同的形式描述不同的传播现象。

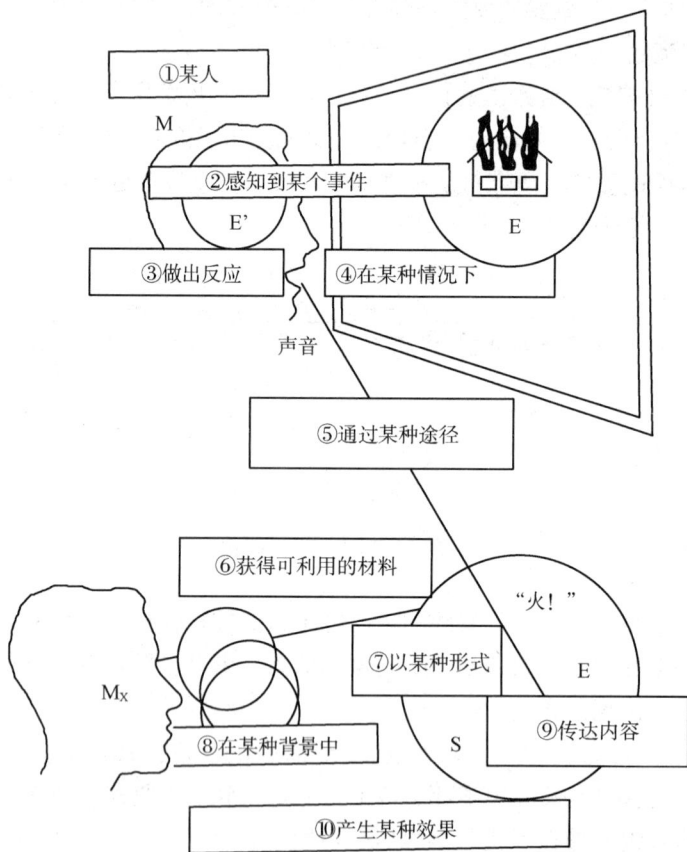

图 2-3 格伯纳传播总模式

格伯纳认为传播的主要要素构成了一条由感知到生产再到感知的链式结构，简单概括为：①某人（M）→②对某事（E）有所感知→③做出相应的反应→④在某种状况下→⑤通过一定的途径或借助于某种工具→⑥获取某些可利用的材料→⑦采取某种形式→⑧在一定的环境和背景中→⑨传达某些内容（S、E）→⑩产生某种效果。

这 10 个基本要素分别对应了传播学研究的不同领域。

在这个模式中，M 在感知 E 后，通过选择而确定传播的讯息，M 相当于守门的角色。另外，当受传者周围缺少 E 时，其对 E 的注意度和可接受度也更高。在拉斯韦尔线性模式的基础上，受申农－韦弗模式的影响而发展的格伯纳模式适用广泛，这个模式认识到了传播过程与外部环境间的联系，指出人类传播是具有开放性的系统，而传播也是一个具有能动性的、主观选择性的、多变的过程。然而这个模式依然还是单向线性模式的发展，并没有认识到反馈要素在传播过程中的作用及传播的双向互动性。

（二）传播的控制论模式

控制论模式又称为双向循环模式，认为可以利用反馈这一要素来控制传播行为，以达到传播的目的。相对于线性模式，控制论模式的飞跃性意义在于指出了传播的双向互动性，认为传播活动是具有反馈和反向传播的封闭式控制系统。然而，现实中的传播过程一般并不均衡，不能形成自我循环的可调节系统，也并不孤立于外部环境而存在。

1. 奥斯古德－施拉姆循环总模式 美国心理语言学家奥斯古德以意义理论和一般心理语言过程，为人的传播行为设计了一个模式。施拉姆受此启发，于 1954 年在《传播是怎样运行的》中提出了一个新的过程模式，即奥斯古德－施拉姆循环总模式，又称为循环模式（图 2-4）。

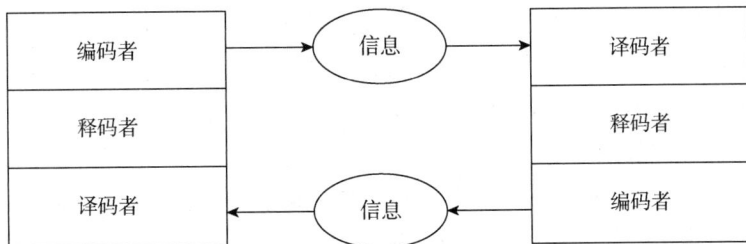

图 2-4 奥斯古德－施拉姆循环总模式

该模式突破了传统线性模式的直线性观念，强调了社会传播的双向互动性，抛开了传播者和受传者的概念，把传播双方都看作是传播行为的主体，两者相互作用和影响。同时，该模式揭示了符号互动在传播中的作用，重点分析传播双方的角色功能，而不是传播过程中的各环节和要素。在传播的不同阶段，参与者都依次扮演符号制作者、解释者和还原者的角色，即编码、释码、译码，并相互交换这些角色。另外，该模式是在认定传播者一旦传递出信息，受传者必然会反馈的基础上得出的过程模式。

循环模式认识到了传播的双向互动性是传播学研究的巨大进步。然而，这个模式将传播双方的地位列于完全对等或平等的关系中，并不符合现实传播的情况。在现实的社会传播中，由于传播双方在政治、经济、文化、社会地位、传播资源和能力等多方面存在差异，必然在传播过程中的地位也并不平等。此外，这个模式只体现了面对面人际传播的特点，不能适用于大众传播的过程。

2. 施拉姆大众传播模式 由于循环模式容易使人认识到传播双方的传与受地位完

全平等、且不适用于大众传播的过程，为了解决这个问题，施拉姆于1954年在《传播是怎样运行的》又提出了一个新的模式，即大众传播模式，用于说明大众传播的特点（图2-5）。

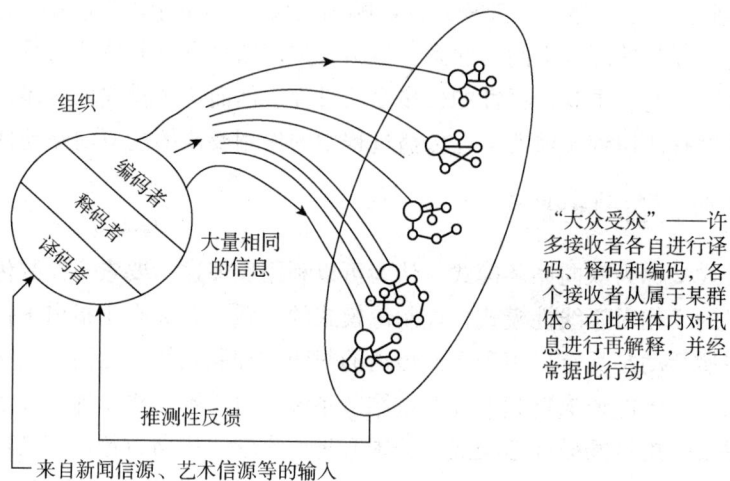

图2-5　施拉姆大众传播模式

该模式传播的双方分别是作为传播者的大众传媒与作为传播对象的受传者，两者间存在着传递与反馈的关系。大众媒介组织是这个模式中传播的中心，它与一定的信源相连，集编码者、译码者和释码者于一身，并通过大量复制的讯息与受传者相联系，从受传者处获得推测性反馈。受传者由分属不同群体的复数个体组成，个体与个体间、个体与群体间也有着相互联系的传播关系。

大众传播模式将大众传播看作社会总系统的有机组成部分，明确地提出了反馈这个基本要素，在一定程度上揭示了社会传播过程的相互关联性，已经初步具有了系统模式的特点。然而，大众传播模式没有将噪音这个要素放在过程中进行研究，也体现了其局限性。

3. 丹斯螺旋模式　美国学者弗兰克·丹斯于1967年提出一个新的螺旋模式，指出循环模式将传播过程看作是一个反复循环到原点的过程是错误的。他认为在传播过程中，传受双方的信息和认识总是不断积累和增加的，即丹斯螺旋模式（图2-6）。

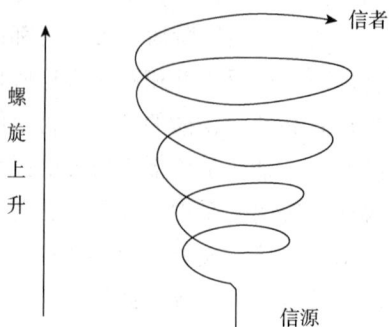

图2-6　丹斯螺旋模式

丹斯螺旋模式用螺旋上升和一个表示方向的箭头，说明人际传播经过不断的交流，信息随着时间而不断累积，传受双方的认知范围在相应扩大。该模式指出传播过程随着时间的推移是不断发展的。

丹斯螺旋模式解释了一些循环模式无法解释的传播现象。其最大的进步性体现在指出传播是一个动态的和发展的过程。在传播过程中，现时的传播内容将影响到后来的传播结构和内容，各种要素在传播中也是不断发展的，相应的人的认知领域也随之发展。作为传播者，人在传播中是主动的、具有能动性的，同时还能储存信息，从而创造新的传播。

（三）传播的系统论模式

系统论模式将传播模式看作社会总系统下的一个子系统，传播过程与社会总系统间相互作用，相互影响。

1. 赖利夫妇模式　美国社会学家赖利夫妇于 1959 年从社会学的角度在《大众传播与社会系统》一文中提出了赖利夫妇模式（图 2-7）。该模式主要认为：传播过程是庞杂的社会系统中的一个子系统，与社会中其他系统相连也相互影响，同时又保有自身相对的独立性。所有的传播过程都可以看作是一个系统的活动。

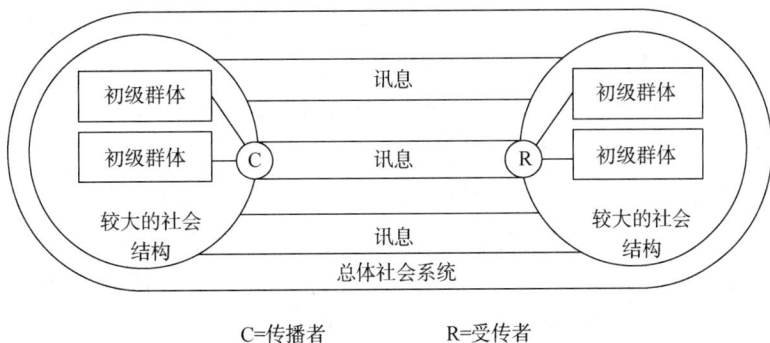

C=传播者　　　　　R=受传者

图 2-7　赖利夫妇模式

该模式揭示了基本群体和参照群体在传播过程中扮演的角色，以及这些群体指导受传者如何对讯息做出选择、理解和反应。从这样的角度来看，传播过程中传受双方都可以被看作是各有自己的内在活动，即内向传播的个体系统。这些个体系统之间相互联系，构成人际传播；个体系统又不是孤立存在，而是分属于不同的群体，形成群体传播；而个体、群体又都是社会总系统的组成部分，与其有着互动关系。

线性模式和控制论模式主要探讨的都是传播过程系统内部的微观环节和要素，而赖利夫妇模式则将传播过程放到整个社会系统运行的大环境中研究，更加注重对传播过程的宏观环境即社会系统的整体环境加以研究。这一模式将大众传播放在社会总系统下进行研究，将传播学研究带入了一个新的时代。

2. 德福勒互动过程模式　20 世纪 60 年代后期，社会学家梅尔文·德福勒在发展申农-韦弗模式的基础上，从社会学角度切入来研究大众传播体系，得出德福勒互动过程模式（图 2-8）。该模式主要认为大众传播是构成社会系统的一个有机组成部分，社会系统的各组成部分都必然会影响大众传播过程,因此,大众传播过程是一个多变的系统。

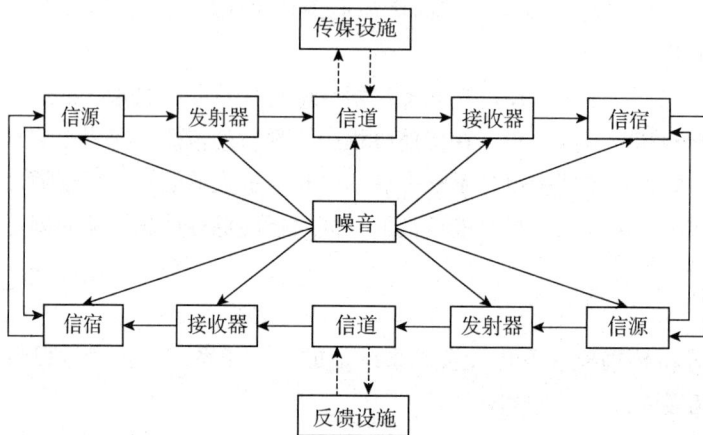

图 2-8 德福勒互动过程模式

德福勒互动过程模式中,受传者既是信息的接收者,也是信息的传送者,噪音可以出现于传播过程中的各个环节。该模式克服了单向直线传播模式的缺点,认识到了反馈的功能,强调了传播过程的双向互动性,被认为是描绘大众传播过程的一个比较完整的模式。

然而,德福勒互动过程模式主要以美国的大众传播系统为研究对象,用于揭示美国社会环境中大众传播与社会系统各组成部分之间的联系。而由于大众传播属于社会总系统的一个子系统,必然会受到社会系统中各种不同力量的影响,因此,德福勒互动过程模式并不完全适用于在那些社会政治体制不一样的国家进行大众传播研究。

3. 大众传播场模式(马莱茨克模式) 德国学者马莱茨克在赖利夫妇传播互动过程模式的基础上,从社会心理学角度切入,于 1963 年在《大众传播心理学》中提出了一个新的社会系统模式,即大众传播场模式,又称马莱茨克模式(图 2-9)。

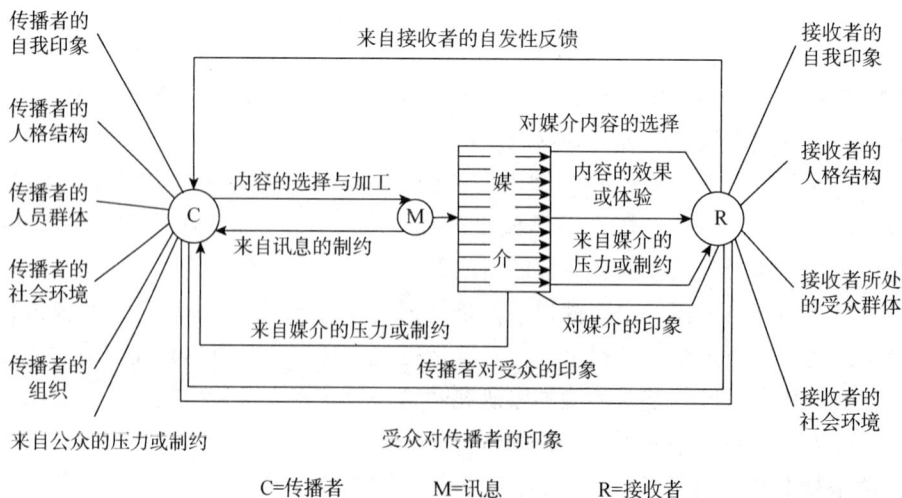

图 2-9 大众传播场模式

大众传播场模式进一步分析并细化了社会系统与传播系统中各因素及其之间包括社会心理因素在内的各种社会作用力相互作用的"场"，即传播环境内各因素和变量相互之间的影响。这些因素既包括制约传播者与受传者的自我印象、人格结构、人员群体、所处组织、心理、社会环境、讯息内容的效果和影响、媒介性质的压力或约束力等因素，也包括制约媒介与信息的内容加工、受传者选择、媒介印象等因素；既包括各种显在的社会影响力因素，也包括潜在的社会心理因素。这些因素相互关联和影响，构成了复杂的社会传播系统。

综上所述，马莱茨克的这一模式分析了传播过程中各要素间复杂的相互关系，同时说明社会传播过程是繁复的社会互动过程，这种不断变化的互动不仅体现在有形的社会作用力之间，也是无形的社会心理因素之间互动变化的过程。因此，分析传播活动必须对其过程中的相关因素进行系统的分析和论证。大众传播场模式为社会传播系统研究提供了更广阔的视角。

4. 纽科姆 A-B-X 模式　纽科姆的 A-B-X 模式又称为纽科姆对称模式、对称理论、共向性模式（图 2-10），由美国社会心理学家西奥多·纽科姆于 1953 年提出。纽科姆 A-B-X 模式以人最简单的传播行为为研究对象，是人类间传递信息的互动与态度变化之间相互关系的假说。

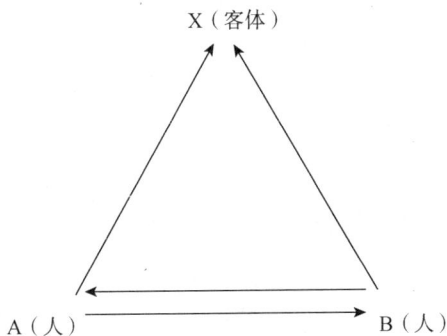

图 2-10　纽科姆 A-B-X 模式

这个模式假设一个人 A 向另一个人 B 传递关于某事 X 的信息，A 对 B 与 A 对 X 的倾向是相互独立的。这三个要素因此可以构成四组不同的倾向系统：①A 对 X 的倾向，这种倾向体现在 A 对 X 或接近或回避的态度。②A 对 B 的倾向。③B 对 X 的倾向。④B 对 A 的倾向。

从图 2-10 中可以看出：A、B、X 之间构成了三角形的三个角。如果 A、B 之间的吸引力越强，则 A、B 与 X 倾向对称的努力就越强，即 A 与 B 双方对 X 的态度一致，都希望能够了解 X，并且 A 与 B 双方公开和流通关于 X 的信息。在一次或多次传播行为之后，这种对称增加的可能性就越大，那么 A 和 B 与 X 的相互关系就会像图示中一样形成一个对称的三角形。同样平衡对称的情况也发生在 A 与 B 相互不吸引且对 X 的态度不一致时。

然而，如果 A 与 B 之间的吸引力越弱，A 与 B 之间的距离就越大，倾向对称的张力就越局限于对特定 Xs（多个 X）的协同倾向，即 A 与 B 为保持对称和平衡，必须维持 A－X 和 B－X 这两条边对等的关系，这种协同倾向是建立联系所必需的。当 A 和 B 对 X 的态度不一致，A－B－X 模式失去了对称和平衡，A、B 双方如任何一方被对方吸引时，这种不平衡会带来态度的改变，被吸引一方会改变对 X 的态度，以保持对称和平衡。

纽科姆 A－B－X 模式表明，包括传播系统在内的任何一个特定系统都有着平衡和对称的特征。系统内的不平衡或不对称会造成系统内成员的心理不适，从而产生内在压力以恢复系统的平衡和对称。所以，任何系统的任何改变都会导致恢复平衡和对称的努力。

5. 大众传播模式（韦斯特利－麦克莱恩模式）　在纽科姆 A－B－X 模式的基础上，大众传播模式，又称韦斯特利－麦克莱恩模式（图 2－11），由韦斯特利和麦克莱恩于 1957 年在《传播研究的概念模式》中提出。韦斯特利和麦克莱恩认为大众传播是一个复杂的过程，传播双方与外部环境有着密切的联系，相互影响，相互作用。

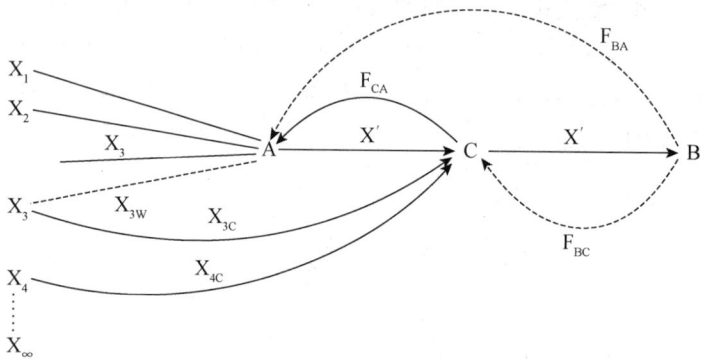

图 2－11　韦斯特利－麦克莱恩模式

在大众传播模式中包含了 5 个要素：X、A、C、B 和 F。其中，X 是在社会环境中可被感知和传递的客观事物。A 是具有传播目的的传播者，既可以是个人，也可以是组织。C 是传播的渠道，一般为媒介组织或其中的成员。C 既可以在 X 中直接选择信息，又可以从不同的 A 中选择设定 B 感兴趣或需要的信息。C 有目的或无目的地将信息转换成符号传递给 B。在一定程度上，C 是 B 的信息代理人，同时也为 A 服务。B 是受传者。B 自 C 处获取生活情报。在大众传播中，复数 B 通过复数 C 自复数 A 获取信息。B 可以是个人、组织或社会系统。F 是反馈。F_{BA} 是 B 对 A 有意或无意的反馈。F_{BC} 是 B 对 C 的反馈。B 的反馈必然部分或全部影响 C 的信息选择。F_{CA} 是 C 对 A 的反馈，F_{CA} 可能会影响 A 的意图。

【思考题】

1. 传播的基本要素有哪些？请结合你生活中的传播活动实例做简要说明。

2. 简述传播的基本模式及其主要区别。

3. 请简要分析马莱兹克模式对于赖利夫妇模式的继承与发展。

第三章 传播的类型

传播作为人类的社会实践活动，其类型是多种多样的。随着时代和技术的发展，传播类型也在不断增加和丰富。对传播类型进行研究，能够帮助我们更好地把握传播的本质，认识由不同传播类型组成的社会传播总系统。

长期以来，传播活动基本被研究者分为内向传播、人际传播、群体传播、组织传播、大众传播五个类型。这些传播类型既具有不同的形态和特点，又相互影响，共同构建了人类社会的传播系统。

第一节 内向传播

一、内向传播的概念与过程

内向传播又称为人内传播、内在传播、自我传播、自身传播。内向传播是接收到外部信息的个人在人体内进行的信息认知、交流和处理活动。作为人体内的信息传播活动，内向传播相当于人类的思考，是同一个体通过"主我（I）"与"客我（me）"之间的交流和沟通，最终达到自我的内部平衡和调节。"主我"相当于认知活动的主体，而"客我"相当于认知活动的对象。内向传播是人类最基本的传播活动。由于个人是人类社会的基本组成因素，作为人类最基本传播活动的内向传播是其他各种社会形态传播活动的基础。

人体的生理机制决定了内向传播的过程。个体通过感官系统接收到外部信息刺激后，由神经系统传导至大脑，通过大脑思维处理后，经个体的活动表现出来。由此可见，人体自身具有信息的接受、输入、处理、输出装置，接收信息的同时又处理信息，是一个完整的自我信息交流和处理的系统。

二、内向传播的形式

内向传播是个人的内向交流，是个人对外部信息的认知和处理过程，即个人内部的意识、思维和心理活动。因此内向传播与认知心理学有着密不可分的联系，具有明显的心理学特征。认知心理学中研究的个人认知的构成要素——感觉、知觉、记忆、思维、想象、情感和情绪等可以看作是内向传播的正常形式。

1. 感觉 感觉是人通过眼、耳、鼻、舌、身等人体器官对事物的个别信息属性如颜色、形状、声音、气味等做出的反应，分为视觉、听觉、嗅觉、味觉、触觉。感觉是人内向传播的出发点。

2. 知觉   知觉是感觉的集合，是对事物整体的感性信息的综合把握。

3. 记忆   记忆是人对过去经验的反应，是人对曾经感知过的信息的识记、保持和再现。以信息加工的理论来看，记忆就是对信息进行输入、编码、贮存和提取的过程。

4. 思维   思维是人对客观世界的内在属性和事物规律的认识。

5. 想象   想象是人脑对从未感知过的事物形象的反应和创造。

6. 情感和情绪   情感和情绪是人对客观事物和自己本身的一种态度和体验。

此外，内向传播还有着异常形式，即个人内部异常的交流状态。通常表现为入睡状态、做梦、催眠、酒精中毒和毒品等。

三、内向传播的特点

1. 非孤立性   人体自身虽然是一个完整的自我信息交流和处理的系统，然而内向传播却不是人体内在孤立地、封闭地进行信息交流和处理的过程。内向传播的两端，即信息的输入和输出，都与外部环境（社会环境与自然环境）保持着衔接关系。

2. 社会性   人作为社会的基本组成部分，必然不可能独立于他人和社会而单独存在。内向传播这种形式是人在社会化过程中必不可少的因素，可以满足人的社会需要。个人通过内向传播对外部社会环境不断加深认识，发生冲突时进行思考和反省，从而不断进行自我调节。因此，内向传播虽然是通过人的生理机制表现出来的活动，但其本质则与人类的社会实践活动相关联，是人类社会关系和社会实践的反映，并反过来对两者产生影响。因此，内向传播也是社会发展的基本推动力。

3. 能动性   如前文所述，内向传播虽然与人体的生理机制分不开，却并不单纯是人体在生理层面上对外界事物的刺激和反应。区别于其他生物间的消极、被动的体内传播，内向传播是一种积极能动的表现，是人类精神世界的反映和产物，这种表现不是简单复制已有的知识和经验，而是个人积极能动的具有创造性和生产性的意识和思维活动。

第二节   人际传播

一、人际传播的概念与特点

人际传播指在传播者和受传者两人之间或两人以上的个人之间，通过个人近距离接触进行的面对面、以感官直接接收信息的交流活动；或凭借简单的个人通信媒介，如电话、书信、电子邮件等进行的非面对面的信息交流活动。简言之，人际传播就是人与人之间的信息交流和传播。

人际传播以多样性的形态呈现于人类日常社会生活中，如面对面交谈、互通书信、打电话、互发电子邮件等。人际传播有如下几个特点。

1. 双向性和互动性   在传播的过程中，传播的参与者扮演着双重角色，既是传播者，也是受传者，角色随着信息的传播与反馈不断变换，形成一个循环模式。参与传播的任何一方都可以随时根据对方的反应把握和改变传播内容及传播方法，以达到预期的传播效果。因此，人际传播有着很强的双向性和互动性，是一种有效改变参与者情绪、态度和行为的传播形式。

2. 随意性和情境性　如上一条特点所述，在传播过程中，传播的参与者可以随时在传播者和受传者的角色中更替，传播的内容、方法，甚至是传播的效果都可以随时改变。人际传播受到传播发送时间、空间及参与者的情绪、心理状态、文化背景等不同情境因素的影响。

3. 多重性和灵活性　在传播过程中，参与者可以随时随地通过不同传播形式，如语言、表情、动作等多种手段传送和接收信息。而多种传播手段的使用也使得人际传播的意义更加丰富。

4. 保密性　人际传播是一种不依赖大众媒介的直接交流。因此，传播的内容可完全由传播的参与者决定是否将其公开，具有一定的保密性。

人际传播的这些特点使其在很多时候、很多地方成为了其他传播的有益补充。作为最典型的社会传播活动，是组织传播和大众传播的基础。另外，人际传播也有覆盖面窄、传播效率低、复制和保存信息能力差、易流于记忆等局限性。

二、人际传播的功能

人际传播作为典型的社会传播活动，反映了人与人的社会关系，在个人社会化过程中起着重要的作用。

1. 信息的获取　人际传播最直观的功能就是帮助传播的参与者获得信息。这里的信息，既指日常的社会生活环境中的情报，又指他人的知识、经验和观点。个人在人际传播的过程中，吸取有用的信息，同时也传递给他人。

2. 社会协作关系的建立　人是社会的一分子，不能脱离他人和社会而单独存在，也离不开人际交往和社会协作。社会协作存在于任何性质的社会工作中，需要个人与他人协调和沟通，分担不同任务，相互配合。人际传播可以帮助人在社会交往和协作中建立、维持和促进有效的和谐关系。

3. 自我认知和相互认知　美国社会学家库利曾在 1909 年出版的《社会组织》中提出了"镜中我"的概念。他认为人的自我认知是在与他人的联系中形成的。这种联系包括：他人如何认识自己的想象；他人如何评价自己的想象；自己对他人认识和评价的情感。

从库利"镜中我"的理论中可以看出，自我认知需要通过与他人的接触和沟通才能完成。因此，人际传播可以帮助个人认知自我。同时，在人际传播的过程中，也是对他人的了解，即相互认知逐渐深入的过程。

4. 精神和情感需求的满足　当个人遇到挫折、困境或感到孤独、压抑等心理问题时，需要通过人际传播来进行情感的沟通和宣泄，释放压抑的情绪，达到心理调节的效果，建立积极向上的心理状态。人际传播有助于人在社会中建立融洽的人际关系，满足基于人的社会性的精神和心理需求。

第三节　群体传播

一、群体的概念和意义

（一）群体的概念

要理解群体传播，首先要认识"群体"的概念。群体的含义十分广泛，很多学者从不同角度研究并得出了不同的结论。

美国社会学家库利从研究人的社会化角度将群体分为初级群体和次级群体，主要依据的是群体在个人社会化过程中所起作用的直接和间接程度；德国社会学家韦伯将群体分为团体和一般群体；另外一位德国社会学家威瑟将群体分为组织群体和非组织群体。其中，日本社会学家岩原勉关于群体含义的观点被广泛使用。他认为群体是"具有特定的共同目标和共同归属感、存在着互动关系的复数个人的集合体"。群体的本质特征是群体活动参与者具有共同的目标和以"我们"意识为代表的主体共同性。

另外，美国社会学家帕克还提出了一种特殊的群体行为，即通过集合行为所聚集的群体。这种群体具有不同于一般群体的性质，需要进行单独研究，这里不再赘述。

（二）群体的意义

相对于个体的微观系统，群体属于社会中的中观系统，它将个人与社会有机地联系在一起。因此，群体无论对社会还是对个体成员都有着重要的正面意义。

1. 维持社会秩序，推动社会发展　群体作为社会的组成部分，帮助参与群体活动的社会成员——个人完成社会化进程，建立良好的行为准则和社会规范，对于维持社会秩序有很大贡献。另外，群体为个人分配社会角色，将松散的力量通过群体集合，完成社会活动，推动社会的不断发展。

2. 提供个人信息来源和社会安全感　群体为个人提供信息来源，即时更新外部环境的信息，避免个人陷入信息闭塞的孤立状态。另外，群体设置的行为准则和社会规范，可以帮助个人避免背离社会、孤立的状态，为个人提供社会安全感。

3. 提供实现自我需求和自我表现的场所　群体集合了复数个体的力量，明显要强于个人的单独力量。因此，群体通过合作可以帮助个人完成自我需求。另外，群体为个人施展才华和理想、充分展现自我提供了场所和舞台。

二、群体传播与群体意识、群体规范

（一）群体传播与群体意识

群体传播就是群体与成员间、群体成员之间的信息交流和传播活动。群体传播是一个群体生存与发展的必要条件之一。

群体意识是群体成员所共有的意识，包括群体归属、群体感情、关于群体目标和群体规范的合意等方面的要素。群体意识的形成有助于对群体成员的个人态度和行为产生制约作用。

群体传播与群体意识相互影响，互为因果。通过群体传播，群体成员形成了共同目标，即群体意识。因此，可以说群体传播是群体意识形成的基础，群体意识形成后再反过来对群体传播的结构和流程产生影响。

（二）群体传播与群体规范

群体规范是群体意识的核心内容，指群体活动中群体成员需遵守的规则和奉行的价值准则。群体规范在群体中的效应明显，可以协调群体成员间的协作关系以保证群体的整体合作性，令群体目标最终达成；规范成员的行为以达到群体的自我同一性；为成员提供安全的决策依据。

群体规范对群体内的传播起制约作用，同时对群体外的传播也有着重要的影响。对群体内传播的制约作用主要表现在当群体内出现意见不统一的时候，排除偏离性意见，保证群体活动的正常完成及群体目标的实现；对群体外传播的重要影响体现在推动或阻碍群体成员接受群体外的信息。

三、群体压力与趋同心理

群体压力是群体对其成员的一种影响力。当群体成员间出现意见或规范冲突时，持多数意见的成员给持少数意见的成员形成了心理压力。这种心理压力促使持少数意见的成员为了保持与群体的关系而做出为群体所认可的意见转变。我们通常所说的"个人服从集体""少数服从多数"就体现了群体压力的影响力。

趋同心理又称从众心理或遵从性，指个人为避免因意见不同造成的在群体中的孤立状态而放弃相抵触的自我意识倾向，遵从群体中的多数意见，以保持与多数人的一致性。这是一种由于群体压力而产生的合群心理倾向。

群体压力和趋同心理均体现了人的社会性。这两者产生的主要因素是人天生对于被社会孤立有恐惧感，群体对成员提供行为规范和参照，个体产生维护群体形象的心理。

在传播学领域中，群体压力与趋同心理的研究主要集中用于群体与政治态度、舆论的形成、群体压力的社会功能、群体理论在大众传播中的应用、受传者的分割等方面。

第四节　组织传播

一、组织与组织传播

与群体和群体传播相同，要认识组织传播，首先要理解组织的含义。组织的概念有很多，从社会学的角度来看，组织就是"人们为实现共同目标而各自承担不同的角色分工，在统一的意志之下从事协作行为的持续性体系"。组织属于社会群体的一种，它区别于一般群体的标志是明确的分工和共同目标、统一的管理系统、严格的制度和纪律。

组织的明显特征表现在以下几方面。

1. 专业化的部门分工　组织需要执行不同功能的专业化部门协同作业以完成复杂的组织目标。

2. 职务分工和岗位责任制　组织需要按照目标需要设定职务，并指派成员承担相应职务。职务具有固定性，并伴有一定的权限和责任。

3. 组织系统的阶层制或等级制　组织需要建立统一的指挥或管理系统和制度，以保障组织目标的最终完成。

关于组织传播的定义，传播学研究者始终未能得出统一的公认的结论。美国学者凯瑟琳·米勒在《组织传播》一书中指出"组织传播涉及两个复杂的概念的结合——组织和传播，两者都有多种多样的界定和多种视角的考察，因此很明显，没有唯一正确的定义"。在本书中，我们可以认为，组织传播是组织内部成员间、组织与外部环境间的信息交流与传播的过程。组织传播将信息传递到组织各部分以保障其作为有机整体正常运转，达到组织目标的实现；同时为组织与外部环境的信息交流和互动提供了桥梁。

二、组织内传播

组织内传播是组织传播的一个重要部分。在组织的内部进行传播，可使组织得到有机的统一，实现整体的协作。组织内传播分为正式渠道和非正式渠道。

（一）组织内传播的正式渠道

组织内传播的正式渠道指信息在组织内沿一定组织层次和环节在组织内交流和传递的过程。这是一个严格按照组织职能结构、等级系统和交流渠道进行的信息交流活动。组织内传播是组织生存与发展的必然条件，是传播学者们研究的重点，包括组织内部各系统间的信息交流，遵循权利、等级等原则。

组织内传播的正式渠道的传播形式表现为横向传播和纵向传播。其中，纵向传播根据信息的流向，又分为上行传播和下行传播。

1. 上行传播　上行传播指组织内的下级部门或成员与组织内的上级部门或成员进行信息交流和传递的活动，主要表现为汇报、请示、询问、建议、表达愿望与要求等方面。上行传播可以使组织中的指挥或管理者迅速了解信息和成员的精神状态与需求，以及时对组织的运行做出决策性调整，保证组织的正常运转和组织目标的实现。

2. 下行传播　与上行传播相对，下行传播是信息在组织内自上而下的传递活动，主要是组织的决策、目标、任务等方面的信息。下行传播可以使组织内的成员了解组织分配的任务，即职责和工作内容，以及自己在组织内的权利和义务；同时培养组织成员的一体感等。

上行传播和下行传播均属于组织内传播的正式渠道的纵向传播，具有单向性，主要受组织的层次和环节影响。

3. 横向传播　横向传播又称为水平传播或平行传播，是信息在组织内平级部门或成员间的交流和传递活动，主要表现为平等的协商与联络。横向传播可以使组织内的成员互相了解，加强相互间的协作关系。

横向传播具有双向性，互动渠道流畅。

（二）组织内传播的非正式渠道

组织内传播的非正式渠道，是指越过组织内的等级和制度限制的信息传播通道。它主要满足了组织内成员自身的社会需要，体现了成员的社会性。同时，组织内传播的非正式渠道还可以增加组织内成员的感情和凝聚力，避免或稀释组织内成员间的冲突，提高组织传播的效率。

组织内传播的非正式渠道主要有三种表现形式：一种为组织内的人际传播，如组织内成员的非组织工作内容的私下交谈、电话、电子邮件等；一种为组织内的非正式小群体传播，如组织内成员自发组织的读书会等兴趣小组或聚餐、出游等联谊活动；还有一种为组织内的网络传播，如组织内部成员自发建立的互联网论坛交流等。

组织内传播的非正式渠道交流和传递的信息具有广泛而随性、双向而平等、感情色彩强烈的特点。

（三）组织内传播的媒体形式

1. 书面媒体　书面媒体是文字形式的组织内文件，有较强的保真性，因此适用于组织内较重要信息的传播，如规章制度、法律性文件、重大决策等。

2. 会议　会议是组织内的复数个体在同一场所以讨论组织内事务为目的形式，一般都有一个或多个明确的议题。

3. 电话　电话是可以方便、快捷地应用于组织内各部门的及时通话媒体，且具有双向性的特点。然而，电话的口头性传播特点也有其局限性。

4. 组织内公共媒体　组织内的公共媒体是组织以其全体成员为对象设立的传播组织内和组织外信息的一种媒介形式，例如企业内部刊物、墙报等。公共媒体既可以传递信息，又可以创造组织内部氛围，增强成员凝聚力。

5. 计算机网络　随着时代和技术的发展，计算机网络已逐渐成为组织内传播的主要媒介形式。计算机网络不仅与外部社会环境相联系，更为组织内传播搭建了全面的网络，为组织内各级别、各部门间的信息交流和沟通提供了便捷的基础。

三、组织外传播

组织外传播就是组织与其外部环境信息交流和传播的过程。任何组织都不是独立存在的，都要与其外部环境联系在一起。组织与外部环境之间的信息输入和输出是影响组织存在与发展的一大因素。

组织外传播的信息输入活动指组织从外部环境采集和处理信息以完成组织目标和环境应变决策的活动。组织外传播的信息输出活动主要指组织有计划、有目的地开展向外部环境输出信息的活动，即组织对自身的宣传活动，主要分为以下三个方面：公关宣传、广告宣传和企业标识系统（CIS）宣传。

1. 公关宣传 公关是公共关系的简称，指组织与外部社会环境中的其他组织、团体及公众建立联系和协调关系的传播活动。公关宣传是组织为维持与外部社会环境的公共关系所进行的各种宣传活动，它可以帮助组织树立在社会中的良好形象，使公众了解组织的目标和社会意义。

2. 广告宣传 广告是组织付费在各种媒体进行的大量关于组织的宣传活动，主要分为商业性广告和非商业性广告。

3. 企业标识系统（CIS）宣传 企业标识系统宣传指的是组织中的企业利用统一的标识符号来宣传企业形象的活动。

目前，组织外传播中这三种主要的信息输出活动已经成为传播学研究中的重要分支学科和领域。

第五节 大众传播

一、大众传播的基本概念、特征和社会功能

（一）大众传播的基本概念

大众传播是繁复的社会信息系统，它并没有统一的媒介组织形式，传播的信息也各不相同、丰富多彩。传播学研究者关于大众传播的概念至今没有一个统一的定论。在这里，我们将大众传播的概念定义如下：专业化的媒介组织及其成员运用产业化的传播技术向社会中一般的不特定的分散的人群，进行大规模的信息传播活动。

（二）大众传播的特征

大众传播具有以下基本特征。

1. 大众传播是有组织的传播活动，其传播者是从事信息生产、加工处理和传播的专业化媒介组织或组织中的成员。专业化的媒介组织中的成员一般均以大众传播为职业。

2. 大众传播媒介是机械媒介或电子媒介，媒介组织的特点决定了传播信息的方式。信息被大量复制和迅速、及时、广泛、公开、不间断地向受传者传播。

3. 大众传播的对象是社会上的一般大众，在传播学中被称为"受传者"。受传者具有分散、众多、复杂、匿名的特点。

4. 大众传播的信息既具有商品属性，又具有文化属性。信息本身是媒介组织的产品，同时又是社会文化的产物，因此兼具商品和文化两者的属性。

5. 以传统媒介为渠道的大众传播属于单向性很强的传播活动，传播者单方面提供信息，互动性极弱，受传者只有选择接受与否的权力，并且反馈渠道薄弱。然而，在新

媒介蓬勃发展的现代社会，以新媒介为渠道的大众传播具有很强的双向性。

6. 大众传播的反馈具有间接性、延迟性和零散性，并且反馈渠道薄弱。

7. 大众传播隶属于社会系统，其传播过程被社会所控制，又反过来影响社会。

（三）大众传播的社会功能

1. 拉斯韦尔的三功能说 美国学者拉斯韦尔是最早提出传播的社会功能的传播学研究者。在其 1948 年发表的《传播在社会中的结构与功能》一文中，他将传播的社会功能概括为以下三个方面。

（1）环境监视功能 大众媒介传播反映自然环境和社会环境的真实信息，满足人们的信息需求，为人们提供行动依据，为人类生存和发展提供信息基础。

（2）社会协调功能 大众媒介通过传播活动实现社会各部分间的联络、沟通与协调，将社会各部分有机地组合到一起，有效地进行分工与合作。

（3）社会遗产传承功能 又称为文化传递功能。大众媒介将人类社会的文化传播给后人，为其提供经验参考，同时保持文明的继承发扬和创新发展。

2. 赖特的四功能说 美国学者赖特在拉斯韦尔"三功能说"的基础上增加了大众传播的娱乐功能，提出了"四功能说"。

（1）环境监视功能 相当于拉斯韦尔"三功能说"中的环境监视功能。

（2）解释与规定功能 相当于拉斯韦尔"三功能说"中的社会协调功能。

（3）社会化功能 相当于拉斯韦尔"三功能说"中的社会遗产传承功能。

（4）娱乐功能 大众媒介通过传播为人们提供快乐感，满足人们精神中对于娱乐的需求，尤其体现在电视媒体中。

3. 拉扎斯菲尔德和默顿的功能观 美国学者拉扎斯菲尔德和默顿在 1948 年发表的《大众传播、大众品味和有组织的行动》一文中强调大众传播有以下三种社会功能。

（1）地位授予功能 这项功能可以看作是拉斯韦尔"三功能说"中的环境监视功能的延伸。大众媒介通过环境监视对某些个人、团体、现象或事件加以报道和宣传后，可以增加其知名度，提高其社会地位。

（2）社会规范功能 这项功能同样可以看作是拉斯韦尔"三功能说"中的环境监视功能的延伸。大众媒介通过环境监视对某些个人或行为加以报道，形成社会舆论和社会压力，加强社会规范。

（3）麻醉功能 大众传播的信息是大量而丰富的，接收到的人们因为把时间大部分用在了信息消化上，同时自以为已充分了解了外部环境，从而缺少切身的社会活动参与，失去了社会行动力，处于一种被动的信息接收和消化状态。麻醉功能属于大众传播的负面的社会功能。

4. 施拉姆关于功能的概括学说 美国学者施拉姆根据前人关于大众传播社会功能的研究成果，从政治功能、经济功能和一般社会功能三个方面对其进行了总结。他认为拉斯韦尔"三功能说"中的环境监视功能、社会协调功能、社会遗产传承功能属于大众传播的政治功能；而拉扎斯菲尔德和默顿的社会规范功能及赖特的提供娱乐功能属于大众传播的一般社会功能。

施拉姆是第一位明确提出大众传播的经济功能的传播学研究者，指出大众传播可以采集、提供和解释经济方面的信息，并因此开创经济行为。同时，大众传播经迅速发展后形成产业化，本身已经是社会经济系统中的重要一员。因此，大众传播对社会经济发展有着极大的影响。

二、大众传播的发展历史

大众传播是社会和传播技术发展的产物。一部分传播学研究者认为大众传播始于15世纪40—50年代古登堡的印刷术的诞生；另一批研究者认为我们所研究的大众传播诞生于19世纪30年代，伴随着大众报刊的出现。总体来说，大众传播的发展经历了下列几个阶段。

1. 大众报刊 报纸可以说是大众传播最早的媒介形式。15世纪中叶古登堡发明印刷机和金属活字印刷为报纸的诞生奠定了相应的技术基础。此后，由于社会对信息交流的大量需求，报纸发展迅速。1650年，德国出现第一份日报，随后各国也纷纷发行报纸。然而，此阶段的报纸并不是真正意义上的大众报刊，主要以服务政党及其成员为主，定价昂贵，内容以政治观点和评论为主。

19世纪30年代，《纽约太阳报》和《先驱报》的发行代表着大众报刊的真正出现，报纸开始朝着大众化、新闻化、市场化、企业化和产业化的方向发展，并在19世纪后半叶和20世纪初得到了迅速普及。作为大众媒介重要形式的大众报刊真正形成了。

报刊的主要特点表现为信息量丰富且注重细节性、易于永久保存且携带方便、受传者分布广泛且拥有选择权；缺点是时效性不强、需要制作周期，并且需要受传者具有一定文化等。

2. 电影和广播 19世纪30年代和40年代电报机和电报线路的相继出现标志着电子媒介的诞生。随后，随着电子传播技术的飞速发展，电影和广播这两种重要的大众传播媒介相继出现，它们有着传播范围广、规模大、效率高的特征。

现代电影诞生于1895年。随着技术的发展，又出现了有声电影、彩色电影、立体电影等形式。电影是传播大众文化的重要媒介，至今已发展成为集生产、发行、放映于一体的大规模文化产业。电影主要向大众提供娱乐和文化传递功能。

广播是在无线电通讯的技术基础上发展起来的，诞生于20世纪初，是人类历史上第一次进入家庭的大众电子媒介。1926—1943年期间，广播迅速发展，美国三个无线电广播网相继成立。此外，各个国家也都成立了自己的广播电台，建立了无线电广播网络。广播这种声音媒介的主要特点有：传播迅速及时且分布广泛，受传者面广且易于接受、亲和力强；缺点主要是广播提供的是听觉传播，稍纵即逝，不便于保存。

3. 电视 电视和电视无线传播技术诞生于20世纪20年代。1928年，美国播出了第一部电视剧；1930年，英国开始用生产线生产电视；1936年，英国成立了世界上第一座电视台；1941年，美国开始商业广播电视。电视通过迅速发展和普及已成为当代最重要的大众媒介形式。

电视是一种综合性媒介形式，集成了视觉和听觉，信息以影像、声音等多种形式传播，感染力极强，影响效果显著，受传者面广且易于接受，使用方便。电视既能进行新闻、现场信息的报道，又能提供娱乐和文化信息。因此，电视是最主要和最具影响力的传统大众媒介。

4. 新媒体 随着科学技术的高速发展，互联网、多媒体电视等新媒体不断出现。我们将在后面单独介绍新媒体传播。

三、大众传播对社会的影响

在大众传播产生之前，人与环境的关系相对简单，人直接自客观环境中获得"第一手信息"，根据信息决定自己的行为方式，始终保持与客观环境的一致性。然而，大众传播产生后，这种情况发生了巨大的改变。大众媒介在信息传播的过程中，将从外部客观环境中采集的信息进行生产、复制、加工处理，最后传播给大众。在这里，传播给大众的信息并不等同于客观环境本身，而是对其的再现。因此，大众传播营造了一种信息环境，大众认知的是信息环境提供的信息，而非直接来自客观环境的信息。信息环境主要提供三方面的信息：一类是外部环境的新闻信息；一类是日常生活的信息；最后一类是文化和娱乐性的信息。由大众传播营造的信息环境制约和控制大众的行为。

因此，大众传播服务于大众的同时，也改变了人类认知环境的方式，在各方面影响人们的行为和社会实践。

【思考题】

1. 简述传播活动的几种类型。
2. 简述内向传播的主要形式和特点。
3. 简述人际传播的特点和主要功能。
4. 简述群体对于其成员的主要意义。
5. 组织内传播和组织外传播的主要内容分别有哪些？
6. 简述大众传播的几种社会功能观。

第四章　传播者

现代社会是一个信息资源高速流动的社会。在信息资源流动过程中，传播者是其中的第一个重要环节，是传播活动的发起人，是传播内容的发出者，是传播活动中运用特定手段向受传者发出信息的行为主体。也就是说，传播者是以发出讯息的方式主动作用于他人的人、群体或组织。

中医药学博大精深，源远流长，流传了几千年，是中国传统文化中最为光彩熠熠的一块瑰宝。在几千年的中医药文化和临床诊疗技术的传承发展过程中，中医药文化传播者发挥了巨大的作用。中医药文化传播者是中医药学相关信息的发出者，他们以各种不同的讯息传播方式主动向他人传播中医学的知识、经验、疗效等信息，是中医药文化传播链条中的第一环节。

根据不同的划分标准可以将传播者分成很多不同的类型。按照传播者与受传者之间的空间形态来划分，可以分为直接传播者和间接传播者两类；按照传播者参与传播的方式和在传播活动中的地位考察，可分为普通传播者和专职传播者两类；根据传播活动的类型不同，可分为个人传播者、大众传播者和组织传播者。有了这许许多多不同类型的传播者，信息资源才能跨越时空，从古代流传至今天，从某一个地方流传到另一个地方，甚至传播至整个国家、整个世界。

第一节　非组织传播者

非组织传播者，是未经组织而以个人为主体传播信息的人。中医学的非组织传播者主要包括六大类：中医师、非临床专业人员、药店销售员、中医药大学生、患者及其家属、医务信息关注者。他们属于普通的传播者，不以传播中医药信息作为谋生的手段，因此，他们传播中医药文化的方式比较自由、灵活。在一般情况下，他们传播的时间由他们自己灵活掌控，传播的内容也完全由他们自己决定，通常是在临床诊疗和生活中传递大众所关心的中医药知识、历史文化、中医对疾病的治疗方法，以及对中医药临床诊疗进行分析解读等。

一、中医师

中医师是中医学个人传播者中最主要的一类。在中医学几千年的发展历史中，有无数中医师为中医学的传播贡献了自己的力量，他们不仅是中医临床第一线的工作者，更是中医药信息的原创者和传播者。尤其是历代名医及他们的医学著作和研究文稿，不仅构建完善了中医理论体系，更为中医学的传承发展奠定了坚实的学术信息基础。

在不断进行的临床诊疗活动中，中医师不仅通过自己救死扶伤、治病救人的行为，在医患之间建立起了中医学传播的渠道，让广大患者对中医学的诊断治疗水平有了一个直观印象，并通过口碑相传，传播到患者周围的人群中；他们发表的临床诊疗经验与研究的论文或专著，更是在国内医学界，甚至在国际医学界中广泛传播，吸引着更多的人来关注、学习和研究中医学。

1. 古代医家和《内经》　《内经》是古代医家托轩辕黄帝之名而作，不是出自一时一人之手，而是古代中医医家和医学理论家联合创作而成，大致成书于春秋战国时期。该书是我国传统医学宝库中现存最早的一部医学典籍，被称为"第一部中医理论经典""第一部养生宝典""第一部关于生命的百科全书"。这本书在整体观、阴阳学说、五行学说、经络学、藏象学、病因病机学、养生和预防医学及诊断治疗原则等方面，为中医学的发展奠定了坚实的理论基础，具有深远影响。这本书的流传对后世历代著名医家在理论和实践方面的创新和建树起到了不容忽视的深远影响。可以说，《内经》的流传对中医学术的传承和传播起着至关重要的作用。

2. 秦越人和《难经》　《难经》原名《黄帝八十一难经》，传说为战国时期秦越人（扁鹊）所作。该书在当时是一部可与《内经》相媲美的古典医籍，以问答的形式阐述了人体的结构、生理、病因、病机、诊断、治则和治法等知识，在脉诊和针灸治疗方面的内容比《内经》更为详尽。该书是中医学传播史上较重要的古代典籍之一。

3. 张仲景和《伤寒杂病论》　张仲景是东汉末年的著名医家，被称为"医圣"，他的传世巨著《伤寒杂病论》确立的辨证论治原则，是中医临床诊治疾病的基本原则，是中医的灵魂所在。该书是我国第一部从理论到实践确立辨证论治法则的医学专著，是中国医学史上影响极大的著作之一，是后代医家研习中医必备的经典著作。张仲景和他的《伤寒杂病论》为中医学的传播和传承做出了无可替代的贡献。

4. 汉代医家和《神农本草经》　《神农本草经》成书于汉代，是汉代医家托神农之名所著。书内收载中药 365 种，根据养生、治病和有毒无毒，分为上、中、下三品，为后世中药学理论体系的建立及中药学的传播，奠定了基础。

5. 皇甫谧和《针灸甲乙经》　晋代史学家、医学家皇甫谧编著了《针灸甲乙经》。该书是我国现存最早的一部针灸学专著，在我国独具特色的针灸疗法的发展历史中，发挥了承前启后、继往开来的重大作用，为针灸学在国内及国际上，如日本、朝鲜，甚至欧美国家的传播发挥了重要作用。

6. 王叔和和《脉经》　晋代名医王叔和潜心研究医学，精于切脉诊脉。他在中医学的传播史上主要做出了两大贡献：一是整理了《伤寒杂病论》，才使该书得以流传至今；二是著成了《脉经》，该书是我国第一部脉学专著，书中所述脉诊方法沿用至今。因此，后人评论——王叔和的《脉经》在中医学传播史上可谓丰功伟绩。

7. 巢元方和《诸病源候论》　隋代太医博士巢元方知识渊博、医术高超，率众编著了我国第一部病源学和证候学方面的专著——《诸病源候论》。直至今日，该书仍被中医学界称为一部完备的好书，为中医学的传播发挥了重要的作用。

8. 孙思邈和《备急千金要方》《千金翼方》　唐代医家孙思邈医术精湛、知识渊博,他集一生医学经验,著成了《备急千金要方》和《千金翼方》,全面总结了自上古至唐代的医疗经验和药物学知识,丰富了中医学的内容。孙思邈不仅在医学上取得了杰出成就,其崇高的医德医风更是影响了历代从医者,其所著的"大医精诚"篇,至今仍是各中医高等院校学生的必学必读之作。孙思邈对中医药学术和中医药文化的发展传播做出了伟大的贡献,至今每年二月人们都会在药王庙举行仪式,缅怀纪念这位名垂千古的伟大医药学家。

9. 陈无择和《三因极一病证方论》　宋代名医陈无择是一位以儒治医、医儒兼通,又精于临证的医学家,他所著的《三因极一病证方论》标志着中医病因学作为一门独立的分支学科的诞生。该书可说是中医病因学历史上一座重要的里程碑,为中医病因学的传播奠定了基础。

10. 陶弘景和《本草经集注》　梁代著名医学家陶弘景在整理《神农本草经》的基础上,增收魏晋间名医所用新药,著成《本草经集注》,首创了沿用至今的药物分类方法,为中药学的发展和传播发挥了重要作用。另外,他还在前人基础上,结合自己的经验,全面总结了养生方法,著成《养性延命录》。此外,他还增补了葛洪的《肘后方》,著成了《名医别录》《辅行诀脏腑用药法要》等医籍。这些医籍无不为中医学术的传播做出了贡献。

11. 钱乙和《小儿药证直诀》　宋代杰出医学家钱乙是中国医学史第一个著名的儿科专家,被尊为"儿科之圣""幼科之鼻祖",他根据自己丰富的临床经验撰写了《小儿药证直诀》。这本书是我国现存的第一部儿科专著,系统总结了儿科疾病的辨证施治,使儿科自此发展成为一门独立的学科,为中医儿科的发展和传播奠定了坚实的基础。另外,钱乙创制的补阴代表方——六味地黄丸,至今仍然被广泛应用。

12. 刘完素和《黄帝素问宣明论方》　刘完素是金元四大家之首,他在《内经》病机学说和运气学说的基础上,结合自己的临床经验,提出了百病多因于"火"的理论,因此被后世称为"主火派"或"寒凉派"。他给后世留下的医学作品很多,最著名的就是《黄帝素问宣明论方》,他的学术思想和临床经验对温病学说的形成起了重要作用。

13. 李杲和《脾胃论》　李杲是金元四大家之一,他认为脾胃为元气之本,脾胃受到损伤则百病丛生,因此养生首先要着重保护脾胃,治病亦应以补脾胃之气为先,后世称之为"脾胃学派"或"补土派"。他著有《脾胃论》一书,在脾胃的生理、病理、诊断、治疗诸方面,形成了独成一家的系统理论,后世传其学、宗其说者众多。例如王好古、张景岳、叶天士等,他们都各有发展,成为一代名医。

14. 张从正和《儒门事亲》　张从正,金元四大家之一,他认为人之所以生病,多因邪气侵入人体而致,因而治病当以驱邪为要务,他治病多用汗、吐、下三法,后世称之为"攻邪派"。其著作《儒门事亲》流传至今,为中医学术的发展和传播发挥了重要作用。

15. 朱震亨和《格致余论》　朱震亨也是金元四大家之一,是融刘完素、李杲和张从正等诸家之长为一体的一代名医。他提出的"相火论""阳有余阴不足论"及火热证、杂病的证治经验,对明清医学的发展有深刻影响,后世称之为"养阴学派"。他撰写的《格致余论》是我国最早的一部医话专著。他的著述很多，还有《局方发挥》《丹溪心法》《症因脉治》等。

16. 李时珍和《本草纲目》 明代著名中医药学家李时珍，一生成果卓著，功绩彪炳，为我国的中医药事业做出了巨大的贡献。他不仅是中华民族的骄傲，也是世界公认的医药文化名人。他的伟大著作《本草纲目》不仅为中药学的发展和传播做出了重大贡献，而且对世界医学、植物学、动物学、矿物学、化学的发展也产生了深远的影响。《本草纲目》一书不仅流传到日本及欧美各国，还先后被译成日、法、德、英、拉丁、俄、朝鲜等十余种文字在国外出版传播，传遍了世界各地。

17. 王肯堂和《证治准绳》 明代医学家王肯堂广泛收集历代医药文献，结合临床经验，用10年时间编著了《六科证治准绳》。这是一部集明以前医学大成的名著，在后世广为传播，深受后世医家推崇。

18. 吴又可和《温疫论》 明代名医吴又可一生从事中医传染病学研究，著有《温疫论》一书，阐发了传染病病因学说，创立"戾气"说，充实了中医学关于传染病的内容。

19. 叶天士和《温热论》 清代名医叶天士是中医温病学的奠基人之一，他总结前人的经验，开创了治疗温病的新途径。他所著《温热论》一书，为中医温病学说的发展提供了理论和辨证基础。该书不仅是后学指南，而且弥补了仲景书之残缺，功劳非常大。

20. 薛雪和《湿热条辨》 薛雪是清代名医，与叶天士齐名，精于医术，擅长治疗温热病，所著《湿热条辨》一书对湿热之辨证论治有进一步发挥，丰富充实了温热病学内容，对温热病的发展做出了相当大的贡献。

21. 吴鞠通和《温病条辨》 吴鞠通是清代杰出的温病学家，通晓温病，以擅治急性发热性疾病闻名于世，对内科杂病、妇科、儿科、针灸及心理疗法也颇有造诣。他和汉代张仲景比肩而立，并称为我国中医药学史上的两大柱石，故有"伤寒宗仲景，温病有鞠通"之说，张仲景是中医学泰斗，吴鞠通乃温病学巨匠。吴鞠通著有《温病条辨》《吴鞠通医案》《医医病书》三部著作，使中医的基本治法在外感病和热性病方面得到了进一步完善。

22. 张锡纯和《医学衷中参西录》 张锡纯是近现代中医学界的医学泰斗，是中西医汇通学派的代表人物之一。他著有《医学衷中参西录》，对开创我国中西医结合事业功不可没。此外，他还创办了我国第一家中医医院——立达中医院，创办了国医函授学校，培养了不少中医人才。

对中医药学术的传播做出巨大贡献的中医师数不胜数，在此不能一一记述。有了历代中医师，中医药学术才得以广泛传播、继承和发展，他们除了为后世留下著作之外，很多人都还为中医培养了无数的人才，古代名医门下都徒弟众多。现代中医师不仅在临床中为实习学生带教，更通过现代中医药高等教育方式培养新一代中医师，不断延续中医药文化的传承和传播。越来越多的现代中医师在国外行医和讲学，努力向全世界传播中医药文化。

二、非临床专业人员

工作在临床一线的历代中医师们对中医学术的传播发挥着重要作用，而非临床专业的工作人员对中医学的传播也起着举足轻重的作用。他们主要包括在中医药院校和研究机构工作的教师、中药学工作者、中医药文化专家、中医养生学者、中医医史文献工作者、中医文物收藏家及就读于中医药院校的学生等。

1. 中医药院校教师　工作在中医药院校的教师们，他们主要的工作就是为中医药院校的学生讲授中医各学科的课程，并未直接深入临床一线，例如医古文、中药学、中医文献学、中医史等学科的教师们，他们的主要任务就是在学校里为学生们传播这些学科的专业知识，研究该学科的相关课题，让来自国内外的学生都能获得系统全面的学习。

2. 中药学专业工作者　中药学专业工作者主要是指从事与中药学相关的各项工作的人群。中药学专业的人员通过接受中医药基础理论和基本知识的学习及系统的中药学专业的基本训练，具有中药化学成分提取、分离和检测及中药质量鉴定分析、中药炮制加工、中药药理学和毒理学实验技能、中药制剂制备、制剂分析、质量控制评价等能力。他们主要从事中药生产、中药检验、中药研究（如中药与复方的作用机理研究、中药及复方药效的物质基础研究及道地药材生产质量管理规范研究等）、中药新药开发、中药流通、中药使用、药厂中药制剂车间、医院制剂室及医药公司等方面的技术工作。他们为中药的现代化、国际化做出了贡献，为中药学向世界的传播奠定了基础。

3. 中医药文化专家　近年来全国中医药院校和研究机构陆续成立了中医药文化机构，聚集了一批专门从事中医药文化研究与传播的中医学文化专家学者，但还有更多的是从事中医药其他研究的专家兼职研究中医药文化，他们也可以被列入中医药文化专家队伍中来，但其传播内容应限制在文化范畴内。以上专家群是中医药文化研究与传播的主力军。

4. 中医养生学者　"治未病"是中医学理论体系中独具影响的理论之一，历代医家大都提倡通过养精神、调饮食、练形体、慎房事、适寒温等方法实现强身益寿、未病先防。现代中医养生学，在中医理论指导下，汲取各学派之精华，提出了一系列养生原则，培养了一大批养生康复专业的人才。从事中医养生工作的人员，通过形神共养、协调阴阳、顺应自然、饮食调养、谨慎起居、和调脏腑、通畅经络、节欲保精、益气调息、动静适宜等方面指导人们进行养生活动或康复训练，从而推动了中医养生学说的发展和传播。

5. 中医医史文献工作者　在我国悠久的历史中，祖先为我们留下了浩如烟海的古典文献资料，古医籍是古代医学成果的主要载体，但由于几千年来，历史在发展，文字的形、音、义也发生了巨大的变化，而且经过战火兵燹、自然灾害等的破坏，使得现代人对古代中医文献的阅读和利用更加困难。中医文献工作者致力于对中医中药历史文献的编纂、校勘、注释、整理和利用，旨在厘清其源流、匡正讹误、补其阙漏、力求保持、恢复（或接近）古医书原貌，为中医药的医疗、教学、科研提供准确的有价值的文献资料。而且，在上述基础上，中医文献工作者还结合中医药教学、科研与临床要求，运用各种现代化手段与方法，进行深入发掘、研究，为中医药学术提高和发展提供了有力的支撑，为中医药文献资料的广泛传播创造了新途径。

6. 中医文物收藏家 有很多中医爱好者，对中医历史上的文物、典籍进行收藏，有的甚至自建了中医文物博物馆，供国内外各界人士参观，这对中医药文化的传播起到了最直观的展示作用。例如，北京御生堂中医药博物馆，这是北京首家民办的中医药博物馆，馆内收藏的远至战国时代近至民国时期的传世珍品和医学书籍、药方集成等实物令中国医史专家、文献专家、考古专家都惊叹不已，肩负起了传承中国医药理论精髓、保护收藏中医药历史文物的历史重任。

三、药店销售员

药店销售员一般都是药学或中药学专业毕业的人员，他们对中药学知识十分熟悉，在日常的药品销售过程中，通过给顾客讲解中药及中成药的主要成分、功能主治、用法用量和疗效等，从而促进中药知识的传播。因此，药店的销售人员也可列为中医学的个人传播者。

按照零售药店 GSP 认证标准，药店零售中处方审核人员必须是执业药师或有药师以上（含药师和中药师）专业技术职称的人员。他们是药物专家，可以为广大消费者解答相关的药物问题，还负责监察医生所开处方的数种药物中是否出现药物相互作用，并能根据患者的病情和医生的诊断，为患者建议最适合他们的药物剂型和剂量；同时他们还会教导患者服用药物时的注意事项和服用方法。其中，中药学专业的执业药师，除了为消费者审核药方、指导消费者科学合理地用药外，还能为患者提供优质的中药学服务，对中药学的传播能起到比普通店员更大的作用。

四、中医药大学生

目前，就读于中医药院校的学生，是明天的临床中医师或从事中医事业的非临床工作者，他们是中医药学的继承者和发扬者，承担着对中医药学进行传播的历史使命。我国大部分中医药高等院校都招收国外留学生。那些已经毕业或目前正就读于国内所有中医药院校的国外留学生，他们在我国能够受到系统全面的中医学教育，因此慕名而来刻苦学习。他们中很多人学成回国之后，在当地开办了中医诊所，不仅运用中医知识开展医疗工作，治病救人，而且在诊疗过程中还向患者们传播中医药文化。

五、患者及其家属

患者在中医药传播过程中发挥着不可忽视的作用。很多人患了重病后，患者本人及其家属都希望投医有门，因此到处打听诊疗信息，寻找治病良方。在治病求医的过程中，对医生的医术是否高超、采取的治疗方法和服用的药物是否有效、医生的医德是否高尚等的评价，则是最具有发言权的。特别是一些疑难重病患者在疾病得到缓解、控制和康复后，患者及其家属往往向家人、周围的亲戚朋友不厌其烦地叙述治疗过程，并给予一定的评价。整个过程中，患者既是中医药文化的受传者，也是传播者。

家有患者是一件令人伤心、烦心的事情，为患者治愈疾病是全家人的期盼，患者家属往往会不惜一切、倾尽所有、辗转各地为患者治病。他们在信息的传播过程中，与患者一样，也可能兼具中医药信息受传者和传播者双重身份。

此外，还有很多听了患者叙述的人，又可能向其他患此类疾病的人介绍。这种口碑相传的过程，很自然地就构成了多个传播过程。

六、医疗信息关注者

平时喜欢关注中医医疗信息的人群也是中医药文化的大众传播者之一。他们关心各种中医诊疗信息，关注中医药学的发展，关注中医医疗技术的进步，喜欢从报纸、杂志、电台、电视、网络等媒体中搜集与中医医疗保健相关的所有信息，并从中汲取对自己有用的知识，进行疾病的预防或日常生活的养生保健。有些人甚至将自己认为有用的中医药知识做成剪报或是进行摘抄整理，让自己的亲属、朋友通过阅读而增强强身健体的健康意识、积极参与养生预防疾病的活动。他们还能运用自己掌握的中医医疗信息为周围的患者提供相关知识，并进行就医指导。他们在进行这些活动的同时，也从中医医疗信息的关注者转变为中医医疗信息的传播者，尤其是他们中那些爱好中医的人群，为中医药学的传播起到了积极的推动作用。

第二节　组织传播者

组织传播者是指专门从事中医药传播活动以满足社会需要的社会单位和机构，主要包括媒体、学术会议、政府公告、政府新闻发言人和政府机构。

一、媒体

近年来，中医药文化深受国内外医学界的关注，媒体在其中发挥了重要的作用。媒体的作用主要体现在两个方面：一是整合社会各个层面的力量，使之形成主动关注并积极行动的中坚力量，营造了传承中医药文化的社会舆论氛围；二是通过媒体的宣传、教育等活动，为中医药文化在现代社会的发展，创造了良好的社会环境和适宜的文化土壤，使中医药文化的传承具有广泛的群众基础。

1. 报纸　报纸对中医药文化的宣传发挥着权威的主导作用，尤其是中医药行业的专业报纸。例如，国家中医药管理局主管的中医药行业唯一的全国性专业报纸——《中国中医药报》，其定位首先在于行业重大新闻信息的发布，重点宣传国家中医药政策法规，发布中医药医疗、教学、科研、国际交流等方面的重要新闻和信息；第二定位于行业专业人士，使其及时获得知识更新、学术前沿、临床应用等最新信息；第三定位于大众健康，普及中医药科普知识和养生知识，为百姓健康提供权威指导。

中医药专业报纸的受传者毕竟有限，面向大众传播中医药文化科普知识，更需要借助都市报之类的大众报纸。很多大众报纸都开辟有中医药专栏或健康专刊，从不同角度向广大群众传播中医药防治疾病和养生保健方面的信息。

2. 杂志　中医药学术期刊是中医药学学术传播的主要媒体之一。它们立足于中医药科技前沿，反映中医药最新科研成果和学术水平、先进技术与行业动态，注重学术思想和信息的交流，有助于提高广大临床工作者的中医药理论水平和临床诊疗技术，可促进国内外中医药学术交流与合作，促进中医药国际化进程。例如《中医杂志》及其英文版、《中国中西医结合杂志》《中国中医药信息杂志》《中华中医药杂志》等。

3. 电视 电视在我国已经十分普及，受传者极其广泛，对中医药文化的传播更直观、更迅捷。电视台通过新闻栏目可以传播中医药最新的学术动态、科研成果及其他重大新闻时事；通过设置健康方面的栏目，进行中医药传统文化知识、健康资讯、养生保健等信息的传播。例如，中央电视台国际频道主办的"中华医药"栏目，该栏目以"关爱生命健康，服务全球华人"为主旨，向海内外观众传播中华传统医药文化。这个栏目在海内外产生了较大的社会影响，拥有了相当数量的观众群，以其特有的权威性和亲和力，在海内外中医药界及观众中拥有很高的关注度和认可度。

4. 网络 网络是信息传输、接收、共享的虚拟平台，通过网络可以把各个点、面、体的信息联系到一起，从而实现资源共享。网络是人们信息交流的一个工具。随着科技的发展，网络的功能越来越多，内容也越来越丰富。网络借助文字阅读、图片欣赏、影音播放、下载传输、游戏聊天等软件工具，从文字、图片、声音、视频等方面给人们带来极其丰富的信息。目前，主管中医药工作的各级相关政府部门、中医药学术团体和科研单位、各级中医医院、高等中医药院校等单位都有自己的网站，由专人负责在网站上发布中医药界的重大新闻、最新科研成果、先进的诊疗技术、中医药学教育、中医药文化及中医药健康资讯等内容，信息丰富、覆盖面广、受传者人群庞大、信息更新迅捷，是中医药学传播的新型媒体。国内各大门户网站也都有健康频道，新浪网还开设有中医频道，专门传播中医药信息，深受大众喜爱，点击率也高。

5. 电台 电台也是中医药学传播的一大重要媒体，很多电台通过设置与中医药文化相关的栏目对中医药学进行传播。例如，中央人民广播电台"中国之声"的国医堂栏目；有些电台则是通过评书的形式对中医药文化进行宣传，例如，中央人民广播电台录制的"神医华佗"或"御医传奇"等长篇或系列杏林故事。这种广大听众喜闻乐见的中医药文化传播形式能收到更好的传播效果。

6. 出版社 出版社是进行中医药图书和电子物品等有版权物品的专门出版机构，目前出版中医药图书的专业出版社有中国中医药出版社、人民卫生出版社、科学出版社及各地科技出版社等。最近几年掀起了中医养生图书热，很多非医学专业出版社也都介入中医药图书的出版。在各种大大小小的出版社中，规模较大、较权威的中医药专业出版机构是国家中医药管理局直属的中国中医药出版社，该社每年出版大量中医药各类学术专著、教材、教学参考书、科普读物、中医药古籍点校注释等图书，成为弘扬中医药文化的重要窗口、交流中医药学术的阵地、传播中医药文化的载体。

二、学术会议

学术会议是一种以促进科学发展、学术交流、课题研究等学术性话题为主题的会议。学术会议一般都具有国际性、权威性和高知识性、高互动性等特点，参会人员往往都是在这一领域中富有成就的科学家、学者、教师等具有高等学历的研究人员。由于学术会议具有交流性和互动性，因此与会者往往都会将自己的科研成果以学术展板的形式向其他与会者展示出来，使得互动交流更加直观、效果更好，能让这一领域的最新研究成果得到更广泛的宣传和传播。

中医各学科的学术会议基本上每年都会召开。例如，我国成立最早、规模最大的中医药学术团体——中华中医药学会，其下设内科、外科、儿科、妇科、中医药文化等几十个分会，这些分会每年都定期召开学术会议。这些学术会议在中医理论完善、中医各科临床诊疗技术、中药新药研发、中医药学教育、中医药最新科研发现等方面对中医药学术和中医药文化的发展和传播发挥了有效的推动作用。

三、政府公告

政府公告是国家权力机关、行政机关向国内外郑重宣布重大事件和决议、决定时所用的一种公文。政府公告的内容庄重、严肃，体现着国家权力部门的威严，既能将有关信息和政策公之于众，又注重国内国际可能产生的政治影响。政府公告具有一定的新闻性，其所涉及的内容重大而且能引起人们关注，是新近发生的、群众应知而未知的事项；政府公告还具有公开性，往往通过通讯社、报刊、电台、电视台等大众传播媒体予以广泛发布。政府公告的内容可涉及政治、经济、军事、科技、教育、人事、外交等方面，最常见的有国家重要领导岗位的变动、重要科技成果的公布、重要军事行动等。

中医药的重要科研成果经由政府公告的形式公布，不仅可以引起国内群众的关注，更可在国际上产生巨大反响，对中医药的传播发挥重要的作用。例如，前些年发生的"非典"、禽流感、甲流等公共卫生事件，原国家卫生部和国家中医药管理局都相应发布了诊疗方案，这些诊疗方案中都提到了中医药的治疗方法及预防措施，这也是一种传播中医药的有效方式。

四、政府新闻发言人

政府新闻发言人是指由政府及其下属机构所任命或指定的新闻发布人员，他们的职责是就政府或本机构责任范围内的重大事件或现实问题，或举行新闻发布会，或约见记者，提供相关的新闻事实，阐释政府的立场、观点，介绍政府已经采取和将要采取的对策措施，并作为政府或机构的代表回答记者的提问。各级中医药部门或机构都设有新闻发言人，针对自己责任范围内的中医药界发生的重大事件或现实问题，代表政府或本机构回答记者的提问，使广大公众了解政府或该机构解决此项事件或问题的立场、观点及措施，从而正确地传播中医药文化。

第三节　传播者的权利与义务

权利和义务通常是同时存在的，当我们拥有了某项权利以后，同时也必须担当起某些义务。传播者也不例外，既有自己的权利，也应承担相应的义务。

一、权利

传播者的权利是逐步争取到并得到承认的一系列传播权利。传播者的权利可分为两种：一般性权利和专业性权利。一般性权利指的是普通公民都享有的传播权利，如言论自由权、出版权、著作权、通信（讯）自由权等，通常由国家宪法和民法加以认定。例如，我国宪法和民法都明确规定：中华人民共和国公民有言论、出版、著述、集会、通信、游行的自由。因此，我国公民都拥有对中医药学信息进行传播的权利，可以通过发表言论、出版著作等途径来传播中医药文化知识。专业性权利是指专门从事传播活动的人员所享有的权利。例如，专门从事中医药传播活动的新闻工作者，他们享有一定的专有传播权利，主要包括以下 5 种。

1. 采访权　对于专门从事中医药传播活动的新闻工作者来说，采访是指为采集中医药新闻而进行的调查或访问活动，而采访权则是指他们可以通过一切正当的手段自由地采访中医药新闻的权利。这一权利意味着他们有权采访一切人，有权采访一切事，有权出入各种场所，有权运用各种采访技术和采访手段。新闻工作者有了对中医药信息的采访权，受传者对中医药信息的知闻权、获知权、监督权才能兑现，新闻工作者本身也才能进一步实现报道权和批评权。

2. 报道权　报道既是采访新闻和搜集信息的继续和延伸，也是真正传播活动的实施与展开。专门从事中医药传播活动的新闻工作者有报道的权利，也就是说他们有传送、报道公众所关心的中医药新闻信息情报的权利。这意味着他们可以通过不同的符号、形式和媒体、渠道自由地对外传播和发出符合事实真相的中医药信息。

3. 批评权　批评权也是专门从事中医药传播活动的新闻工作者所享有的专业性权利之一，这一权利意味着他们拥有对报道对象的言行进行议论和批评的权利。

4. 专业保密权　这一权利又可称为新闻来源守密权，是指新闻工作者和新闻媒体有对新闻提供者的情况（姓名、单位、职务、住宅，以及提供的文件、资料等）实行保密的权利。这既是新闻工作者的一种权利，又是他们的一种义务。

5. 安全保护权　在世界范围内，新闻记者被认为是仅次于工兵、警察的危险职业，因此维护新闻传播者的安全保护权十分重要。对于专门从事中医药传播活动的新闻工作者同样应该给予保护，这才能保证他们有进行本职工作的最好条件，更好地为中医药文化的传播发挥作用。

值得一提的是，新闻工作者在从事中医药文化传播活动的过程中，需要审慎对待自己拥有的这些权利，而不能以损害别人的自由和权利来行使自己的自由和权利，必须尊重新闻传播活动中的职业道德规范和一些社会公认的准则。

二、义务

传播者在行使权利的同时，更要考虑到自己的义务和责任。在对中医药文化进行传播的活动中，传播者必须承担应有的社会责任，社会责任是传播者应有的自律意识。对中医药信息的传播要秉持负责的态度，要忠于事实、坚持真理，专门从事中医药传播活动的新闻工作者对中医药信息的传播要符合真实性、客观性、公正性等基本的专业标准；传播者还必须遵守现行的法律和各种规章制度，尊重他人的合法权利，维护公共利益。

中医药的传播媒体在以上基础上，还必须履行社会公共文化使命，从事高品位的传播，做好信息把关人的角色，担当起提高民众中医药文化素质、弘扬中医药文化的责任，在传承中医药文化时，应取其精华、去其糟粕，加入符合现代社会特性的新的文化元素和传承手段，以促进中医药文化的可持续发展。

【思考题】

1. 中医的个人传播者和大众传播者分别有哪些？这两类群体在中医传播的过程中会呈现出怎样的不同特点？

2. 中医的组织传播者有哪些？这些组织传播者应当承担怎样的分工？

3. 结合学习与生活实践，谈谈还有哪些潜在的群体具有成为中医传播者的可能。

第五章　传播媒介

　　信息的传播必须借助于一定的载体，就像跨越江河的交通必须依靠桥梁一样。在信息的传播者与信息的受传者之间起桥梁作用的这个载体就是传播媒介，简称为媒介。

　　随着人类文明的进步与发展，传播媒介从原理到形式都在不断地发生着变革。今天，在人们日常生活当中，传播媒介早已不是一件让人感到陌生的事物，像报纸、杂志、图书、广播、电视、网络等这些经常充斥着人们视野的东西都是传播媒介的不同表现形式，它们有的早在千百年前就已出现，有的却是近几十年来的新兴事物。

　　从学术角度讲，传播媒介是传播学中的核心概念之一，对它的研究构成了传播学研究工作中的重要部分；从实践角度来看，对传播媒介的合理利用也将直接关系到传播效率的高低和传播效果的好坏。

第一节　媒介的概念

　　媒介（medium）一词，其中文用法最早出现于《旧唐书·张行成传》，原文如下："观古今用人，必因媒介。"意为在两者之间牵线搭桥之意，与今天的用法相比多有相近之处。在现代汉语言环境下，"媒介"一词的用处和用意丰富多样，当专指传播媒介时，其含义一般应从两个层面来理解：一个层面的含义是指信息传播过程中信息传送所凭借的工具、渠道或手段，常常体现为一种实际的物质实体，例如印刷有文字、图片等信息的纸质报纸、杂志、图书等实物，又例如包含有语音信息的无线电波或含有图像、声音信息的电视信号等物质形式；另一个层面的含义是指经营、管理、控制信息传播的传媒机构和组织，例如报社、杂志社、广播电台、电视台等企事业单位。但不管是从哪一个层面来认识传播学中的媒介，都缺少不了"信息传送"这个媒介的本质和目的。因此，要想全面、正确地理解传播学中的媒介概念，必须立足于以下三个方面。

　　首先，媒介本质上是与信息相关联的。脱离信息的媒介将没有任何的意义，同时，媒介也是信息传播不可或缺的"桥梁"。早在 20 世纪 60 年代，著名的媒介研究先驱、加拿大学者马歇尔·麦克卢汉就提出了著名的理论思想——"媒介即讯息"，已经意识到了媒介与信息的这种密不可分的联系。媒介因信息才得以存在和发展，信息因媒介而持久卓著，两者相辅相成，缺一不可。

　　对于媒介与信息的这种密切关联，我们可以借助于下面日常生活中的实际例子来理解。例如，医生给患者治病，当医生通过对患者进行"四诊"在头脑中形成了治疗方案之后，如果医生不把药方写在处方本（相当于媒介）上，也不通过其他方法把药方告之患者或药房，也就是说治病的信息不利用相关的媒介进行传递，那么这样的信息就不可能在治病中发挥任何作用。反过来，如果医生看病从不形成治病方案，即没有相关的治疗信息，这时处方签（对应于媒介）的存在就显得多余了。这个例子中两种极端的情况为我们形象地说明了媒介与信息之间本质关联、互为依存的性质。

信息依媒介而传播，但具体的传播方式又由媒介的性质来决定。传播可以是单方向的，例如报纸、杂志等印刷品，只能将信息由传播者发送到受传者；也可以是双向传播，例如手机、计算机网络等数字媒介，能使传播双方相互"对话"。媒介还能够决定信息传播的效果和效率，是传播文字、图片信息，还是传播声音、影像信息，或者是音、像、文图并茂的多媒体信息，以及传播速率的大小等，这些问题都完全取决于媒介的性质。

第二，媒介是信息传播的工具。作为工具，媒介与人类的文明息息相关，人类在自身能力与科技上的每一项进步，都为媒介提供着广阔的发展前景。从原始人类表达情感的肢体语言开始，媒介就在不知不觉中融入了人类社会。在人类文明的进程中，人类学会了说话、写字。直到105年，蔡伦造出了世界上的第一张纸，结束了人类在泥巴、竹木上刻字的历史，使人类进入了书写的时代。之后，毕昇发明了活字印刷术，使快速大量地复制文献成为可能，满足了越来越多人的阅读求知的需要。1450年前后，德国人古登堡将多种技术（印刷机、合金活字模、油磨）相结合，终于带来了一场人类印刷史上的革命。当时古登堡印刷了近二百册《圣经》，因印刷的精美及方便在欧洲引起了广泛的关注。印刷技术的革新，使得报纸、杂志等印刷媒介迅速成长起来，在人类相当长的一段历史时期中成为信息传播的主要媒介。

到了近现代，随着机械、电器、电子技术的快速发展，无线电及影视设备相继出现，电报、电话、广播、电影、电视逐渐走入了人们的生活领域，听广播、看电影、看电视成为人类现代生活当中不可缺少的一部分，新的媒介给人们的生活带来了更多的乐趣和便利。今天，随着计算机网络技术的广泛利用，互联网和智能手机日益成为人们日常工作学习生活中的新宠，正是这些高科技的新媒介，将我们与家人、周围的人、越来越多不相识的人紧紧地连在了一起，此时，我们才真正回味出麦克卢汉"媒介是人的延伸"和（我们将生活在）"地球村"这些至理名言的良苦用心。综上，媒介是传播的工具，是一种越来越讨人们喜爱的工具。

第三，媒介在传播中的良性运行离不开有效的组织管理。媒介作为传播的工具，不能自行地运行工作，必须要依靠相关的媒介组织和机构。通过媒介组织机构中各部门的协调工作，完成信息的搜集、加工和传播，因此从这个意义上讲，媒介组织和机构也可以称为媒介。例如报社、杂志社、电视台、网站机构等。

在报社的机构设置中，业务工作由总编或副总编进行管理，由他们领导各类主编，再由各主编负责安排编辑、记者的工作分工，最终完成报纸各版面信息及新闻的搜集、整理、编排等具体工作；而社长或副社长则主要负责报社的日常行政、财物、创收、发行等工作。这两大类工作的结合，共同保证了报纸传播的正常运作。因此，人们常将媒介机构当成媒介也是有道理的。

认真掌握上述内容，认清媒介三个方面的本质和特征，非常有助于做好中医传播工作。中医传播作为一种专业传播，虽有同于大众传播的一面，但也有着自身独特的地方。就其媒介来说，在充分利用大众传媒的基础上，更要根据自身的特点，打造出更富效率的专业传媒。例如，成立专业的中医媒介组织，除利用现有的广播、报纸、电视等形式传播中医药文化外，还可由专业的中医媒介机构组织更加丰富多彩的、形式多样的中医药文化宣传活动，让中医药走进校园、走进工厂、走进农村、走进千家万户的生活之中。

第二节　媒介的形式

媒介形成的历史几乎与人类社会发展的历史一样长久，因为社会现象是离不开信息传播的，而有信息传播就必然有传播媒介。媒介在其漫长的历史演变中，随着人类自身能力及其科技水平的不断提高，媒介的形式也呈现出千变万化的特征。在人类社会历史的各个时期，多种媒介形式并存的现象并非罕见，而且不同媒介之间往往互补不足、协同工作、共同发展。对媒介形式的划分归类可依据多种原则，例如，可分为有声媒介和无声媒介、电子媒介和非电子媒介等。但一般人们习惯于按照媒介出现的时间顺序及原理对它们的形式进行归类。按照这个原则，媒介一般分为原始媒介、印刷媒介、电子媒介、数字媒介。

一、原始媒介

所谓原始媒介，是指在人类社会生活的早期，生产力水平很低的时代，社会性的信息交往只能借助于人体自然的本能来展现，如肢体动作、嘶叫等；或者是借助于人类初级的智能产物来做传播媒介，例如语言、文字等。人类社会这一时期的传播媒介都属于原始媒介。

1. 肢体动作、嘶叫、打击发声等　这一类特点的媒介，基本上都是利用了人类身体的自然本能。肢体动作也称肢体语言，或简称体语，是人类针对特定的场合，通过肢体动作而表达信息的方式，人的喜怒哀乐、生理需求等都可以通过一个手势、一个表情、一个眼神加以表现传达。在原始的条件下，人们高兴可以跳跃、舞动，可以用欢叫传达喜悦的心情；生气了可以敲击木棍石头，也可以用大吼来表达愤怒。这样的场景，即便是在今天存留下来的原始部落族群中，也依然如此。事实上，对于我们现代生活当中的人，像欢呼雀跃、摇旗呐喊、擂鼓助威等这样传递情感信息的方式仍是时而用之。

2. 语言媒介　大约在十万年前，人类产生了语言，在直到文字产生之前的近十万年漫长的时间里，语言成了人类最重要的媒介形式。人类的许多文明成果都是通过口口相传才得以保留下来。像古希腊著名的《荷马史诗》就是在民间流传的史料歌谣基础上整理加工出来的。我国古代《诗经》中的许多诗篇也曾是依赖口头相传的形式得以传诵。人类历史上最著名的一次口头语言传播信息，是传递马拉松战役的胜利喜讯。公元前 490 年，波斯帝国侵略古希腊城邦，两军在雅典东北部的马拉松平原开战，最后古希腊赢得了这场战役，胜利的消息由一个叫菲迪皮茨的士兵徒步跑回雅典送达，当菲迪皮茨将喜讯告诉雅典市民的同时，自己却因奔跑了四十多公里的路程而累倒在胜利的欢呼声中。为了纪念这位坚强的战士，人们发明了马拉松长跑比赛，直至今日。

语言媒介在传播应用中有许多特点，它简便易行，只要能说话就能做到。同时，语言媒介对信息的保密性能够做得很好，像这方面的事例在我国古代中医养生技术的传承中屡见不鲜，师父常常要求弟子心中牢记口授秘诀，不得随意示人。

3. 文字媒介 文字产生于六千年前，最初的文字都是象形文字，是在绘画示意的基础上逐渐发展起来的，后来又在象形文字的基础上出现了拼音文字。人类文字的形式多种多样，但不论何种形式的文字，其生产的目的都是作为记录语言的符号，并为语言的书面化做好准备。文字是继语言之后又一非常重要的媒介，它的出现无疑大大拓展了传播的领域，它可以使所传递的信息保持得更持久、送达得更遥远、含义更清楚。事实上，我们今天的许多考古成果都是得益于文字媒介的这些特征。文字产生后，最初常常是凿刻在岩石、山体上，或铸造在青铜器皿上，也有刻在兽骨、竹、木上，还可以写在兽皮等物件上。随着纸张的发明，文字书写变得更加容易，直接促进了人类文化的快速发展。在古代，能书会写已成为个人文明程度的标志，如果能掌握多种语言文字，则更会被时人尊崇。

中国的汉字是世界上最古老的文字之一，直到今天仍然在使用。汉字的字体由古至今先后历经了甲骨文、金文（钟鼎文）、大篆、小篆、隶书、楷书、草书、行书的演化过程。我们现在常用的手写体汉字，主要为行书、草书和楷书。汉字在使用的过程中，要经常根据传播的需要不断地创造新字，汉字的造字原理主要是"六书"。所谓"六书"是指象形、指事、会意、形声、转注、假借。例如："山""日""月"等这些字就是象形出来的；又如"蝴"字，取发音"胡"，用"虫"旁表示虫类，这就是形声造字；再如"明"字由"日""月"组成，其用意显然，这就是会意字……

文字是人类智慧的结晶，它的产生给传播带来了质的变化，加速了人类文明进化的步伐。

二、印刷媒介

文字、纸、印刷术、机器制造技术的相继出现，为印刷媒介的大量生产创造了条件，目前世界上主流的印刷媒介不外乎图书、报纸、杂志这三大类。史料上有明确记载的最早的印刷图书和报纸都出自中国，这与中国是纸和印刷术的故乡有着直接的关系。图书是最先出现的印刷媒介，第一本印刷图书是我国唐代出版的佛教典籍《金刚经》。图书的最大特点是信息含量大、种类丰富、内容主题性和专业性强。图书是人们获得知识（尤其是系统的专业知识）的主要工具，绝大部分知识的传播仍然要通过教材图书。世界上的第一份报纸是我国唐代出版的邸报，它在当时主要用来满足官僚阶层新闻传播需求之用。只有到了近现代，随着印刷工业技术的发展，报纸的大量印刷发行才成为可能，并且可以基本上满足广大民众的阅读需求。

报纸的种类繁多，分类的方式也较多，常见的报纸分类方式有：按出版频率分为日报、双日报、周报、月报等；按出版时间分为晨报、早报、晚报等；按内容可分为政报、学术报、文娱报等。报纸的特点在于追求新闻的及时性，报纸廉价，订购、购买方便，受传者面广，可以满足大众知晓新闻时事的需求。在一定历史时期，报纸是传播效果良好的一种媒介。

杂志也称期刊，在形式上是一种介于图书与报纸之间的媒介，杂志的出现晚于图书和报纸，最初形成于西方街头上的宣传手册，之后在内容和形式上才逐渐固定下来。杂志的种类繁多、专业性强，往往是针对特定的阅读人群。杂志与图书相比，内容要比图书广泛，即时性比图书强一些，但篇幅往往较小；杂志与报纸相比较，报纸更侧重新闻报道，而杂志则较关注知识理论的新颖性。杂志的出版周期一般较图书短，但比报纸长，常见的是半月刊、月刊、双月刊等形式。

图书、报纸、杂志这三种印刷媒介在形式上的差别并非绝对，但它们在传播中的角色却不能相互取代，各有各的功用和特点，都是人类信息、知识传播中不可缺少的环节。

目前，在我国中医药文化传播领域中，印刷媒介的产品可谓丰富多彩，尤其是随着我国人民物质文化生活水平的提高，人们较以往更重视中医药在健康养生中的重要作用。从政府到百姓，都非常支持中医药传播媒介的建设工作，既要求数量更关心质量，每年都有不计其数的中医药图书投放市场，其中不乏精品和珍品。在中医药杂志方面，据统计仅专业期刊就不下 120 种；在报纸方面，《中国中医药报》是全国最权威的中医药行业报纸，时实反映我国中医药发展的方向和动态，经常登载大众健康常识，介绍求医问药的知识，深受中医药专业人员和普通读者的欢迎。

三、电子媒介

从 19 世纪中叶到 20 世纪中叶，在这一百来年的时间里，电子媒介得到了空前活跃的发展，今天我们所能见到的电子媒介，几乎都来自那个年代。1844 年美国铺设了世界上第一条电报线路，1884 年电视的雏形诞生，1888 年赫兹实现了无线电波的收发，1895 年马可尼发送了无线电报，1896 年电影首映成功，1906 年进行了第一次声音广播，1935 年电视节目第一次播放，1940 年出现彩色电视机……至此，作为电子媒介主流的广播、电影、电视均成为深受人们喜爱的大众媒介。我们国家电子媒介的发展也非常迅速。中华人民共和国成立后，首先在原新华广播电台的基础上建起了中央人民广播电台，让党中央的声音传遍了祖国的大江南北；1958 年，中国的第一座电视台落成，取名北京电视台，1978 年更名为中央电视台；新中国的电影事业也发展得很快，到 1957 年电影年产量已达四十多部。今天，中国的老百姓几乎家家都有收音机、电视机。电影的发展成果更是突出，据 2010 年统计数据，我国电影年产量已排世界第三位。

在电子媒介中，广播媒介分为有线与无线两种方式，现多以无线广播为主。无线广播是借助无线电技术设备来实现声音信息传播的，分调幅广播和调频广播。相对来讲，调频广播的音质要好许多，但传播区域较小，一般用作本地广播；调幅广播的噪音较大，特点是可进行全域广播。电视媒介的传播方式目前以有线电视为主，借用有线电视网络及卫星通讯技术将电视信号送进千家万户。电视传播的特点在于图文声影并茂，让受传者既可以听到，同时又可以看见，大大提高了信息接收的品质。有研究表明，可同时听、看的信息比单纯听或看到的信息能被更好地记忆。电影的传播受到过电视传播一定程度上的冲击，但电影的影响力并未有多大减少。电影用其特有的渲染技术可以给观众留下深刻、持久的印象，可以在很大范围内掀动强烈的情绪。许多灾难大片，例如《2012》，都会感染人们的情绪，使人们更加关心我们人类与地球的未来，这样的传播效果是非电影莫属的。

四、数字媒介

严格地说，数字媒介应该是电子媒介中的一种最新形式，是将数字技术与计算机网络应用于传播领域而得到的一种新型的传播媒介，其主要传播形式是因特网和（智能）手机。因特网和手机的出现，使人与人之间的"距离"被大大缩短，有关"地球村"的设想正在变为现实。

1. 因特网 因特网是 Internet 的中文译名，又称做互联网，是全球最大的广域网络，联接着世界五大洲每一个文明的社会。因特网的雏形源于 21 世纪六七十年代美国的军事用网，后来逐渐民用化，成为美国大学、科研部门、政府部门相互沟通信息、利用资源的重要桥梁，并在 90 年代初发展成为国际性的网络体系。中国的互联网建设工作做得也很及时，到 1994 年，中国已成为国际互联网大家庭中的一员。

因特网是目前功能最强大的传播媒介，它可以将以往各种传媒，如图书、报纸、杂志、广播、电视、电影及电话、传真、邮信等的功能都集于一身，它的传播已经没有了时空的隔阂，它的海量信息存储保证我们随时可以获得任何一个时期、任何一个领域的相关信息。因特网上不计其数的网站每天都在给我们提供着方方面面的资讯，从时政新闻到百货购物，从学术文献到文娱影视，可以说只有你想不到的，没有它做不到的。更重要的是，因特网打破了以往主流媒介掌控传播的特权，使受传者变为传播的主宰，再也不是他说什么你听什么，他播什么你看什么，真正做到了我要的信息我做主。在因特网上，我们不仅可以接收信息，还可以及时发表自己的观点和意见，并可能成为改变社会的力量，从"周老虎"造假的被揭发到"李刚"特权的被披露，都体现着广大网民参与传播的力量。正是因特网的传播，使得公平和正义的到来变得越发迅速了。

2. 移动终端 移动终端主要指智能手机和通过 WI－FI 上网的平板电脑。智能手机的出现是高科技数字化生活的重要标志。早在 20 世纪 80 年代，第一代手机在美国诞生，这时的手机只能接打电话，在国内被俗称为"大哥大"，可能是因为这种手机经常出现在影视节目中黑帮老大手里的缘故吧。第一代手机也叫 1G 手机，是一种模拟通信终端，算不上主流的媒介，但随着 4G 乃至 5G 手机的出现，情况就大大不同了。手机、平板电脑与互联网结合到了一起，加之智能化改造，就是我们今天看到的数字化、网络化的移动终端。智能手机和平板电脑有自己的 CPU 芯片，有自己的操作系统，可以安装各种应用软件，在电脑互联网上可以做的事情，在移动终端上几乎都能做到，什么上网、聊天、游戏、读报、影视、网购应有尽有，还可以进行视频会议、卫星定位等高科技工作，毫不夸张地说，移动终端"装载"了全球的资讯。在全球知识爆炸、信息爆炸的新纪元，移动终端对人类信息传播的巨大贡献是无法估量的。

第三节 媒介的功能

媒介是传播的工具，媒介是传播的桥梁，工具与桥梁是媒介总的功能表现。媒介在传播实践中有着自己运作的规则和能动性。随着媒介在形式上丰富化、综合化的发展，媒介的能动作用也变得越发明显，并逐渐改变了传播的性质，使传播从单向传播的模式向着双向化、交互化、立体化的方向发展。媒介的功能及能动性主要表现在以下5个方面。

1. 媒介是表达国家意志的喉舌 媒介必须主动地传播一个国家、一个社会的主流意识，维系国家和社会的协调统一，保障民众拥有和平的生存环境。在国家面临灾难时，媒介就是国家的代表和化身，必须在第一时间传出国家的声音。

20世纪30年代，罗斯福就任美国总统，面对经济大萧条的社会现状，罗斯福在白宫接待室的壁炉边，通过广播向全美民众发表了著名的"炉边谈话"，告诉美国人民"信心比黄金更宝贵""团结起来消除恐惧"。结果，第二天一早，人们就纷纷前往银行存钱，支持国家扭转经济局面。

2008年，我国四川省汶川发生"5·12"大地震，城市瞬间化为废墟。事发当晚，温总理就赶到地震现场，通过广播、电视向灾区人民、全国人民、全世界人民表达了抗击天灾的决心，他号召灾区军民"团结一致，战胜特大地震灾害"。温总理的指示迅速传遍四方，整个受灾地区人心稳定，众志成城，保证了抗震救灾工作的顺利进行。

2. 媒介是民众监督社会的眼睛 关注社会发展、关心国家大事、了解世界的动态，是每一个热爱生活的人的基本表现。媒介就像人们的眼睛一样，搜寻着各方各面的新闻和动态，满足人们对周围环境的认知和了解。同时，媒介也为民众起到监督社会的作用，各种不合理的现象一经媒介曝光，就会加快其解决的进程。像"农民工工资"问题、"看病难、就医难"问题、"房价上涨过快"问题、"发展中医中药"的问题等，这些问题都是通过媒介的披露，进而引起广大民众的关注监督，为加快问题的解决营造出良好的社会舆论氛围。

拿"三鹿毒奶粉"事件来说，正是由于民众与媒体的持久关注，才使得地方保护主义的壁垒被打破，犯罪分子被绳之以法，渎职官员受到彻底查处，消费者的正当利益得以维护。

3. 媒介是传承文化的臂膀 媒介是人类文明的载体，从原始社会开始，人类就学会把对世界的认识刻画在山岩、陶器上，刻在兽骨、青铜器上，写在纸上，印刷在书本里，直到今天，可以把它们记录在磁带上、刻在光盘里、存储在硬盘中。在这整个过程当中，媒介就像一双坚实的臂膀，一站又一站地传送着人类每一次文明的进步，人类的一代代新人都是在媒介的世界中温故着先辈的智慧，同时也将自己的新知存寄在媒介的背囊里，传递给后来的子孙。

4. 媒介是教育大众的学堂 越是文明的社会，越是需要持续的学习，"活到老学到老"不再是一句口头禅，而是实实在在地落实到人们的日常生活之中。人们不仅需要学习传统的文化，还要了解随时随地出现的新事物，认识世界的新发展和新变化，媒介恰恰为人们提供了这样的条件。

我们每天读书、看报、听广播、看电视、上网，在了解新闻的同时，这些活动本身就是一个学习的过程。事实上，百姓生活中的许多常识，例如医疗保健、法律、理财投资、处事待人、烹饪营养、交通法规等内容，往往都是在不经意间通过媒体宣传知道的。媒介为社会营造了一个广大而无形的大课堂，每一个融入社会集体中的人，都在无时无刻地接受着这所学堂中无处不在的教育。

5. 媒介是娱乐大众的开心果 我们中国人一年当中最快乐的日子恐怕就要算春节了。大年三十，一家人吃完团圆饭，老老少少围坐在电视机前，边唠家常边收看中央电视台举办的春节联欢晚会，此时此刻，神州华夏尽情沉浸在祥和幸福之中。媒介可以将快乐带给每一个人、每一个家庭，甚至整个民族、国家。

对于绝大多数的普通百姓，可以这样讲：娱乐尽在媒介。无论是音乐、舞蹈，还是曲艺、小品，无论是高雅艺术，还是通俗文学，在媒介中应有尽有。人们无需亲临表演的现场，用最经济的投入，就可以获得几乎没有本质差别的文娱效果。媒介让更多的人有条件愉悦，有条件感受人生的快乐。

在高度紧张工作的现代工业社会，业余时间宝贵而短暂，选择媒介来娱乐生活不失为一种理性的行为，而这样的选择，在务实、高效、节约的绿色生活中，一定会赢得世人更多的认同。

第四节 专业媒介

媒介传播的信息可区分为专业信息与综合信息两类。传播专业信息的媒介称为专业媒介。例如，专门制作、发布广告的广告公司，专门传播科普知识的科普宣传机构，专门发表科学论文的专业报社及专业杂志社等都属于专业媒介。对专业媒介的理解一定要兼顾媒介的两个层面，即媒介工具和媒介机构。专业媒介都是在一定的组织机构基础上，凭借着某种传播工具（报纸、电台等），对专业知识、专业新闻等专业信息进行传播。另外，对专业媒介的认定不能以媒介受传者的多少为原则。专业媒介的受传者可以是大众性的，也可以是小众性的，不能将专业媒介误解为只是面对少数特定群体的媒介。

在媒介发展形成的历史上，专业媒介的出现并非现代社会所特有。事实上，在媒介发展的早期，媒介往往都具有一定的专业特质，像邸报就是中国古代宫廷中传播专门的官方信息的媒介，像古登堡印刷革命的最初成果也都是为着宗教书籍的大量传播，还有像古代战事中的"擂鼓助威"机构都可算得上是一种专业媒介。到了近现代，商品经济及科学文化的快速发展，催生出大量的专业媒介传播机构，像商业方面的广告策划传媒公司，文化方面的专业杂志社、电台等。

对专业媒介概念的认识和理解，应将重点放在媒体所传播信息的专业性上，至于媒介的形式、组织结构、受传者多少往往不能作为衡量媒介专业与否的客观指标。但要注意，专业媒介的组织形式虽不影响媒介的专业性质，但却关乎媒介工作的效率与效果，在专业媒介的具体运作中要引起足够的重视。

1. 专业媒介的组织方式　专业媒介组织方式的确定要根据构建此专业媒介的目的和意图。专业媒介的组织方式是丰富多样的，依据不同的分类原则，具体可分为民营的和国营的、专职的和兼职的、公益性的和营利性的、有实体的和虚拟的、长期的和临时的等。民营的形式在商品经济社会中较常见，各种广告、策划传媒机构多以民营为主，而一些大型的、学术性的报社、杂志社等专业媒介则多为国营性质。专职的专业媒介以传播专业领域内的信息为专职，而兼职性工作的则常常是由一些大型的综合媒介来完成。例如我国的中央电视台，在它的各档节目中都会划出一定的频道和时段进行专业的传播工作，像 CCTV2 的"经济与法"、CCTV4 的"中华医药"、CCTV12 的"社会与法"等栏目就属于这种兼职专业媒介的性质。

公益性的专业媒介是指其传播工作不以营利为目的，目前互联网中的许多专业网站都属于这种公益性的。实体性的专业媒介是指媒介机构有具体的人员组织、办公场地、财物账目管理等内容，并有上级监督主管等部门对其进行各项管理，像专业报社、杂志社等都属于有实体性的媒介；而虚拟性的专业媒介则常常是借助于互联网而形成的，往往是一群互不相识的人，围绕着共同关心的专业话题，在网上通过开设论坛、社区等传媒方式，达到专业传播的目的；专业媒介还可根据其传播工作的性质而决定是长期存在还是进行短期的、临时性的工作。例如，科普宣传日中的传播活动就是以临时的工作为主，由科普主管部门抽调专家学者组成临时性的专业传媒组织，进行为期一两天的科普宣传工作。总之，专业媒介具体采用何种组织方式，以及是选择单一的组织方式还是多种组织方式的复合，这都要根据媒介组建的目的和意义来确定。

2. 专业媒介的特点　专业媒介作为媒介的一种，不同于非专业媒介（综合媒介），它在许多方面都有着自身的特别之处，而这些特征的根源则完全在于它的"专业"性质。

首先，专业媒介具有很强的"专业"目的性。专业媒介的组织必然要围绕着某一专业的目的，传播科学知识的专业媒介只能针对相关领域的科学知识进行传播工作，而绝不可能去做娱乐的栏目；专业的广告传媒公司也只能是做广告，而不可能去播新闻。但需要说明的是，不能把专业媒介的目的专一性理解成媒介组织方式的唯一性，专业媒介在选择其媒介组织方式时，原则上是不受组织方式种类限制的，只要是为了相同的目的，可以使用多种方式进行传播工作。例如，在传播中医药文化方面，媒介可以是报纸、杂志，也可以是广播、电视，还可以是网络传播，以及在公共场所（图书馆等）定期或不定期地举办中医药知识讲座等，这些方式都围绕着共同的目的，方式种类虽然很多，但不影响媒介的专业目的性。

第二，专业媒介更加强调传播的实效性，即更加强调传播的实际效果。专业媒介不同于其他媒介，一般来说，非专业媒介的工作重点在于对受传者的告知，他一说、你一听就完事了；而专业媒介则不然，专业媒介不仅要"说"，而且还希望你能够记得住，这就意味着专业媒介在传播的技巧上要付出更多的努力。拿广告来说，每一个广告的设计，不论是平面形式的还是声音、视频形式的，都力求抓住受传者的感受，用新颖、奇特的效果给受传者留下深刻的印象。

第三，专业媒介往往关注特定受传者。专业媒介的专业性质决定了它的受传者必然是特定的人群，就像戒烟广告一定是针对吸烟者、传播养生知识一定是针对关心身体健康的人等。但有一点需要说明，专业媒介所针对的特定人群并非是固定不变的，因为媒介具有教育的力量，专业媒介也不例外，它可以使更多的人接受教育，进而成为它的受传者。以中医药文化的传播为例，随着国家在这方面宣传力度的不断加大，越来越多的人从不相信中医药到慢慢开始了解、理解，最后到认同并享用中医药的保健和治疗。CCTV4 频道定期播出的"中华医药"栏目，不仅向国人展示了中医药的权威性，而且还让许多外国患者来到中国寻求中医治疗，这些都说明了专业媒介的有效工作会让更多的人成为它的受传者。

第五节　大众媒介

媒介的大众化是媒介发展的共同趋势，在经济社会的环境下，随着人类科技水平的不断提高，媒介——尤其是高科技新兴媒介，大众化的速度越来越快。一般认为，当某种媒介的受传者占到社会总人口的 20% 及以上时，这种媒介就可以被称为大众媒介。在我们国家，由于人口基数巨大，可以将受传者人数超过 1 亿人的媒介也认为是大众媒介。大众媒介这个概念的侧重点在"大众"两字上，强调媒介受传者的多与广，对于媒介传播的内容、对象和媒介的形式则不做限定。不能狭义地理解大众媒介，认为它只是对综合信息的传播或者认为它只能是报纸、广播、电视等形式，这些都是对大众媒介的片面理解。大众媒介在形式上没有固定的模式，目前常见的报纸、杂志、广播、电视、电影等都是较为传统的大众媒介，互联网和手机在我国亦成为新兴的大众媒介。据第 47 次《中国互联网络发展状况统计报告》显示，截至 2020 年 12 月，我国网民规模达 9.89 亿，互联网普及率达 70.4%；手机网民规模为 9.86 亿，网民使用手机上网的比例达 99.7%。在世界范围内，这两项指标均达到领先水平。

客观地说，在信息传播领域，任何一项促进媒介工作效率提高的科技发明，都会成为新型大众媒介产生的推动因素，而人类科技能力的更新又是社会发展的必然，所以我们说大众媒介的模式是不会一成不变的，它总是在不断追求更新，正像印刷术催生了报纸、书刊，无线电技术带来了广播、电视的发展，计算机数字技术导致了互联网、智能手机的出现，大众媒介就是在这样的变化中不断扩大着自己的队伍。大众媒介在传播内容方面具有很大的灵活性，时事新闻、歌舞娱乐、专业讲座、科学普及等，都可以成为传播的内容。对于大众媒介来说，大众的合理需要就是它传播的方向。例如在我国抗击"非典"时期，各种形式的大众媒介及时向广大民众介绍"非典"疫情的防控状况，以及预防"非典"的卫生常识，向百姓宣传利用中医药预防"非典"的有效方法，同时使人们学会了在非常时期进行自我保护和自我调理，稳定了民心，完成了大众媒介负有的使命。

1. 大众媒介的重要性 需求信息是人们生活中的本能，每一个人都不能生存在没有信息的"无声"世界里，因此，媒介是人的正常生活中必不可少的要素。大众媒介的出现，改变了人们的生存环境，提高了人们的生活质量，并使人们越发依赖大众媒介。对于一个生活在现代社会中的人，如果没有了大众媒介，其所带来的不良影响不亚于缺水断电的痛苦。大众媒介是人们探知外界的窗口，人们对知识的学习、对社会动态的了解、对经济发展的信心、对生活常识的知晓等都要来自大众媒介。正是通过大众媒介这扇窗户，人们才容易认知自身之外的世界。大众媒介还是人们表达意愿的场所，人们可以通过在报纸杂志上发表文章、出书、上电视、发微博等方式来展示自己的思想和愿望，让别人能够了解自己。拿互联网来说，互联网使人们表达自己变得更加方便易行，网上论坛、社区、博客、微博都是人们各抒己见的场地，而且许多事情正是利用这种方式快速引起了社会的广泛关注，像"暴走母亲""旭日阳刚""最美妈妈吴菊萍"等是由网友在网上发表信息而形成广泛影响的典型例子。

大众媒介还是沟通社会各阶层的最佳桥梁，使社会各方面、人与人之间增进了解，化解矛盾，消除误会，互为监督，相互促进，保证全社会的和谐稳定和进步。大众在社会中交往，出现矛盾和摩擦是很正常的现象，如果捂着、盖着不让外界知情，那么矛盾就会激化，不良后果就会更加严重，若能及时通过媒体加以报道介绍，让广大民众知道事情的来龙去脉，反倒会得到人们的谅解和同情，会促使矛盾双方尽快地解决纠纷。例如，一些医疗纠纷问题，医方往往因为拒绝媒体的介入，使本来简单的问题变得越发复杂，进而导致严重的医患冲突，甚至引起一定的社会治安问题，给医患双方和社会都带来很大的伤害，而善于利用大众媒介，则是这类问题解决的最佳途径。

人类社会离不开大众媒介，尤其是现代社会当中，大众媒介已经与人们的生活紧密地结合为一体了，正如传播学先驱麦克卢汉所说：媒介成为了人自身的延伸。

2. 大众媒介的发展趋势 媒介伴随着人类社会的出现而出现，随着人类社会的发展而逐步地大众化，成为人人都可享用的、生活中必不可少的工具。大众媒介作为一种工具，它的发展直接依赖于人类科技水平的状况，从最初的活字印刷到今天的计算机网络，大众媒介从形式到功能的进步无不得益于科学技术的发展。纵观大众媒介的发展历史，可以看出，大众媒介的发展呈现出明显的两大势头。

首先，大众媒介的功能向着综合化的方向发展。大众媒介的每一项新发明，都在使新媒介的功能综合而强大，它可以集中以往出现的各种媒介的功能。以智能手机为例，它可以看书、读报、听广播、看电视、上网聊天、打电话、发短信等，科技的魔力几乎将所有大众媒介的功能都集合在这一个小小的盒子里。

其次，大众媒介的形式向着丰富化的方向发展。大众媒介功能的综合并不意味着形式上的归一，在大众媒介的发展史上，并没有哪种新媒介的产生导致了已有媒介的消亡，因为大众媒介之所以能够被称作是大众的，一定是有着充分地迎合广大受传者的独特之处，这就是它的生命力所在。新的媒介在功能上可以模仿或雷同于旧媒介，但在形式上，一定不可能完全取代原有媒介。就拿阅读书报杂志来说，虽然现在的许多电子产品，包括计算机等，都可以进行阅读，但它们在方便性、经济性及保护视力等方面均不敌传统的书报形式。再例如看电视节目，计算机、智能手机也可以看电视，但我们每个家庭一般还是需要购买一台或几台电视机，因为电视机的高清晰与易操作是其他电子数字媒介根本比不了的。所以说大众媒介越是发展，形式花样越是丰富多彩。

大众媒介在功能和形式上之所以具有这样的发展趋势，究其根本就在于广大受传者的需要，在于大众的喜好。

3. 充分利用大众媒介，做好中医药文化传播工作 大众媒介是媒介发展的重要形式，也是媒介发展的主要方向，是现代文明生活中不可缺少的要素，几乎我们每个人的生活、学习、工作、交往都离不开大众媒介的参与，我们衣、食、住、行的每一个环节都渗透着大众媒介的影子，我们不得不说，大众媒介无处不在，大众媒介无时不在。因此，我们要充分利用大众媒介，做好中医药文化的传播工作。

利用大众媒介进行中医药文化的传播工作，这在我国已取得了可喜的成果。中华人民共和国成立以来，各级政府都重视这项工作。改革开放之后，随着中医药科学的巨大优势逐渐被社会接受，大众媒介对中医药文化的宣传势头更如雨后春笋一般快速增长。从中医养生祛病的书报杂志，到电视上风靡一时的中医养生讲座；从互联网上随处可见的中医健康养生网站、论坛，到广播中铺天盖地的求医问药节目……在国内，到处可以看到由大众媒介掀起的一股股中医药文化宣传的热潮，这个现象是值得肯定的。但是，在成绩的背后，我们应当清楚这其中的不足之处，为今后的努力找准方向。

首先，要克服传播工作缺乏系统性、组织性的问题，要借助专门的组织，针对各地区的实际情况，系统地制定传播计划；要结合各大众媒介的实际特点，有组织、有目的、系统地安排媒介的传播工作。

第二，要注重媒介传播的实际效果，避免走形式、凑热闹，要了解民众对中医药知识的掌握和运用的状况，及时调整传播战略，保证让人们听得懂、学得会、用得好。

第三，要将大众媒介与专业媒介相结合，围绕传播的中心目的，协调好各媒介的工作分工。因为中医药文化的传播，单纯依靠大众媒介势必身单力孤，许多传播工作，例如中医药文化走基层、进学校、进社区、进工厂、进农村等工作还要由中医药文化传播的专业媒介来完成，要将两者结合好，充分利用大众媒介面向大众的特点，由其"擂鼓助兴"，再让专业媒介"搭台唱戏"，提高传播的力度和收效。

第六节 新媒体

一、新媒体概述

（一）新媒体的概念

新媒体是一个相对的概念，相对于报刊、广播、电视、电影等"旧"的传统大众媒体而言，新媒体是一种新传播技术支持的以数字化、网络化形式传递信息的新型的互动型媒介形态。新传播技术指的是网络技术、数字技术、多媒体技术及实时传输技术。

网络技术指的是 20 世纪末以来迅速发展起来的以信息传输和资源共享为目的，将不同地理位置的计算机通过网络结点、宽带系统等技术连接起来的全球性的信息系统网络。网络传播技术融合了人际传播、群体传播、组织传播和大众传播的特性。网络技术具有双向互动性——受传者在接收信息的同时也参与信息的传播、传播的快速性和便捷性、传播信息的广泛性等特征。

数字技术是 20 世纪中期开始在美国发展的技术，其原理是将电子信号以 0 和 1 为最基本符号编码的方式传递。数字技术传递方式取代了原来的模拟信号方式，它不仅节省能源，其优点还在于信息的传输质量高、更加保真，以及传输的即时性和交互性、传输信息的海量性等。

多媒体技术指的是媒介功能的融合，即媒体从单一功能发展到综合多元的功能。多媒体技术提高了传播的效率，并且增加了传播内容的丰富性。

实时传输技术主要指的是有线或无线电子信号传播，包括了卫星、光缆、移动通信等技术。实时传输技术保证了传播的即时性和便利性。

（二）新媒体的类型

由于新媒体传播技术的多样性，新媒体也呈现出多种多样的传播类型。

1. 网络新媒体

（1）网站　网站基本分为个人网站、组织网站和门户网站。个人网站和组织网站是个人、组织建立的传递自己信息的网站。门户网站是提供综合性网络信息资源及信息服务的系统，涵盖了我们以下提到的所有网络新媒体类型。门户网站有着规模大、内容丰富、影响力大的特点。

（2）电子邮件　电子邮件是通过计算机网络发送和接受电子信息的系统平台，它有着传播的迅速性、便捷性和传播内容的多样性和易保存性。

（3）论坛　论坛也称为电子公告牌，是计算机网络向用户提供的根据主题分类的公共电子板。用户在平台中可以发布信息，并对他人发布的信息进行评论。

（4）社交网络　社交网络是根据用户的人际关系传递信息的交友型平台，主要涉及的是个人用户之间的信息传播和交流活动。

（5）博客　博客也称为个人网络日志，即网络用户发布的记录分享。博客涵盖了内向传播、人际传播和大众传播，实现了多重传播效果。博客有着自主性、及时性、多向互动性等特点。

（6）微博　微博即微型博客，是在 140 字左右的文字限定下，网络用户的信息记录分享。微博是在博客的基础上迅速发展起来的新媒体，除了自主性、多向互动性等特点，其信息的传播更加迅速和及时，同时也体现了现代社会对于碎片化信息的需求。

（7）短视频　短视频是近年流行的社交形式，即用户自我录制音频和视频节目通过网络传播。短视频也体现了多向互动性和网络用户的自主性。

2. 手机新媒体——手机报　手机报是用户通过手机阅读新闻的传播类型，是新闻提供者、移动通信商、网络运营商合作为用户接收新闻搭建的平台。

3. 新型电视媒体

（1）数字电视　数字电视是节目自信息采集、制作、传播、接收每个阶段都采用数字技术的电视系统。其优点主要在于节目信号的保真度更高、质量更好。

（2）IPTV　IPTV 即交互式网络电视，指的是通过有线或无线网络向用户提供视频、音频等信息的传播，其接收者主要包括了个人计算机、电视、个人移动终端。IPTV 最主要的特征为互动性，受传者可以自主地选择信息。

（3）移动电视　移动电视除了有覆盖面广泛、移动性强等特点，最显著的功能是可以及时发布城市应急信息。其主要表现形式为公交车上的移动电视，"强迫收视"是其一个特征。

4. 户外新媒体　户外新媒体指的是在户外人群聚集的地方，如写字楼前、购物中心大屏幕，安放数字电视的新媒体。

二、新媒体传播的特征

新媒体传播有着鲜明的特点。

1. 传播信息的实时性、海量性和共享性。新媒体传播中的信息可以随时随地发布，信息的内容包罗万象，所有人都可以对信息进行分享。

2. 新媒体传播形式的丰富性打破了传统媒体的界限，将多种形式的媒介融合在一起，表现为综合的媒介功能，呈多媒体趋势发展，极大地提高了传播的效率。

3. 新媒体传播没有边界，任何传播都是面向全世界的传播，不受地域限制。

4. 在新媒体传播中，所有人都可以作为信息的传播者，打破了传统大众媒体独占话语权的局面，并且增强了传播信息的原创性。

5. 新媒体传播的受传者不仅数量庞大、种类多样，并且在新媒体传播中对信息的选择拥有更大的自主性和控制权，体现了个性化的特征，受传者更加细分化。新媒体传播的用户可以根据需要自由地选择阅读、收看、收听的内容，定制新闻信息，摆脱了在传统大众媒体传播时的被动接受状态。

6. 新媒体传播有着极强的互动性。在传播中，信息传播者与受传者的地位是平等的，任何人都可以在新媒体平台上自由"发声"，通过与他人的互动影响传播的信息。同时这种互动性的反馈是实时性的，参与者能及时得到信息的反馈。

7. 新媒体传播的运营成本和生产成本要低于传统大众媒介，因此对于消费者来说价格低廉，易于接受。同时，也增加了新媒体的在大众传播中的行业竞争力。

三、新媒体传播对大众传播和社会的影响

新媒体的迅速发展和普及严重影响了原来稳定的社会传播体制，改变了人们的信息传播方式，并最终在各方面对社会产生影响。

（一）新媒体传播对大众传播的影响

1. 传播方式的改变　相对于传统大众媒体，在新媒体传播中，传播的信息更加及

时、容量更大，传播方式多样化。因此，传播的过程模式从原来的传播者传播给受传者的模式，变为新媒体传播下的从媒介环境到使用者的模式。

2. 媒介使用者从被动变为主动，且个性化增强　新媒体传播改变了大众传播中受传者的被动接受局面，提高了使用者的能动性和自主性，使用者可以自由选择信息的内容，同时体现了新媒体传播的个性化特征。

3. 媒介间的界限模糊化，传统边界被打破　新媒体传播改变了大众传播的媒介单一性，打破了传统大众媒介的明显界限，将多种媒介技术融合在一起，实现了媒介功能的融合，实现了传播的多媒体化和多渠道化。

4. 传播变为双向互动性　新媒体传播改变了大众传播的单向性。在新媒体传播中，所有人都有可能扮演传播者的角色。同时，传播者与受传者的地位是平等的，可以随时互动，双方间反馈迅速即时，实现了真正意义上的双向互动传播。目前正流行的微信就是这种传播模式的典型代表。

（二）新媒体传播对社会的影响

1. 信息社会的到来：新媒体传播的迅速发展和普及，将信息化浪潮席卷全球，全球化的传播网络建立，社会生产和发展需要大量的信息生产、复制和传播来推动，信息社会因此形成了。媒介成为信息社会的生产力和推动力。

新媒体传播发展带来的媒介革命与社会信息化两者相互影响，互为前提。

2. 在社会信息化的过程中，受到新媒体传播发展的影响，社会在政治、经济、文化等各方面都受到了深刻的影响：①在政治上，新媒体传播扩大了言论自由，促进了社会民主化，受传者的选择权和能动性增加了；同时也改变了政府的角色，增强了其与受传者的联系，提高效率，节省开支。②在经济上，媒介和信息成为社会的生产力和推动力，信息产业化、产业信息化的趋势越来越明显。③在文化上，新媒体传播促进了文化的多样性和共享性，同时也使参与者的活动更具个性化和社群化，带有个人倾向的人际传播活动逐渐增加。

【思考题】
1. 简述传播媒介的主要形式。
2. 简述传播媒介的主要功能。
3. 简述新媒体的概念、分类和主要特征。
4. 结合学习与生活经验，谈谈新媒体在进行中医传播时，与传统媒体相比有怎样的优势与劣势。

第六章　受传者

受传者指信息传播的接收者，包括报刊图书的读者、广播的听众、电影电视的观众、网络的网民。受传者既是传播过程中信息流动的目标点，又可能成为下一次传播的发起点，即转变为传播者。从宏观上来看，受传者是一个巨大的集合体；从微观上来看，又可体现为具有丰富的社会多样性的个人。

早期的传播学者从传播的角度出发，曾提出过多种理论。这些理论的实质就是将传播者放置在中心地位，将受传者当作是被动的信息接收者。随着研究的发展，传播学者们发现受传者并不是单纯的、被动的接收者，也不是同质的。不同的受传者对于同一传播信息会产生不同的反应，受传者在传播过程中的作用开始受到重视。

一、观念演变

受传者是大众传播媒体影响的对象，对传播过程起着重要的制约作用。受传者的需求、受传者对媒体信息内容的选择性接触活动等，都直接影响着传播的终极效果。

在实践上，西方新闻界经历了一个从漠视受传者到重视受传者的转变过程，甚至一度把受传者中心论发挥到了极端。西方新闻界先后通过行业自律和社会责任理论的提出，对新闻传播过程中的种种弊端进行限制和革除。毋庸置疑的是，受传者在新闻传播活动中的中心地位已经牢牢确立了。受传者中心论的研究者认为，受传者是传播的主动者，媒体是被动者。受传者并不是消极地"接受"信息，而是积极地寻求信息为自己所用。这也就是所谓的受传者本位意识论。

施拉姆曾这样解释：受传者参与传播就好像在自助餐厅就餐，媒体在这种传播环境中的作用只是为受传者服务，提供尽可能让受传者满意的饭菜（信息）。至于受传者吃什么、吃多少、吃还是不吃，全在于受传者自身的意愿和喜好，媒体是无能为力的。换句话说："这个理论假设的中心是受传者。它主张受传者的行为在很大程度上是由个人的需求和兴趣来决定的，人们使用媒体是为了满足个人的需求和愿望。"

在面对面的人际传播中，传播者和受传者往往只是两个人或几个人。"传－受"之间可以不断地互换角色，可以从对方的体态表情和答应语气中获得丰富的反馈信息，从而推知对方对所传信息的兴趣和态度，及时调整传播行为。大众传播是一种以大众传播为中介的传播形态，传播者隔着媒体与受传者相对应，他所面对的不是一个人或者几个人，而是数量庞大、成千上万的一群人。综合起来看，受传者不仅具有众多性、混杂性、分散性、隐匿性等特点，而且还具有相对自由、在时空上与传播者相分离等特征。

20世纪90年代，市场经济体制逐步建立以后，受传者中心论正式被新闻理论界提出，并引起争议。然而，受传者中心论仍然被大多数学者所认可，并与市场中的大众媒体互为指导。关键的是"受传者"这一概念从此深为广大新闻媒体从业人员所接受，并受到大至国家小至地区的各个传播媒体的重视。

二、主要作用

1. 体现传播目的　从传播的构成因素角度看，传播者和受传者是传播的两个重要因素，媒体因能满足受传者获得信息的需要、有益于社会与公众和受到受传者的信赖、支持，从而获得得以生存和发展的生命源泉。受传者借媒体传播者发布的新闻信息，以此认识世界并适应变化。而传播与接受构成这种流动过程，应当说是传播得以完成的基础和前提。

2. 影响传播方向　从传播的流通过程角度看，传播流通过程是信息的双向流通，受传者是信息实现的归宿。没有受传者，传播则失去了对象和目的。受传者对信息的接受情况，决定了传播内容价值的实现。没有受传者，传播便成了一个没有方向、没有目的的自我游戏。

3. 开掘信息资源　从传播的信息资源角度看，受传者不仅是信息的接收主体，在其反馈过程中又可能成为信息资源或信息线索的提供者，使整个传播过程中信息的资源和交流方式更加丰富。

4. 主导传播效果　从传播效果的角度看，一次传播过程的完成，当以传播者将信息源通过一定的媒体，最后到达受传者，并使其对信息做出一定反馈或反应为有效传播。传而没有反应则属无效传播。

三、类型

从受传者的主观上来看，可以分为以下几种类型：积极选择者和随意旁观者；纯粹受传者与介质受传者；预期受传者、现实受传者与潜在受传者；俯视型受传者、仰视型受传者与平视型受传者。

从客观角度分析，受传者又可分为以下几类。

1. 按照接触的媒体类别区分：报纸读者、广播听众、电视观众、网民。

2. 按照人口统计学原理区分：受传者群体内部可以按照性别、年龄、职业、地域、教育水平等再划分为不同的群体。如男性受传者和女性受传者。

3. 按照接触媒体的频率区分：稳定受传者和不稳定受传者。

4. 按照受传者对不同信息的需求区分：一般受传者（广受传者）和特殊受传者（窄受传者）。

5. 按照接触新闻媒体的确定性区分：现实受传者和潜在受传者。

6. 按照新闻媒体明确的传播对象区分：核心受传者和边缘受传者。

四、心理特征

受传者首先是读者、参与者和主导者，是信息需求的活跃主体，也是文化市场的真正主人。一般情况下，受传者是积极主动的信息寻求者，按照自己的兴趣去寻求各种信息，以满足自己的需要。与此同时，受传者又可以对于外来信息进行有选择的接触、理解和记忆。受传者的这些特征，对信息传播的过程与效果具有制约作用。

根据受传者的以上作用，可将受传者的心理特征概括为以下几点：认知心理、好奇心理、从众心理、表现心理、移情心理、攻击心理。

五、目标受传者

传播活动通常试图影响某一具体受传者的特定行为。为达到此目标，必须全面了解目标受传者，正确地识别和了解目标受传者。通过具体调研，建立目标受传者的人口统计和心理资料，可充分地了解目标受传者。可以通过调研了解目标受传者的基本情况。

1. 他们是谁或在哪儿（人口统计）？
2. 他们如何获得日常信息？
3. 他们的榜样是谁？
4. 根据传播过程中所要涉及的问题，他们现有的观念、知识、需求、需要、倾向及行为如何？
5. 什么因素在阻止他们选择传播活动所倡导的备选行为？
6. 什么因素可激励他们选择所倡导的行为？

在市场营销业和广告业里，目标受传者又称目标顾客、目标群体和目标客群。目标受传者可以是某一个人口群体，可按年龄组、性别、婚姻状况等进行区分，如青少年、女性、单身、20~30岁的男性等。决定一个产品或服务的适当受传者是市场调查中很重要的一部分，不了解自己的目标受传者必定是一个低效力的营销活动。

目标受传者（即"大众"）越广泛，越难以回答上述问题。但如不回答上述问题，就几乎不可能创建正确信息，选择合适的交流手段，提出具体的促使传播战略成功取得预期行为变化的实施措施。因此，可根据相似的特性、需求和需要，将公众分为更小的群体，即对目标受传者进行一定的细化或细分。经验表明，受传者更愿意对适合他们并与他们有关的信息做出反应。对目标受传者分类越细，就越能获得更多的信息，从而可设计更有针对性的信息内容、传播战略和鼓励措施，并由此获得更好的传播效果。

六、动机

从传播者的角度看，各种类型受传者都是其发送信息的接收者，是信息传递的目的地。但是，由于大众传播中传、受活动是分离的，大众传播者预期的受传者是否真正介入传播活动，却享有充分的自由。这种自由表现在两个方面：既可以自由地选择传播媒体，又可以自由地选择传播内容。

当受传者介入大众传播过程中的时候，首先面临着传播媒体的选择和使用。作为社会成员，受传者的行为在很大程度上由个人的需求和兴趣来加以解释。需求是人的生理和社会要求的反映，是人类一切行为的内驱力，在现实性上具有无限的丰富性和多样性。

按照著名心理学家马斯洛的论述，需要可以划分为生理需要、安全需要、归属和爱的需要、自尊需要、自我实现需要，以及审美和认识的需要等若干层次。当需要的意向、强度或理想的方式指向一定的对象，并激起人的活动时，就构成人类活动的动机。动机是行为的出发点。需要的多元性必然引起动机的多元性，构成受传者集合体的无数个体可以具有丰富多样的动机。

根据传播学界的研究，受传者共有的基本动机主要包括以下几种。

1. 消费娱乐　受传者使用大众传播媒体的基本动机之一是追求娱乐与消遣。

2. 满足信息需求和心理需要　寻求各种信息，是受传者接触大众传播媒体的又一重要动机。除了信息需求外，心理需要也是驱使受传者接触媒体内容的原因。通过接触媒体信息，受传者可消除心理上的疑虑、寂寞等不良感觉，或能满足猎奇心理。

3. 获取知识，提高文化水平　当前大众传播媒体在传递文化方面发挥着日益巨大的作用，许多受传者成员常受求知欲的驱使使用大众传播媒体。

4. 人们相互交往的需要　大众传播媒体是联系社会的桥梁，他们把受传者成员同周围的世界联系在一起。

受传者接触媒体的动机除了受到受传者社会特征、个体特征和心理特征的影响外，生活方式，即个人的时间安排、家庭互动、社会活动、经济状况也会影响受传者对媒体的选择与接触。值得注意的是，这些影响媒体选择和接触的因素并不是孤立地起作用，而是相互关联的，对于受传者的影响往往各有侧重。

七、心理

受传者心理是指影响受传者对媒体信息的接触、理解及评价等各种心理因素的总和。受传者的心理特点主要有：①个性化心理。②务实心理。③获益心理。④新奇心理。⑤求真心理。

多少年来，传播学者一直试图弄清楚受传者接收信息时的心理特点和接受行为被激起的原因，找到受传者接收信息后释放能量、采取行动的模式和过程，以指导传播者和媒体将讯息内容用恰当的形式安排在能唤起受传者欲望的范围之内，从而既满足受传者的需要又实现传播的目的。显然，受传者的接受需要、接受动机和心理效应、心理倾向是构成这一命题的四个最重要的内容。

首先，人是有需要的动物。人类一切活动的基础说到底是满足各种需要。人是有需要的动物，需要与人们的本质和实际处境有关，它表现了人们对物质、社会和精神方面的真正的需求。人若没有尚未满足的需求，特别是信息需求，就没有信息接受活动的发生。正是受传者的那些尚未满足的、具体的、特定的需求，规定了具体的、特定的接受活动。

其次，需要各不相同。需要是受传者对客观事物的需求在头脑中的反映，是个体缺乏某种东西时的一种心理状态。人类的需要是多种多样、各不相同的。依据需要的对象不同，需要可以分为物质需要和精神需要。人物质需要的满足一般是通过物质交往活动实现的，精神需要的满足也是通过精神交往和信息交流实现的。信息需要应是人类精神需要中最基本的需要，而信仰需要又是最高层次的需要。

在大众传播中，受传者的需要说到底是一种信息需要、知识需要、精神需要。这一需要，通常还可以再细分为众多具体需求：求真、求善、求知、求新、求美、求和、求乐、求安、求富等。

第三，需要与传播。传播学对受传者需求的研究，既是为了向传播者展示需要的种种信息，以便在传播活动中确定受传者需要的同时，设计或传播符合其需要的信息；也是为了鼓励受传者识别和表达他们的需要，并通过积极的接受活动来满足自己的需要。

受传者需要的满足又离不开传播。传播与需要之间有着十分密切的关系，这种关系主要表现在三个方面。

1. 受传者的需要能够制约传播 需要是激发动机的原驱动力。如果一个人没有什么需要，也就没有什么动力和动机，自然也就没有什么目标和活力。生动活泼、丰富多彩的传播活动实际上是为了适应受传者各种各样的需要，而受传者需要的性质、水准、强度又制约着传播活动的性质、水准和强度。

2. 传播可以满足受传者的需要 受传者当然可以直接从自然界和生产实践中获取信息，但这远不能满足受传者的需要，自己使用大众传播媒体才是受传者满足信息需求的最可靠、最基本的途径。可以说，当代人一旦失去了大众媒体，就会立即爆发一场规模空前的"信息饥荒"。

3. 需要与传播可以良性互动 在大众传播中，当传播者掌握了受传者的需求，他们就会针对受传者的需要通过恰当的形式和一定步骤来提高受传者接收信息的积极性。其步骤一般为：刺激需要→表达需要→适应需要→满足需要，接着，再刺激或升华需要→表达需要→适应需要→满足需要。如此往复循环，不断周转，从而在需要与传播之间形成一个良性互动的过程。

八、反馈

传播与反馈是传播者与受传者之间以信息为中介的相互沟通、相互作用的操作行为。他们在空间上表现为来回往返的交流关系，在时间上表现为承接延续的因果关系。在具体的传播过程中，他们既有机地融合在一起，又相对独立地处于传播过程的两端。

（一）反馈的界定与阐释

1. 反馈的概念 反馈是"被当做解码者对讯息的反应而返回编码者的过程"。在大众媒体中，从信宿到信源有许多反馈形式，可以帮助传播者对后续传播进行修正。读者或听众的来信和电话是一种反馈形式，人们对于广告促销活动的反应、广播影视的接受率、报摊零售与订户的增减等也都是反馈。在课堂上的反馈形式也有很多种，包括迷惑或厌烦的表情，这些告诉教师，哪些重点应该详加说明，或到了该换下一个题目的时候了。因此，在传播学中的反馈是指从受传者送回给传播者的少量意见信息的过程。通过反馈，传播者可以了解受传者接收信息的情况，并据此对下一步信息传播进行调整，从而获得他所希望的传播效果。

在空间上，信息的反馈与信息的传播一样，都反映了信息循环往复的沟通过程，表现为传播者与受传者两个实体之间的信息双向往返关系。但是，这种双向往返关系并不意味着信息的简单重复和等量交换，也不能说传播者和受传者就是一种对等的同位关系。因为受传者反馈的信息已不是传播者输出的那种意义和数量的信息，而是对接收到的信息做出反应的、回送数量很少的意见信息；并且传播者总是处于一种主控、主导的地位，起恒器和调节器的作用，把持和控制着信息的质量、温度、流量和流向。在时间上，反馈表现为传播与接受两个行为之间的前一步和后一步的上下承接关系，传播的启动在前，接受的反应在后，没有前一步指向受传者的信息传播，就没有后一步针对传播者的信息反馈。于是，前一步的因引发了后一步的果，然后又导致了下一步的因，传播便在这往返承续的过程中进行。

2. 反馈的作用　由于受传者反馈的意见性信息直接或间接地反映和显示了自身的接受动机、需求和心态，表明和体现了他们对传播者及其所传信息的态度和评价，提出了应如何调节、修正当前与未来的传播行为的建议与意见，因此，对于传播者来说，它具有积极的作用：①反馈有助于传播者检验和证实传播效果。②反馈有助于传播者改进和优化下一步的传播内容、传播形式和传播行为。③反馈能够激发和提高传播者的传播热情。④反馈还有助于传播者检查媒体信息所反映具体事实的真实度和准确度。

3. 反馈的特点　在自我传播中，我们可以将人的"主我"或"自然我"看作是传播者，将"客我"或"社会我"看作是受传者。主我执行自我传播的功能，主导信息传播的特点；客我发挥反馈的作用，向主我表达客我的态度和见解。自我反馈是一种隐蔽的私下的外人不易察觉的传播者自身的内反馈，产生在受传者的外反馈之前，所以传播者若能自觉地运用它来揣摩、推测、分析信息到达受传者那里可能引起的效果，防患于未然，对于提高传播效果是极为有益的。不过，自我传播中的信息反馈虽具有自为性、内在性、隐蔽性和私下性的特点，可以提前对输出信息做出调节和纠正，但它也具有不可靠和盲目的性质。这在那些自我估价太高，只见成绩和优点，不见错误和缺点，惯于孤芳自赏、自我陶醉的人身上表现最为突出。

大众传播中的反馈特点包括以下四种。

（1）间接性　在大众传播中，受传者很难有机会向传播者当面陈述自己的阅听感和意见，传播者大多是通过收视率和订阅量与媒体组织的转达、民意组织的调查，间接获得受传者的意见和评价。

（2）延迟性　传播者获知受传者的反馈信息，时间短的可能要几天、几星期，长的可能要几个月，甚至一年以上。

（3）零散性　由于受传者具有众多、分散、杂乱、活动和隐匿的特点，大众媒体与受传者在时间与空间上存在一定的距离，因而传播者几乎没有可能从受传者那里获得较为系统、集中的反馈，而只能拾取、收集一些零散的反馈，当然在理论上它也是有代表性的。

（4）累积性　这是一段时间内，针对某个电视节目、某个报纸栏目或某个传播者，众多受传者所反映出来的大致相同的态度和行为。此外，从各地、各阶层通过调查搜集来的反馈信息，也具有累积性。累积性的反馈信息代表了公众的意见，对传播者制定长期的传播计划和调控传播行为是十分有益的。

（二）反馈的多样性

1. 简单反馈与复杂反馈　最简单的反馈主要出现在面对面的人际传播和团体传播之中。这时，传播者与受传者之间无需"第三者"或"中间人"从中穿针引线、铺路架桥，受传者直接对传播者陈述接收信息之后的感受、心态及对信息的评价及看法。但是，在大众传播和跨国传播中，反馈的情形要复杂得多。从客观事物到信息发现者、采集者、传播者，再到把关者、中介者、受传者，在整个传播过程中，就有传播者的反馈、把关者的反馈、中介者的反馈、受传者的反馈，以及各个个体和群体的内反馈。复杂反馈与简单反馈相比，其特色是层级众多、环环相连、信息周转慢、传递线路长。

2. 消极反馈与积极反馈　如果传播者在信息传播之后，从受传者那里得到的是一种批评性的、否定性的意见，有时甚至是谴责或嘲弄，或者是随意的上纲上线、扣帽子、打棍子，这种消极反馈往往会引起消极作用，抑制一个人的传播积极性和创造性。但是，如果善意地指出传播者错误发生的原因，并引导其自己矫正；或者传播者能够正确对待消极反馈，那么消极反馈也会产生积极作用。积极反馈是指受传者对传播者的传播结果给予肯定和赞扬。积极反馈有积极的效应，可以提高传播者的传播积极性和传播水平，使传播与接受之间产生一种良性循环。

3. 真性反馈与假性反馈　建立在真实、客观、公正基础上的信息反馈，是真性反馈。传播者只有根据真性反馈做出的有针对性的调节、修正，才是符合受传者的愿望和要求的，也才有助于增强传播效果、提高传播水准。所谓假性反馈，是指传播者在传播中出现的错误的结果或行为，被受传者告知是正确的，而正确的结果或行为又被告知是错误的，即受传者返回的是一种不可靠、不真实的虚假信息。假性反馈对那些有自知之明、能正确对待反馈的人来说，其影响是有限的；但对一些自我估价过高或过低、又不能正确对待反馈的人来说，假性反馈具有较大的欺骗性和反导性，能将人引入歧途，使以后调节、修正出现偏差和失误，有时甚至产生十分恶劣的结果。

4. 及时反馈与延迟反馈　在传播者的传播活动进行当中或结束之后，受传者立即对其做出反应和评价，为及时反馈。及时反馈的优点是：传播与反馈之间的时间间距较短，传播者可以迅速地在大脑中将刚刚进行的活动和刚刚得到的反馈进行对照分析，从而做出判断，找到症结所在。延迟反馈是在传播活动过去较长时间后才得到的反应和评价。这种缓慢的反馈，避免了及时反馈对正在进行的传播活动的干扰，传播者可以在较长的时间内对自己的传播活动进行自我检查、自我总结，而后在自我做出总结的基础上再适当吸收延迟的意见信息，这也有助于提高传播成效。

（三）反馈的应对

既然受传者的信息反馈是一种无法回避的客观存在，并且肯定要对传播者的传播心理和行为产生影响，那么就不能对其视而不见、充耳不闻，而应该正确对待。

1. 注意吸纳多数受传者的反馈意见　受传者是大众传播生存与发展的前提和基础，也是职业传播者是否合格的真正裁决者。通常符合受传者意愿的、投合大众需求的、反映公众心声的，总是会受到欢迎和好评的。广大受传者一般性的反馈意见，往往反映了整个社会的接受意愿、心声和需求、标准，并且总是与时代同步、与未来呼应。传播者对其不可小视，必须予以认真对待、充分尊重，将其作为自我调节、优化此后传播活动的重要依据。

2. 注意听取传播学者和相关专家的反馈意见　专业的学者与专家经验丰富，见多识广，德高望重，善于甄别，见解稳定，不易为时髦而浅薄的思想所蛊惑，也不易被某种"包装"和假象所迷惑，因此其反馈意见最具权威性、可信性和参考价值。但这些权威人士的反馈意见也容易存在偏见，甚至墨守成规、执著于传统的传播标准，对新的传播手段、传播技巧表现出某种排斥性。这就要求传播者，既要充分尊重他们的反馈信息，也不要将他们的意见作为调节和修正下一步信息传播的唯一依据。

3. 充分尊重"把关者"的反馈意见　把关者位于传播者与媒体、受传者之间，负责对信息进行把关和传送，也参与信息作品的创作和加工。把关者中的书及报刊编辑、广播影视导演或导播，就不仅直接把持着信息传播的大门，而且直接参与信息作品的再创造和再加工。把关者被人们看作是传播的行家里手和熟知内情的人，他们既要善于领会领导的意图、观察时局的变化，又要对受传者的动机、需求、心理和消费市场比较了解。尊重把关者的意见，可以使自己传播的信息顺利进入大众媒体流向社会。

4. 注意征求同行、同业人员的反馈意见　俗话说："同行是冤家。"由于职业传播者之间存在着一种一比高下的竞争、抗衡关系，大家都想在传播领域中战胜对方，因此，有些同行的意见可能毫无价值。但是，职业传播者之间同时还存在着一种共同促进传播事业走向繁荣的共进关系，这就又使他们常以一定的组织形式和合作形式聚在一起相互借鉴，相互切磋，取长补短，共谋发展。此时，同行的反馈意见由于深得个中奥秘，饱尝个中甘苦，往往能一语中的，让人茅塞顿开，因此比外行人的意见具有更高的参考价值。

5. 注意疏导庸俗需求、引避不良倾向　大众传播者不是"上帝"门前的"香客"，也不是受传者手下的仆人，而是塑造人类灵魂的工程师和艺术家。他要刺激、适应并满足受传者的需求，要吸引、娱乐和讨好受传者，但又不能盲目地迎合部分受传者低级庸俗的要求，不能屈从于社会上的一些不良倾向和落后风俗，而需要对那些持有庸俗需求的受传者加以思想疏导，转移其兴奋点，并在传播中对受传者的精神世界给予适当的敲打，使其精神振奋、头脑清醒，以增强对不健康内容的抵御力和免疫力。同时，大众传播还要注意提供科学、健康、文明的信息内容，为受传者正确掌握审美、接受标准做出贡献。

九、价值

受传者的价值主要表现为以下几点。

1. 大众传媒中的受传者是处于不断变化中的，没有一成不变的受传者，即使是针对某种传播媒体而言，也是如此。因此，只有经过对受传者进行详细的分析研究，才能产生特点鲜明、针对性强的内容，才会容易赢得受传者。

2. 大众传播中的受传者是各不相同的，但是那些有共同的经历、受同样社会关系影响的受传者对相同传播内容的反应类似。他们选择性地接收、解释和记忆大体相同的内容。一定社会关系中受传者的相互影响，将会引起一系列思想、观念、态度、行为等方面的变化。

3. 大众媒体的传播内容会对受传者造成一定影响，会加强现有的社会规范并创造一些新的社会风气，还有可能促使社会"一体化"。

4. 受传者不是被动的信息接收者，而是积极的大众传播的参与者。受传者希望能够通过大众传播媒体发表自己的见解和主张，希望能与传播者共同分享信息。受传者决定着传播活动的基本方向。因此，离开受传者，传播者研究、效果研究、媒体研究均无法立足。

十、大众健康传播中的受传者

（一）大众健康传播中受传者的定位

大众健康传播中的受传者主要包括专业人员、患者、患者家属、健康者、决策者等。

（二）大众健康传播中受传者媒体素养的培养

近年来，随着百姓物质文化生活水平的提高，健康、长寿成为人们衡量幸福感的重要指数，公众对健康的渴望与追求也促进了健康传播的发展。根据美国学者罗杰斯的定义，健康传播是将医学研究成果转化为大众的健康知识，并通过态度和行为的改变，以降低疾病的患病率和死亡率、有效提高一个社区或国家生活质量和健康水准为目的的行为。

近十年来，我国大众健康传播形成热潮，各类媒体都纷纷抢占健康传播的市场。国内从中央到各省、市的广播电台、电视台播出的名目繁多的养生保健类节目，众多出版社出版的各类养生保健书籍，发行量达到百万的健康类期刊等，呈现出一片繁荣景象。大众健康传播在为我国公众传播健康的理念和健康知识、提供健康服务方面发挥了巨大的作用，也为许多大众传播组织带来了巨大的经济利益。但人们不难看到，在各种媒体发布的大量健康信息中，真伪难辨。早期的"胡万林事件"，近年来的"张悟本事件""李一事件"，还有各类医药假广告等，这些伪健康信息不仅损害了消费者的经济利益和健康利益，还影响了我国社会的和谐发展，导致大众健康传播功能的失调。这些现象既反映了某些媒体机构缺乏社会责任意识、某些管理机构监管不力，同时也反映了广大渴望获得健康信息的健康传播受传者媒体素养的严重缺失。

受传者媒体素养是指"公众面对媒体和媒体讯息的选择能力、理解能力、质疑能力、评估能力、思辨性应变能力，以及创造和制作媒体讯息能力"。在大众健康传播的过程中，培养和提高受传者的媒体素养，是真正实现大众健康传播功能的基础和有力保证。

（三）培养受传者对健康信息的质疑和评估能力

有研究者调查认为，我国受传者对待媒体信息的普遍倾向是"似乎把所有报纸上、广播中、电视里所发布的信息都看作是权威的，对其真实性、客观性和科学性更不习惯做信息来源分析，不思考信息发布者的动机，不通过头脑过滤，一味地全盘接受"。可见受传者对媒体信息缺乏质疑和评估能力。

要使受传者具备对信息真伪的质疑能力和批判能力，首先，应使其认清大众传播媒体的性质和传播过程。大众传播学认为，大众传播是由组织化的传播机构及其专业人员通过技术性传播媒体向人数众多、各不相同而又分布广泛的受传者传播社会信息的过程，政治、经济及意识形态等都会影响信息"把关者"决定把什么样的信息发送给受传者。因此，一个具有媒体素养的大众健康传播的受传者必须认识到大众传媒的信息生产与传播并不是纯客观的，媒体呈现给受传者的所谓现实并不是真实的现实世界，而是媒体创造的"拟态环境"。媒体信息常常包含传播者个人的价值取向，它并不完全反映客观现实。我国的大众传播媒体组织虽然属于国有，但在市场经济的影响下，市场标准在我国大众媒体组织的信息选择把关中成为越来越重要的标准。以往，受传者只是片面地看到大众传播媒体的公共性、公益性（即大众传媒为满足社会对信息的需求所提供的公共服务），并以为大众媒体现实就是客观现实，高度信任大众传播组织及其传播的信息，而忽视了大众媒体的经营性质可能导致为追求收视率、追求利润而放弃社会责任，因此，受传者盲目轻信了某些大众传播媒体发布的健康信息，从而出现了"张悟本事件"等一系列伪健康传播事件。

其次，受传者懂得媒体的语言修辞和传播策略，就能解构媒体信息，理性鉴别选择信息。伪健康传播中的传播者为达到其营销传播目的，常用大众传播技巧中的"美化法"，其传播用语常常夸大其词，常用"包治百病""一盒见效，无效退款""药到病除""立竿见影"等来传播其产品，这样的传播用语明显违反了我国《中华人民共和国广告法》《医药广告管理办法》《药品广告审查发布标准》等法律法规的规定。另一方面，伪健康传播者为了达到传播目的，还常用大众传播技巧中的"印证法"，用讲故事的方式，列举一些病案，或让一些所谓的患者现身说法，宣扬其产品的神奇疗效；或者利用受传者的慕名和权威崇拜心理，经常请名人为其产品代言。伪健康传播通过以上各种方式，创造酷似真实的情境来制造一个个媒体拟态环境，使受传者接受其传播，却违背了大众传播要求传播的内容必须真实的基本原则。受传者在媒体构建的虚拟环境中应始终保持理性，对其信息进行质疑和批判，才能避免在海量信息中迷失方向。

（四）提高受传者对健康信息的认知和理解能力

现代认知心理学认为，人类在认知活动中是用已知的知识来吸收、同化新知识，再重新构建新的认知结构。因此，受传者对媒体信息的理解、认知很大程度上取决于其知识结构与认知结构。当受传者在面对健康信息时，如果其原有的健康知识水平低，他就只能接受媒体健康信息的表面意义，而不能全面正确地理解信息、不能辨别信息中的矛盾和伪科学的信息，容易对媒体信息轻信盲从，也就不能自主获得正确信息。相反，当受传者拥有较高水平的健康知识结构和良好的认知结构时，就可以很好地掌握各种媒体信息，并能通过信息表面含义，由表及里，全面正确地理解信息的含义，对信息做出正确而有效的取舍。

据中国健康教育中心公布的居民健康素养调查结果显示：我国城乡居民具备健康素

养的总体水平为 6.48%。这表明我国在普及健康知识、提高公民健康素养方面还任重道远，这也是造成"张悟本事件"等伪健康传播有市场的一个重要原因。因此，要提高大众健康传播受传者的媒体素养，提高受传者对信息的理解和认知能力，应加大力度对公民进行健康教育，向公众传播防病治病、科学养生的知识，而大众传播媒体和医疗卫生机构、健康教育部门依然是大众健康教育的主力军。

由于健康传播的跨学科特征很明显、专业性很强，因此，它需要传播者兼具医学卫生健康专业知识和传播学、教育学、心理学，以及相关的医疗卫生政策、法规的知识。目前，我国健康传播的专业人才还很不足，这就需要大众传媒除了加强自身的社会责任意识，加强健康传播的把关意识外，还应加强与医疗卫生、健康教育领域的专业人士积极合作，确保信息的科学真实有效。医疗卫生、健康教育领域的专业人士，要借助大众传媒的平台、技术、技巧，将自身掌握的健康知识和信息，用更加通俗易懂、喜闻乐见，更加形象直观的形式进行传播，以此使受传者的健康素养提高到一定的水平，这等于给了受传者一双智慧的眼睛，使其能识破伪传播中那些花言巧语的"忽悠"。

（五）增强受传者对健康信息的思辨能力

思辨能力指"不轻信别人，强调经过自己的分析、论证和试验，运用恰当的评价标准，进行有意识的思考，挑选出自己认为最重要的和最正确的东西，最终做出有理有据的判断"。受传者具备思辨能力就能对自身的健康状况进行具体分析判断，有目的、有针对性地选择正确、有效的信息为自己所用。

大众传播学认为，大众传播的信息反馈具有延迟性、间接性的特点，传播者的信息传递和受传者的信息接收是彼此分离的。因此，健康传播受传者很少能与传播者直接交流沟通，即便是电视养生健康类节目中的现场观众，也因为节目时间的有限而很难与节目中的医疗专业人士进行充分沟通交流，更不能像在医院中那样进行医患人际交流沟通后，由医生来辨别诊断患者的体质和病情症状而开出药方或提出治疗方案。因此，大众传媒在传播健康知识、技能和信息的同时，更应有意识地向受传者传播医学临床思辨的观念和思维方法，培养受传者的思辨性应变能力。

在健康传播中要用通俗易懂的语言来传播中医学中的深奥道理和临床诊疗术语，这样才能让受传者对中医药文化有一个更深入的认识。如果在选择大众传媒的中医药信息时，受传者都能具备一定的中医药文化的基础素养和中医药基础知识，就能够通过思考、分析、论证、判断，得出正确的答案，就能有效地利用中医药健康知识和信息，也就不会轻信张悟本等人"一个食疗方子走天下"的伪健康传播，不会上违规医药广告的当，真正得到中医药文化传播带来的健康实惠。

【思考题】

1. 简述受传者的类型和特征。
2. 受传者反馈的多样性体现在哪些方面？
3. 在中医传播中，需要对受传者进行哪些方面的培养？

第七章 传播效果的研究

传播的目的就是要影响受传者，以实现人类文化的传承、知识的普及和社会规范的广泛告知，从而促进人们生活质量的提高、社会的稳定和进步。因此，对传播效果的评价必然会成为传播学研究的一项最重要的内容。不仅要对传播行为予以评价，以了解传播目的的实现程度，同时还要以此为依据，对以后的传播活动进行适当的调整。

第一节 传播效果

效果就是某种动因或原因所导致的有效结果。传播效果指传播行为发生后，引起受传者在思想、观念和行为方式等方面，实际发生的变化或呈现出的新状态。从狭义上讲，传播效果指传播者预期意图实现的情况或预期目标达到的程度；从广义上讲，传播效果指传播者预期意图或目标之外产生的结果。也就是说，受传者在接受传播者发出的信息后所产生的变化就是传播效果，变化程度的大小就是传播效果的大小。

任何一种传播活动都有其明确的意图或目的，传播效果的产生与传播也与其意图或目的紧密相关。例如不同的媒体必定站在不同的立场有选择地向受传者传递新闻，不可能单纯地告之发生了什么事情，而是希望通过新闻来传达媒体的主张或理念。同一个新闻事件，不同的媒体报道的方式都是不一样的，特别是新闻评论更能表现出各自鲜明的立场。可见，新闻传播寻求的是社会价值观的导向。此外，我们还可以很容易就发现其他传播活动的明确意图：广告传播寻求的是消费者对其的消费行动；选举传播寻求的是公众的选票；旅游传播寻求的是旅游者的来访；文艺传播寻求的是情感的共鸣；中医药文化传播寻求的是为患者提供生命的关爱和多样化的健康方式及就医选择等。

第二节 传播效果的产生

研究传播效果的产生过程及其影响因素，其目的就是为了更好地做好传播工作，最大程度实现预期的传播意图和达到传播目的。

传播效果的产生与整个传播过程中的传播者、传播内容的取舍、传播内容的表达形式、传播的技巧与发挥、媒体的选择与组合、受传者的选择等各种构成要素密不可分，传播效果实际上就是这些要素组合在一起，共同作用于受传者，使受传者在观念、认知、思维、情感、态度和行为等方面呈现出来的变化。

一、传播过程的主要环节

从传播者到受传者整个传播过程中的各个环节，都有可能对传播效果产生影响。因此，在研究传播效果的时候，不能忽视其中的任何一种因素。下面介绍传播的几个主要环节对传播效果的影响。

1. 传播者　传播过程是传播信息的人影响接收信息的人的一个过程，也就是说在影响传播效果产生的各种因素中，最重要的还是与人有关的因素。传播者可以是个人，也可以是组织机构，但即使是组织机构最后还是要由具体的人来实施操作。既然是人，那么，传播者个人的文化背景、学历、资历、工作经验、操作能力、政治立场、品德修养、心理素质等因素，都将直接影响着传播活动的进行。

虽然传播者决定着传播内容的选择取舍，但同样的传播内容，让不同的传播者进行传播所收到的效果是不同的。这是因为受传者一般都会首先以传播者的身份和影响力来判断这些信息内容的可信度和价值。可见，传播者（包括组织机构、媒体和个人等）的权威性、信誉度和影响力都在一定程度上影响着受传者对传播行为的信任度和兴趣度。因此，适当的信息必须由适当的传播者进行传播，这是要想取得传播成功的非常关键的第一步。

医学是一门实践性很强的学问，除了具有必需的医学理论知识和熟练应用诊疗技术以外，还需要拥有丰富的临床经验，才能达到较高的临床诊疗水平。例如，更多的人愿意找临床经验丰富的知名的老医学专家诊治，这其中就考虑到了医师的权威性和临床经验。从传播学的角度来看，同样的健康知识，如果让医学权威专家说出来，肯定比年轻医师有更多的人愿意相信和接受。可见，传播者主体的身份直接影响着传播的效果。

2. 传播内容　古有"对牛弹琴"的成语，虽然是讥笑听话的人听不懂对方说的是什么，但反过来从传播学的角度来理解，则可认为是说话的人没有针对听话的人，说其能听懂的话，说其感兴趣的事情。这个经典成语从另外的角度反映出传播过程中的一个重要环节，这就是传播内容的取舍和表达。

传播内容主要包括文化习俗、价值观、认知路径、行为方式、学术理论、实用技术、生活常识、人际关系等信息和知识。传播内容应当根据传播预期的意图、目的及受传者来进行筛选。如果传播活动搞得很有声势，传播者也很有影响力，但却没有针对性地筛选传播内容，即使内容很好却但与受传者的关注点不一致，则很难引起受传者的共鸣。例如，患者最关注的是自己的病痛，如果面对的是骨折患者，却让内科专家去大讲怎样预防中风，则很难激发起受传者的兴趣。

传播者首先要考虑的是拟传播的信息内容是否新颖、是否具有传播价值、是否有合适的传播方式和渠道，以及如何能够更好地传播、能否引起特定的受传者的兴趣等问题；而受传者首先要考虑的则是是否真实可靠、是否具有科学性、是否有实用性、是否适合自己、自己能否支付得起使用费用等问题。可见，信息源只有在解决好以上双方都关注的相关问题后，才可能形成一个有效的信息流通过程。

传播内容不仅要有针对性，而且还要运用恰当的表达方式才能更好地被接受。如同样是需求骨科诊疗信息的医生和患者，他们的需求也是不一样的，医生需求的是学术信息、最新科技成果信息，而患者需求的则是科普知识、就诊信息、购药信息等。因此，在面对不同受传者时，选择好传播内容之后，还要采取不同的恰当的表达方式。针对医生要用学术性的专业语言和逻辑进行阐述，针对患者则要通俗易懂，甚至还要用生动的比喻或用讲故事的方式进行表达，才能收到预期的传播效果。

3. 传播技巧 在传播过程中必须重视传播技巧的巧妙应用，使传播内容以受传者乐于接受的方式进行传播。恰当地运用能够引起受传者关注、提起受传者兴趣和集中受传者注意力的传播方式，可以让受传者在同等时间中，对传播者发出的信息进行更多的接收和消化，以实现最佳的传播效果。

例如，学术成果如何向大众传播，如果仍然采取宣读论文的方式，则很有可能在还没有宣读完的时候，很多受传者就离席而去。因此，必须根据不同的受传者，选择不同的传播内容，并施以恰当的传播技巧。

另外，演讲者抑扬顿挫的声音、丰富的面部表情、恰当的肢体动作都可以增强传播效果，同时还可借用一些生动的案例或编创一些故事来表达，然后再选配或创作一些照片、插图和表格，这样就更具说服力。

再如，写作文稿时，不仅内容要有科学性、真实性和启发性，而且在表达上还要力求生动。文稿结构要合理，条理要清楚；前后章节段落的组合要符合逻辑；每个段落的文字不宜太多，要保持清新简洁的段落美；语言叙述具有可读性、趣味性和激励性，文句通顺精炼；要化繁为简，尽量避免枯燥的概念和说教式的表达，确有必要涉及的概念和深刻的思想内涵，在使用严谨的语言来表达时，要尽量使句子结构精简、用词准确。

4. 信息把关者 在博客和微博出现之前，任何传播者发布信息都必须通过媒体，而媒体的记者、编辑就是把关者，从内容到文字处理都需要进行细致的加工和严格的审查。只有通过把关者的信息才能传播出去。因此，这些把关者的政治立场、思想观念、文化趣味、学术倾向、评价标准、个人喜好都可能影响并决定着这些信息是否传播、如何传播。

5. 媒体 在人类进入信息化时代后，传播信息的媒体也更加丰富多彩，新媒体、新形式、新技能层出不穷，特别是互联网及其丰富的多媒体技术的广泛应用，彻底颠覆了语言、文字、声音、图像等承载信息内容的传统媒介方式，一跃而进入多媒体时代，可称其为人类信息沟通方式的一场重大革命。

面对如此丰富的媒体，必须根据需要达到的传播目的，对媒体进行全面筛选。由于每个媒体的受传者不一样，编辑方针也不一样，很难通过一种媒体将信息传播给所有受传者。因此，必须对拟选择的媒体进行适当的组合，以满足更多人对信息的需求。

6. 评论者 评论者就是发表意见者，对各种事情或事物发表自己的具有个人观点倾向的看法。在信息传播到受传者之前或之后，评论者虽然总是以第三方立场发表具有舆论导向性的意见，但不可避免地会带上自己的喜好，这将在一定程度上影响着受传者按评论者的兴趣方向进行选择和行为。

7. 受传者 受传者是传播过程中的最后一个环节，也是传播效果能否产生的终端要素。受传者简单地说就是信息的接收者，但又不完全是被动的接收者，在其接收信息后，还可与传播者进行互动，向传播者发出反馈信息，同时还可以向其他受传者转发此信息，由此受传者的身份则转变成为了传播者。受传者既包括个人，也包括群体（家庭、亲朋好友）、组织（单位及同事）、行业（如医药行业、食品行业等）和社会（所有人群）。

受传者能否接受和消化信息，除了取决于他在某一时期的兴趣度、关注点等临时性因素以外，还与他受教育的程度、社会地位、资历、品德修养、政治立场、人际关系、价值观、认知思维方式、行为方式等因素有着密切关系，都将直接影响着对信息的兴趣、取舍和接受，这也是能否实现有效传播的关键。特别是受传者的心理素质、性格、生活习俗、宗教信仰、健康状态等起着更为关键的作用。只有这些诸多要素的组合，正好处于他对某类信息的关注期或正好能够激发起他对某类信息的兴趣，此时就能更好地产生传播效果。

受传者所处的自然和人文社会环境将直接影响着传播效果的产生。处于寒冷地方和处于热带地方的人群，处于和平时期和处于战争时期的人群，处于富贵阶层和处于贫穷阶层的人群，由于他们所处的环境不同，对生活、工作及健康的关注点、认知思维路径、行为方式肯定也不同。因此，我们还必须充分考虑到环境因素的影响，有针对性地组织传播活动，才能取得更好的传播效果。

二、信息的接受过程

传播内容从传播者传达到受传者之后，能否对受传者产生有效影响，一般还必须经过以下阶段。

1. 知晓阶段 受传者了解到相关信息和某事某物的存在。

2. 兴趣阶段 受传者对传播内容产生了兴趣，有了解详细情况的愿望。

3. 评价阶段 受传者分析这些获得的信息是否符合自己的需求，如符合则产生进一步接触、学习、购买的动机。

4. 试用阶段 受传者开始试用、检验其实际效果。当然，绝大多数商品是不可能给你试用机会的。

5. 采用阶段 受传者全面接受传播内容所带来的思想、观念或商品，通过学习借鉴，调整或改变原来的生活工作方式，或开始正式使用所购商品。

例如，糖尿病患者从药品广告中了解到一种治疗糖尿病的非处方药信息，由于对正在服用的药物不太满意，产生了进一步了解新药详细情况的兴趣。于是，从网上或药店找到了新药的说明书，看看这种药物适不适合自己服用，有什么禁忌；并通过专业医药人员咨询，最后决定是否购买；购买后开始服用，通过一定时间治疗后，将对疗效进行对比，做出非专业的自我评价；如有可能，再将自己的评价反馈给信息的发布者即药品生产商。这就构成了一个较为完整的信息传播过程。

三、传播影响的层次

前面谈了传播效果可能引起的几个主要方面的变化，下面我们再从认知心理角度来进一步分析传播对受传者的影响层次。

1. 初级层次：对认知方面的影响 传播者在发出信息内容后，首先会影响受传者的感知觉和记忆系统。一般会有三种态度。

（1）**感性性** 立即全盘接受，传播者传播什么信息，就相信什么信息。如官方的电视台邀请权威医学专家做健康讲座，受传者一般都会相信这些健康信息的真实、科学和有用，很多人还会立即照着专家讲的去做。

（2）**理智性** 有条件地接受，受传者依据自己的经验和知识，对专家所讲内容要经过一定的分析判断，有选择地接受。

（3）**自主性** 质疑后接受或拒绝接受，这些人一般都具有较高的学识修养和质疑的习惯，特别是其中还有一些比较固执的人，总是要按照自己顽固的价值观和思维方式去评判一切。

在此传播层次上，受传者获得的一些知识信息，一方面可以增加受传者的知识量，调整其知识结构，有利于以后进行知识创新；另一方面还可以开阔受传者的视野，使其以后在认识问题时能够站得更高、看得更远。

2. 中级层次：对行为方面的影响 能否改变受传者的个性、习俗、情绪、态度、为人、技能等行为方式，表现出行动上的明显效果，这才是传播的最终目的。

3. 高级层次：对思想观念方面的影响 传播者将其认可的思想、观念、哲学、文学、艺术等信息向受传者宣扬，必定会在一定程度上引起受传者的思想波动。除意识形态的某些必需的坚持或某些顽固的思想观念坚守者以外，一般经过不断地潜移默化，受传者的基本思想观念多多少少也会有所改变。

第三节 传播效果的评价

一、传播效果的特征

1. 隐蔽性 传播效果产生的主体在受传者，而受传者接收了信息后，能否产生关注、接受、理解、记忆、转变态度、采取行动等变化，基本上都是在受传者的内心深处完成的，只有最后他的态度和言论是否已有转变、行为方式是否已进行调整，才可以从外部进行观察、分析和推论。可见，传播效果首先还是悄悄地在内心发生变化，这就必然使其具有隐蔽性的特征。

2. 累积性 传播效果的产生不可能一次就能立竿见影，立即产生出明显的效果，很多都需要多次反复地传播，日积月累，才能逐渐产生出传播效果。因此，在传播中必须坚持有计划、分步骤地持续进行。通过长期对受传者进行信息刺激，使其逐渐积累出产生变化的基本动机和动力。

3. 多样性　传播效果产生后，可以从多个角度进行评价。

（1）从时间角度看　可分为短期效果和长期效果，以及可能在未来发生的效果。这是从传播效果显效的时间上来进行判断，有的立即就能显效，有的则需要有一个较长的时间过程，才能逐渐显效。还有一种就是暂时性效果和持久性效果，即当时产生了一些效果，但不持久，很快就消失了，与之相对的是持续有效。

（2）从与传播者意图的关联性角度看　可分为预期效果和非预期效果。前者指经传播活动后，很快就在受传者身上显现出认知、态度和行为上的变化，而这些变化都是传播者预先策划并希望达到的一种效果；而后者则是出现了传播者未曾想到的一些现象或反应。

（3）从内容角度看　可分为告之性、引导性和强迫性。不同的传播内容，有着不同的传播目的和期望的程度。例如，广告类传播只能起到让受传者了解有关信息，知道有这么回事的目的，而不可能通过传播而强行买卖；社会主流的思想观念、道德规范等的传播，则主要起到引导作用；法律法规传播则具有强制性要求，使大家都去遵守，否则就会违法乱纪。

（4）从褒贬角度看　可分为积极的正面传播效果和消极的负面传播效果。从社会主流的价值观来看，传播积极向上、光明正大、公正、正义、文明、道德、善良、美好等信息，都属于正面的传播；而传播消极低落、阴暗、狡诈、落后、武断、专制、险恶、丑陋等信息，都属于负面的传播。

（5）从显示角度看　可分为显性和隐性效果。显性效果是能够让周围的人明显感觉和观察到受传者在情绪、态度、言语和行为上发生了变化。隐性效果主要指那些思想观念等处于内心世界的变化，如果受传者的性格内向、处世态度深沉，那么周围的人是很难发现其是否产生了变化。

（6）从内在性质角度看　可分为心理性、文化性、政治性、经济性效果。

（7）从范围角度看　可分为受传者个体、特定领域、社会效果等。

二、传播效果的评价原则

1. 导向的正确性　通过传播活动，在一定程度上影响人们的思想观念，从而调控人们的行为，这就是传播的导向作用。无论是传播商品信息，还是传播思想观念，都存在着一个导向问题。前者要引导大众正确的消费，为大众选择优质适用商品提供帮助；后者则要通过传播提倡乐观的、真实的、美好的、以人为本的、与人为善的、以和为贵的积极向上的价值观。

如果传播活动很成功，也影响和改变了受传者的行为，但其传播活动本身存在着违法违纪问题，这种传播效果就是负面的。例如，目前被政府明令禁止的传销活动，即使传销活动的组织者通过人际传播，忽悠非传销人员改变对其非法性的认识，并用实际行动参与和加盟传销活动，从而达到了传播目的，但仍然不能正面评价其传播效果。可见，在评价传播效果时，首先我们必须关注其导向的正确与否。

2. 目标的实现度　传播的目的就是希望通过传播一定的信息，使受传者在一定程度上改变原来的状态。任何一个传播活动都有其预期的传播意图，对传播效果的研究首先就必须分析传播者预期意图实现的情况或预期目标达到的程度，并进行先后对比，提出有说服力的研究结论。

例如，营销传播的目的是向市场销售产品，其评价标准就是销售额、市场占有率和消费者的欢迎程度；品牌传播的目的是提升企业的知名度和赞誉度，其评价标准就是公众对该企业的认知度和好评度；法治传播的目的是让公众遵守某种法律规范，其评价标准就是公众遵守社会程序的变化程度等。

3. 整体的协调性　传播效果的产生是传播全过程中多因素的集合。在研究传播效果时，不仅要注意各个因素的影响，还必须从整体的角度对各个因素进行宏观把握和调控，使它们能够相互协调、相互呼应，实现良好的互动。

三、传播效果的研究路径

有专家认为对传播效果的研究，应该从三个维度的五个层面进行立体分析，只有这样才能形成对传播效果的更全面、更客观、更准确的科学认识。

第一个维度：效果主体，包括个人、群体、组织、系统、社会五个层面。

第二个维度：效果构成，包括信息、知识、价值、态度、行为五个层面。

第三个维度：效果显现，包括正面效果和负面效果、显性效果和隐性效果、直接效果和间接效果、即时性效果与延时性效果、暂时性效果与持久性效果五个层面。

四、传播导致的变化

传播效果的产生体现为受传者在某些方面发生了某些变化。下面我们从以下几方面来分析受传者可能发生的变化。

1. 知识方面　知识就是人们在实践中获得的认识和经验。传播者通过传播知识信息，使受传者一方面获得有益的知识积累，有助于知识的创新；另一方面也能开阔眼界，获得对世界的新认识和新体会，并享受新的生活方式和提升生活品质。

2. 智力方面　智力就是人类认识、理解客观事物并运用知识、经验等解决实际问题的能力，包括记忆、观察、想象、思考、判断、发明、创造等方面的能力。传播者通过传播认知思维方式与技能技巧等信息，可望使受传者提高处理实际问题的能力。因为知识是无限的，人的一生不可能掌握所有的知识，但如果具备了较高的智力，则可以灵活运用知识，解决生活和工作中的实际问题。

3. 价值观方面　价值观是一个人判断和评价周围客观世界的人、事、物所表现出来的基本态度、主要倾向和主要依据，包括价值取向、价值追求、价值准则、价值标准和价值目标。正面的传播必须宣扬有道德的、具有美感的、乐观的、善良的、和谐的、积极向上的价值观。

4. 态度方面　态度是在自身道德观和价值观基础上对事物所表现出的感受、情绪、姿态和意向。态度不是与生俱来的，它可以经过后天的培养而改变，一旦形成也不容易改变。可以这样认为，通过传播可以改变受传者的情绪、感情、意向等态度，但是有难度，而一旦使其改变后，又能达到一定的稳定性。

5. 行为方面 行为是受思想支配而表现出来的外在活动。传播者通过传播可能影响受传者行为的信息，可望改变受传者的行为方式、生活习俗，甚至公开行为，使其按着传播者所期望的传播意愿而发展。

传播活动带来的以上五种主要变化，共同体现出传播效果。其中有些是隐性的，有些是显性的，但又都相互交织在一起，可以综合来进行分析比较，最后得出是否具有有效传播的结论。

【思考题】

1. 以《养生堂》节目为例，说明其在传播过程中存在哪些把关人。

2. 在半分钟时间内，举出几个广告中出现的知名中药品牌。思考一下，你为什么能记住它们的名字？

3. 中医药为主题的广告鱼龙混杂，特别是一些虚假广告让人不胜其扰。试从传播效果角度，分析其对中医药市场有何负面影响。

第二篇 中医药的大众传播

第八章 文化传播

第一节 中医药文化

一、中医药文化的概念

中医药文化是中国人对生命、健康和疾病所特有的智慧成果和实践的概括。包括认知思维模式、对生与死的价值观、健康理念、医患关系、诊疗方式、养生方式、生活方式、药物处方和运行体制等知识体系和医疗服务体系。

中医药文化深受中国古代文化的影响。中国古人认为宇宙是一个不可分割的、对立统一的有机整体，处于不断的运动变化之中。大宇宙包含着小宇宙，小宇宙融于大宇宙之中，万事万物之间存在着相互联系、相互协调、相互制约的关系，以保持生存发展的可持续性和资源的共享性。既然一切都是不可以随便分割的，物我同样不能分离，主客体是统一的一元体，由此产生了"天人合一"的观念，强调要与自然保持和谐的关系，一切都应注意顺应自然、中庸平和。在认识论上强调从宏观整体上动态地对客体所表现出来的各种"现象""形象"及功能状态进行记录、描述和分析，并从关系背景上去分析理解，从而形成以形象、模糊、直觉为特征的中国式认知思维模式。

二、中医药文化的三大核心

对文化的定义虽然有多种界定，但有一点却是比较公认的，即文化是与自然相对应的一种有人为因素参与的状态或成果。文化的本质就是人类化，首先必须有人才可能产生文化，也就是说文化包含了人的干预和影响，是由人所创造的成果和一切所作所为的总和。但这样理解又使文化包罗万象，难以准确认识。因此，有人将文化分为底层、中层和高层三类：底层是"物质（硬件）文化"，包括人生存所需求的一切物质产品或物质条件；中层是"规则（软件）文化"，包括语言、文字、制度、法律、宗教、文学、艺术、风俗、礼仪、习惯等；高层是"精神文化"，包括世界观、价值观、审美观、思维模式等。

通过对以上所涉及的文化范畴进行深层次的剖析研究，我们发现人类不同于其他动物的最重要标志就是有高级思维，所以与人类思维有关的思想观念、认知思维模式及在此影响下的行为方式才是文化最重要的核心，这也是不同文化之间最根本的区别。根据以上认识，结合中医药的学科特点，我们提出了中医药文化的三大核心：核心观念是天人合一、和谐共生；核心认知思维模式是象思维、直觉思维、模糊思维等；核心行为方式是道法自然、以平为期。

三、中医药的特色

特色指某一事物所独有的特征，或某一群体独特的认知思维和行为方式，这也是它与其他事物的最显著区别之处。中医药特色就是中医药所独有的医学观念、学术体系和临床技术等知识特征，包括以下三大特色。

1. 生命理念特色：天人合一 中医"天人合一"整体观思想是中国古代哲学思想在中医学中的具体体现。

2. 认知思维特色：象思维 中医以人体内部变化在体外所表现出来的现象（象信息）作为思维活动所必需的信息依据，最后得出具有属性意义的诊断结果的一种思维方式。

3. 治疗调理特色：道法自然 中医在行为准则上追求"道法自然"，其治病和养生都主张调动人体内外的一切自然资源，强调一切顺势而为，以达到新的平衡状态。

四、中医药的优势

优势指具有明显优先的形势，也可以说是某一方拥有对方没有的技术或东西。或即使对方有，但比对方更好更强。优势是要在比较中才能证明的。中医主要具有以下五大优势。

1. 理论优势：执简驭繁 中医主要通过人体所表现出来的现象（象信息），去认识复杂多变的生理和病理情况，从宏观的属性和关系等层面上去把握人体的本质和规律。这种认知思维方式能够用简捷了当的方法来认识和处理复杂的病理问题。

2. 思维优势：以不变应万变 无论多么复杂的致病因素和病变，在临床上总具有或寒或热或虚或实等属性之分，这就足以构成中医诊治的依据。

3. 治疗优势：以人为中心 中医在治疗上是以"人"为中心，而不是以"病"为中心，针对每一位患者的年龄、性别、临床表现、病程等情况，采取针对性强的个性化治疗。

4. 养生优势：防患于未然 上医治未病，中医治已病，下医治大病。"治未病"养生以防患于未然，不仅能够减少疾病的痛苦，而且还可避免支出因病而产生的医疗费。

5. 医疗经济优势：减少医疗支出 中医药相对于西医药的昂贵医疗费用，是一种极其廉价的支出。不仅能够减轻患者家庭医疗开支的压力，而且还能够为国家和社会节约大量的医疗保障支出。

第二节　中医药文化传播

一、中医药文化传播的概念

中医药文化传播就是中医药文化信息传递、共享及其发挥影响的全过程，即中医药文化传播者将中医药文化信息通过语言、文字及图书、报刊、视频、网络等媒介传达并影响相关受传者的整个过程。传播者与受传者必须具有相互识别的语义、术语、概念及能够沟通的文化背景和生活经验，才能正常地交流，否则不仅不被认识和理解，还可能产生歧义。

二、中医药文化传播的功能

中医药文化传播具有以下三项功能。

1. 学术传承　只有将前人的医学智慧、学术成果、临床经验进行系统的记录、保存和消化，才能面对临床实际进行知识的创新。目前中医药学术传承主要由全国各地二十多所现代高等中医药院校来承担，同时还存在传统师带徒的教育方式。

2. 社会教育　中医药传播是一项社会活动，对提升社会人群的健康水平具有告知和教育作用，以指导民众选择合适的健康和诊疗方式。要保持社会的稳定和谐，需要社会民众的身心保持健康状态。因此，帮助大众树立正确的生死观，增强养生意识，获得更多的中医药养生和防病治病等科普知识，选择合适的就医方式，减少疾病的发生，减轻疾病的危害程度，降低医疗支出，对促进社会和人类健康事业的发展具有多重意义。

3. 文化强国　党的十七大报告明确提出要努力"提高国家文化软实力"，在党的十七届六中全会决定中又提出要努力建设社会主义"文化强国"，表明我们党和国家已经把提升国家文化软实力作为实现中华民族伟大复兴的战略着眼点。在这样的时代背景下传播中医药文化，有助于增强我国文化软实力和实现中华民族伟大复兴。

三、中医药文化传播的内容

中国古代提倡"文以明道""文以贯道"和"文以载道"，强调文化传播必须传达出明确的观点和正面的主张，这对中医现代传播活动的开展仍然具有指导意义。由于中医药文化所涉及的内容非常广泛，内涵又十分丰富深邃，很难面面俱到地进行传播。因此，在进行此项传播工作时必须抓重点，以中医药文化三大核心为最核心的传播内容。中医药文化传播的重点应当是对中医药文化三大核心的传播。

1. 核心观念　观念指人们在长期的社会实践活动中形成的对世界的总体认识，反过来它又会影响人们的生活和生产实践。它既具有客观属性，也具有主观色彩，而且还具有实践性、多样性和发展性。不同时期、不同地域、不同民族的人具有不同的观念。

中医药文化的核心观念是"天人合一、和谐共生"。这种整体观思想是中国文化中最具本质意义的一大观念，这也是中国人最基本的世界观。整体观思想认为，个体是整体的有机组成部分，但整体并不是个体的简单拼装或叠加。要了解个体必须将其放在整体大背景中去认识，必须注意个体存在的外环境及各种关系，而要认识整体则不能靠切割个体来实现。人与大自然不是主客体的对立关系，而是相互包容、相互联系和相互协调的一体化关系，人依靠大自然而生存，因此人首先必须敬畏大自然，反过来，大自然才可能给予人更多的舒适的生存环境。

中医学认为人的生命活动与天地自然宇宙之间，有着非常密切而不可分割的关系，也具有共同的构成基础，即都是由气所组成，而且也都是按照阴阳消长、五行生克的关系运行。因此，《黄帝内经·素问》特别强调："人与天地相参。"也就是说人与自然相通相应，无论春夏秋冬、昼夜、不同的地域环境变化，都会对人体的健康和疾病产生不同程度的影响，《黄帝内经·灵枢》认为："智者之养生也，必顺四时而适寒暑，和喜怒而安居处，节阴阳调刚柔，如是则僻邪不至，长生久视。"《黄帝内经·素问》也说："圣人之治病也，必知天地阴阳，四时经纪。"就是说，无论养生还是治病，只要能够顺应四季气候等自然环境的变化，人体生理功能就能正常协调地运行，治疗也能取得更好的疗效。

"天人合一、和谐共生"的整体观思想是指导中医药专业人员从事中医药科研、教学、临床、管理工作必须认同和深刻理解的世界观，能够用于指导实际工作的思想观念，也是大众认识、理解和接受中医药的思想基础。因此，必须长期坚持对中医药核心观念的传播，使其能够不断深入人心。

2. 核心思维 思维指人们认识问题、思考问题和处理问题的方式。不同观念影响下的人，对信息的接收、储存、分析、综合、整理、判断、提出解决方案等整个过程，都可能有所不同，甚至截然相反。思维模式是主体与客体在相互作用中，主体内部形成的比较稳定的认识方式，也是文化历史和实践经验的沉淀。思维模式一旦形成，会对主体的行为产生决定性的指导作用。由于思维模式不同，不同的人观察同一事物就会产生不同的认识。同样一个人也会因思维模式的变化，对同一事物的观察得出不同的看法。

中医的核心认知思维模式是象思维，还有直觉思维、模糊思维等具有特色的思维方式。此外，中医也有逻辑思维，但不是主要的思维方式。

"有诸内，必形诸外"，这是中国古代文化最重要的认识论基础。早在先秦时期，人们就发现事物的内部与外部之间存在着必然的联系，比如《管子·地数》书中就记载："上有丹砂者，下有黄金；上有磁石者，下有铜金；上有陵石者，下有铅、锡、赤铜；上有赭者，下有铁。此山之见荣者也。"这反映了地质深层与地表的关联性，由此可以地质表层的状况为据进行开采。《黄帝内经》中也论述了事物内外之间的关联："形精之动，犹根本之与枝叶也，仰观其象，虽远可知也。"

中医象思维就是中医药在"天人合一、和谐共生"整体观思想的影响下，通过观察人体所表现出来的征象，运用联想、比喻、比对、象征、类推及阴阳、五行等推理模式进行演绎，以揣测分析体内的生理病理状况的一种思维方法。在这个思维过程中，其核心是对"象"进行分析并概括成各种"证"，即确定辨证施治的"证"，并围绕"证"进行"施治"。因此，可以说辨证施治的核心其实就是对"象"的认知、把握和应对。

现代逻辑思维以概念为最基本的单元和形式，它要求人们在进行思维和相互沟通时首先必须明确概念，否则就难以正常进行。而中医采取了具有相当模糊性的"象"为最基本的思维单元，不仅彻底避开了"概念"对边界的苛刻规定，而且还使其思维单元常常处于变动之中，具有相对性。比如，A 相对于 B 是阳，而相对于 C 则可能又是阴。这就要求我们在认识问题时，必须注意认识对象所处的具体环境、背景和关系，也就是必须在它所处的语境中去予以"定位"，这也是拘泥于从物质结构实在的角度认识问题的现代人所难于理解的。

《后汉书·郭玉传》所载："医之为言意也。"此言后来被精简为"医者，意也"。这个"医"在此仅指中医；这个"意"很多人都理解为意会的意思，据此认为中医只可意会、不可言传，进而就在无意中给中医戴上了一顶玄奥难懂、模糊不可信的"帽子"。其实，除了有"意会"这层含义之外，还有意境、意念、意象、创意的意思，就是说中医师在面对复杂多变的疾病时，不能仅仅满足于对症状、体征等客观事实和数据的收集和简单分析处理，还要进入到特定的疾病境界中去，要用内心去领会，尽量发挥创意和想象力去分析处理临床事实和数据，并"创造性"地提出和实施灵活的治疗方案。这个过程实际上就增加了相当的主观色彩，需要中医师从心灵深处去认识和"体悟"，很显然这就具有了一定的创意色彩，与直接地、简单地反映现实拉开了距离，所以我们认为这种思维方式具有艺术性。《黄帝内经·素问》指出："天地阴阳者，不以数推，以象之谓也。"《周易·系辞传上》也说："书不尽言，言不尽意……圣人立象以尽意。"这反映了象在解决复杂问题时的特殊作用和意义，利用象进行思维的目的就是"尽意"，即达到一定的认识意境。

3. 核心行为 行为指人们在思想观念影响下而表现出来的外表活动，也可以说是对认知思维过程提出解决方案的具体执行。

中医核心行为以"道法自然、以平为期"为准则，主张充分利用大自然和人体内存在的自然抗病能源，采取自然和谐的施治方式来振奋机体正气，消灭病邪，祛除病理性产物，修复器质性损伤，调整脏腑组织机能，消除精神心理障碍，最终达到恢复健康的目的。

第三节 中医药文化传播的重点工作

人们通常将医史、文献、医古文等研究作为中医药文化的主要工作，其实，这些只能属于中医药文化研究中的基础工作，而不能成为主要的中心工作，否则就会使中医药文化事业失去鲜活性、创意性和拓展性。

除中医药学术理论、诊疗技术等科研教学工作之外，一切与中医药知识体系的产生和发展有关的社会背景、生活习俗、语言文字、哲学、认知思维、意识形态、宗教、体制等人文因素，都属于中医药文化工作范围。如果要做好中医药文化传播工作，必须围绕中医药文化的 3 大核心，努力抓好以下 3 方面的中心工作。

一、大造声势

1. 创造中医药文化氛围，为中医药发展提供"推力"和"造势"。
2. 塑造良好形象，维护中医药利益，与反中医的言行"斗争"。
3. 宣传中医药临床的特色优势。
4. 实现中医药学术和科普信息的有效传播。

二、合理解读

1. 在现代科技文明背景下，如何认识中医药这种知识体系？
2. 如何认识科学？科学应是一元化还是多元化？
3. 中医药是不是科学？为什么说中医药是东方科学？
4. 中医药学科知识体系的发展规律是什么？

三、创意策划

1. 汇集中医药发展思路，为中医药行业发展战略、规划、标准、产业模式的制定发挥参谋作用。
2. 发展中医药创意产业，构架面向国内外公众的大型中医药文化传播平台和连锁机构。

第四节 中医药文化传播的三大战略

一、针对观念更新和政策调整的"文化启蒙战略"

中国文化在 20 世纪遭受重创后，中国人已渐渐远离了自己的民族文化主体，对自己的文化已经十分陌生，当然就会有一些怀疑、不信任的言行，甚至还遗弃、推翻、打倒。由此也就不难理解为何不少人对中医药文化方面的知识财富，出现陌生、不相信、甚至抵触的情绪。加上价值观的偏移、固执，因而在前些年有人搞"取消中医"这种失态的"网络签名秀"也就不足为奇了。

我国是世界上最重视传统医药的国家。中华人民共和国成立后，党和国家从弘扬优秀传统文化遗产的高度，重新审视中医药的发展，制定了一系列促进中医药和中西医结合发展的正确方针和政策，但其基本构架和评价方式却是在西医药的"影响"下形成的，因而在现实中仍然难以平息中西方两种不同认知体系带来的冲突。无论中医医疗还是中药产品，都要接受这种难以突出中医药特色且并非十分恰当的管理。

既然国家要大力发展中医药事业，我们就必须从"正视中西方文化和中西医的差异性"着手，制定符合中医药文化特色和中医药行业发展规律的政策法规，在此提出 3 点建议。

1. 必须更新科学文化观念，彻底调整和重新发布中医药的管理政策法规 既然要发展中医药事业，就应遵循中医药行业发展的基本规律，本着科学、客观、公正的原则，制定出有利于突出中医药特色的政策法规和评价体系，使中医医疗和中药产业能够健康地发展。要想中医药在未来持续发展，就必须尽快从管理体制上为中医药创造一个和谐的发展环境，制定一整套针对性强的中医药管理体系。要真正在临床上发挥中医药特色，就必须为中医药"量身定制"相应的管理办法，仅仅有《中华人民共和国中医药条例》《中华人民共和国中医药法》是不够的，还应当对现行的中医药管理办法进行必要的修正，颁布《中华人民共和国执业中医师法》《中医医疗事故处理办法》等法律法规。

此外，涉及的管理办法和问题有：中医的临床诊断治愈标准、中医临床个案的评价方式、中医医院的中药制剂生产、药店坐堂医的合法性及管理、中医医院是否有必要像西医那样实行"医药分家"、中医医疗服务的定价标准等。

2. 必须从经济入手，充分体现中医医疗服务应有的经济价值　我国各级医院现行的收费标准是 2018 版《全国医疗服务价格项目规范》，其共有 9360 项服务项目，而中医仅占 330 项（约 3.53%）。中医所列入的收费项目本来已显粗放和不足，而定价过低，更使起步晚、底子薄的中医医院长期亏损经营、无力发展。国家中医药管理局曾完成了一项政策研究课题《中医医疗服务成本与价格研究》，对全国 102 所中医医院现在执行的国家公布的 97 项中医医疗项目价格进行了调查。在计算出成本的 54 个项目中，有 40 项处于亏损状态，亏损项目将近四分之三。

"科学技术是第一生产力"，但在市场经济如此发达的今天，中医药的价值尚未得到充分的体现，中医医疗服务的收费标准相对西医来讲并不高。因此，仅仅从文化入手发展中医药还不够，还必须从商品经济的价值规律上寻找解决问题的方法，适当提高中医医疗服务的收费标准，才能使中医医院立足于中医医疗服务，杜绝"挂羊头卖狗肉"。

3. 分别限制中西医的处方权，这是中医药国际化必须走的第一步　只有通过对中医师处方权的限制，才能促进中医师进行大量的中医药临床实践，积累丰富的临床经验，不断提高临床诊疗水平。也只有限制非中医师的中药处方，才能杜绝不懂中医药理论的西医师"滥用中药致毒""中药西用出现不良反应"等类似事件的再次发生。只能允许考取了中医师和西医师两种执业资格的医师，同时具有中药和西药的处方权。

二、针对中医药人才培养的"纯正中医孵化战略"

1. 转换中医药大学生的认知思维方式　几十年来，中医药大学的生源在进入大学前，所接受的都是以西式认知思维方式和知识结构为基础的中小学教育，而中医药高等教育又主要从医学理论和临床技能的角度传授知识，缺乏对中医药大学生认知思维转换和知识结构调整的关注，以至于不少中医药大学生在入学很长时间后仍无法进入中医药专业应有的学习状态中，而且专业思想也很不稳固。

近年来，虽然已经开始重视中医药文化的教育，并且已出版一些中医药文化类图书或教材，但大多是从历史、哲学、宗教、人文的角度介绍一些文化常识和故事，对中医药文化认知思维等核心内涵没有涉及或涉及不多，而且都是在大学二年级、三年级时开设，所以收效并不理想。

我们需要从文化学、哲学、心理学、教育学、东西方文化和中西医比较学、中医药临床优势等角度，编写一本供中医药大学生入校学习的文化启蒙教材。

2. 设计"纯正"中医药人才的教育体系 中医药的发展，人才培养是关键。我们必须做好中医药工作，抓好中医药人才培养，从目前中医药高等教育的理念、课程设置、学生来源等方面存在的严峻现实来看，如果再这样发展下去，不仅培养不出真正精通中医药知识体系且具有创新精神的人才，而且继承型的人才也会严重缺乏，"香火难续"的场面也许迟早会出现。

在此需要特别指出的是，培养"纯正"中医药人才，并非意味着让他们完全拒绝学习西医知识，而是希望他们在中医药的学习研究方面更加精深。

为此，提出两点建议。

一是应实行有利于中医药知识吸收的课程设置和排序方式 中医药大学生是从已接受过现代知识体系训练的高中生中选拔出来的，因此在遇到学习思维冲突后很自然地就站在西医的角度来看问题，极易失去对中医药独有学术思想和思维方式的认同、理解，因而很难学习领悟中医药的知识精髓，更不可能运用中医药的学术语言进行知识创新和临床实践。

其实，只要将中西医课程的进度适当调整，大学一年级、二年级全部上中医药课程，在打下了较好的中医药基础后，再在大学三年级左右开设西医课程，这样也许都能收到明显的效果。

二是应推行现代高等教育与"师带徒"相结合的"新古典教育模式" 以前的中医药教育主要是"师带徒"的方式，这个"师"是"师父"的意思，而不是"师傅"，这个师父，既是老师又是父亲般的长辈，很显然这种关系比我们现在的"老师"亲密。师父既要传授知识，更重要的还要教如何做人。一般来讲，只要是师父掌握的临床治疗方法和经验，都会手把手地传授给弟子，特别是一些学术精微之处，更会仔细地反复讲解。只要师父水平高，培养出来的学生临床诊疗能力都比较强。但是这种培养方式有致命的弱点，就是培养徒弟的周期不确定、质量不稳定及难以大量培养人才。

中医药教育从师带徒过渡到高等院校，虽然解决了以上的不足，特别是能大量地培养人才，但是由于其主导思想的异化，并未真正突出中医药的学术特点，因而，难以保证大学生能够学到"真本事"，也就出现了一些高学历、高职称的中医药高级专家却不能熟练掌握中医药辨证论治的尴尬局面。所以，应积极探讨中医"师带徒"与现代高等教育相结合的最佳模式。北京中医药大学实验班已取得初步的成效，应大力推广。

三、针对患者就医的"医疗市场竞争战略"

中医医疗机构是中医药面向大众的服务窗口，也是最前沿的阵地。中医药要守住不断萎缩的医疗阵地，增强在医疗市场上的竞争力，就必须充分发挥中医药的临床优势。中医药的优势在哪？就在中医药文化。因此，我们将以"中医药认知思维模式、价值观和行为方式"为核心，构建具有医疗市场竞争力的中医医院文化体系的实施标准，同时还要针对不同中医医院的地域性、经营特点等因素，策划设计符合当地实际情况的、具有可操作性的文化整体规划和实施方案，并提供咨询服务。

1. 中医医院要塑造"中国文化形象"　　通过增强中医医院的东方文化气息，塑造中医药的品牌形象，最终达到以下目的：从视觉心理角度加大中医药的社会影响力；树立中医药从业人员的"文化自尊"，使中医师在中国文化的氛围中，理直气壮地以中国式的思维方式进行中医临床思维，获得患者的"文化尊重"。北京中医药大学中医药文化研究与传播中心正在从外在文化形象和内在管理体制两方面制定中医医院文化形象体系的标准模型。

2. 中医师要主动向公众传播中医药文化和科普知识　　要开展中医语言的"现代话"表述方式的研究。研究如何将深奥难懂的中医药术语转换成现代语言的表述方式，让现代人容易理解和接受。

中国工程院院士张伯礼教授十分重视并积极参与中医科普工作，每年都为公众开展1~2场中医养生与防病讲座。2020年，在赴武汉指导中医药抗疫工作之余，还受邀接受央视、人民日报、中国日报、新华社等全国媒体采访数十次。另外还接受中华中医药学会、世界中医药联合会及20多个国家的驻华大使馆、领事馆邀请，与国内外中医药机构、学会、有关专家通过网络连线，介绍中医药抗疫经验和防疫知识，取得了很好的效果。

3. 争取患者"首诊"选择中医药　　多年来社会西化后形成的所谓"科学观念"，使人们在患病后首先选择西医诊疗，直到西医治不好后才想起求助于中医。因此，我们应当主动积极地向广大患者提供确切的中医药就医指导，宣传中医在临床上的优势病种，争取患者"首诊"就自信地选择中医医疗服务。

目前中医药科普知识和就诊信息的传播，主要是专家和医生向患者进行的单向传播，患者想参考借鉴其他患者在就医过程中的体验、经验和获得成功等方面的信息，缺乏常规的信息传播渠道。对此，我们也应探索为患者创造信息交流的渠道。

【思考题】

1. 中医药文化传播的三大功能是什么？试结合"四个自信"中的"文化自信"对文化强国功能进行阐释。

2. 你身边有哪些"中医黑"的言论？你如何看待这种现象？

3. 中医药文化传播的三大核心内容是什么？如何把"象"这一核心思维进行通俗化解读？

第九章　科学传播

第一节　科学传播概述

一、科学传播的概念

科学传播就是对科学的传播，属于传播学中的一个重要分支。科学传播指将人类所认识的科学知识、技术、方法和理念，通过多种媒介进行扩散，以促进科学技术的创新发展、社会生产水平的提升和民众科学文化素质与解决实际问题能力的提高。科学传播主要的信息流通路径有科学共同体之内和之间的交流、科学家与科学家之间的交流、科学知识体系的教育传承、科学组织及科学家面向社会公众的科学普及（即通常所说的科普传播，详见第十一章）。

目前，在学术界并未对"科学传播"的基本概念和学术体系构建达成共识，而且还常常将"科学传播""科技传播""技术传播""科普传播"交替使用。如果按照《现代汉语词典》对科学的定义，科学是一个上位概念，覆盖了科技、技术、普及等相关概念，因此可统一使用"科学传播"。

二、科学传播的形式和内容

1. 科学传播的形式　科学传播的形式主要包括学术著作、科研报告、科技学术期刊和学术会议发表的论文、网络文章等（详见第五章）。

2. 科学传播的内容　科学传播的内容主要包括三大类：一是科学事实、科学理论、科学研究进展。这是人类对大自然发展客观规律的认识、探索，以及总结出的知识和上升成为的学说与理论。二是科学思想、科学精神、科学文化、科学方法。这是影响科学发展的思想观念、价值取向和方法手段，尤为重要。三是具有可操作性的实用性技术。这是科学传播中数量最大的一部分，也是与大众关系最密切的内容，主要解决生产和生活中的实际问题。

以上内容既包括人类对世界最前沿的认知，也包括物理学、化学、地理学、生物学、医学等各门学科的系统知识。

三、科学传播的目的

1. 让科学社会化　传播科学思想、弘扬科学精神、提倡科学方法、普及科学知识，提升大众科学素养，推动社会文明的进步。

2. 让科学人文化　科学与人文虽然是两个不同的领域，但却有着密切的联系。没有人文的科学是盲目的、迷失方向的，没有科学的人文是模糊的、空洞的。科学传播必须紧密结合文化传播，不断促进科学与人文的交融。

3. 让科学大众化　科学传播对每个人都会产生直接或间接的影响，一方面是科学组织和科学家向大众传播科学知识；另一方面大众将接受更多的科学教育，甚至还有机会参与科学知识的创造。

第二节　中医的科学问题

一、中医的学术体系

中医学属于中国古代自然科学知识体系范畴，其学术核心是阴阳学说、五行学说和元气论等，带有一定的人文色彩，其内容包含对千百年行之有效的临床实践的总结。中医历史上的每一种理论、每一种解释都有一定临床实践基础，所以，学习中医就需要反复地加深对经典的理解，反复地进行临床实践。

中医学是中国劳动人民在长期与疾病斗争的过程中逐渐发展起来的一门临床实践性很强的学科，在漫长的历史进程中保障了中华民族的繁衍生息，其本身亦被不同时期的中医学家加以总结和提高，形成理、法、方、药较为系统的理论体系。中医学在阐述人体生理功能、诊断治疗疾病的过程中大量运用阴阳、五行等中国古代哲学理论，这既是中医学术的特点，也为历史上不断出现的"中医不科学论"提供了可乘之机。在讨论中医理论科学性的过程中，我们必须认真思考中医理论中的阴阳、五行与医学理论之间的联系与区别，只有认清这一点才能正确处理中医科学性等诸多问题。

《黄帝内经》是阴阳作为医理出现的肇始，如"阴静阳躁，阳生阴长，阳杀阴藏""清阳为天，浊阴为地""重寒则热，重热则寒""阴味出下窍，阳气出上窍""清阳发腠理，浊阴走五脏""阳盛则热，阴盛则寒"等等。这些论述的重点在于指出自然界和人体存在着相互联系、相互对立的两种状态，而且它们在一定条件下还可以相互转化。随着中医理论的完善，阴阳作为对立概念的描述作用更为突出，最终演变为许多成对的既相反又相关的概念，如八纲辨证的表和里、寒和热、虚和实；药物方面有寒和热、温和凉；脉诊方面有浮和沉、迟和数、虚和实。这些内容都是阴阳具体化的表现。

虽然中医借用了阴阳的概念，但在诊断治疗疾病的过程中，阴阳已经内化成中医的医理，而与哲学中的阴阳完全不同，所以，也有人探索用"相对性概念"取代中医理论中的"阴阳"，比如"亢进"与"衰退"，"膨胀"与"塌陷"，甚至用抽象的数学符号1/0来表述阴阳，使其更符合现代教育的思维形式，用现代方式描述中医理论的本质特征。

中医用五行来解释人体脏腑之间的变化关系，由此也逐渐形成了对人体脏腑功能和属性的一套系统认识。但五行并非机械地、一成不变地对人体生理病理现象进行解读，而是不断在临床实践中进行检验和修正，以不断完善其理论体系。著名中医学家秦伯未强调:(五行)必须以内脏为基础,离开了内脏活动的真实反映来谈五行,便会落空。比如,《黄帝内经》认为:"脾胃者,仓廪之官,五味出焉",这时的脾是土脏,具有化水谷、养脏腑的作用。而"心者,君主之官也,神明出焉",为火脏,为脏腑之大主。五行中火能生土,所以张仲景创了苓桂术甘汤、桂苓草枣汤来温心阳、暖脾土,取火能生土之意,治疗痰饮内停所致心悸等症。但在临床实践中,张仲景发现脾阳虚的食入不化、腹胀泄泻、水肿等症可以与畏寒、四肢不温、早泄、阳痿等肾脏病症并见,而阳痿早泄之人又多见脾阳不足之证,所以又使用真武汤、肾气丸等解决肾脾同治的问题。

二、中医的科学属性

(一)科学的多元化

文化的多元化已经被普遍认同,但科学是否也存在多元化?很多人还持否定的态度。其实,科学并非只有一种形态和评价标准。人类认识世界主要有两大路径:一是宏观整体的路径,二是微观局部的路径。在古代无论东方还是西方都采取宏观整体的路径来认知世界,从十八世纪六十年代的工业革命开始,西方逐渐走向微观,而中国仍然停留在宏观。东西方在认知上的差异,与不同国家、不同民族所生活的地域、环境、习俗、语言文字等因素密切相关,因此构成了不同的文化。不同的文化会呈现出不同的人性、意识、价值观、社会、经济、知识、生活形态、行为方式,对人们的认知、思维、实践产生不同的影响,由此获得的知识和知识体系在形式、表达和认识深度等方面也不可能一样。不同的知识体系上升为理论后,必然会创造出多元的科学。也就是说科学与文化一样,也具有多元性。

我们常说学习科学知识是为了探索宇宙的奥秘,而大家平时可能只是将"宇宙"当作"大自然"的代名词来理解,其实这两个字具有两种完全不同的含义,代表着世界上最重要的两大概念,这就是时间和空间。"宇"代表空间,"宙"代表时间,如《淮南子·齐俗训》所说:"往古今来谓之宙,四方上下谓之宇。"

从这个意义上理解,我们做任何研究都应考虑到时间和空间的问题,同时还要考虑到时间和空间的关系,只有这样才能更全面地认识世界,而不是割裂世界。但实际研究中却往往有所侧重。比如,西方科学强调从"物质空间"的角度认识世界,中国科学则强调从"时间"的角度认识世界,这就形成了两类完全不同的认知方式。

1. 西方科学强调从"物质空间"的角度认识世界 由于空间是可分割的,西方人以此认为事物的构造是由部分构成整体,因此,可以将整体分解成部分来逐一认识;事物的运动是由物理、化学等低级运动组成高级运动,则可以将高级运动还原为低级运动来认识。这就导致其在方法论上更侧重于对物质"实体"基础和结构的认识,对人为可控制的状态进行分析和研究,由此形成了以物质"实体"为中心追求客观实在的评价体系,这就是还原论产生的认知思维基础。

既然一切都是可以分割的,物我同样可以分离,主客体也就成为对立的二元关系。由此产生了"控制与征服自然"的观念。这些思想直接导致今天世界上出现对大自然生态平衡破坏的后果，严重威胁着人类的生存。

2. 中国科学强调从"时间"的角度认识世界　由于时间是不可分割的，中国人以此认为宇宙是一个对立统一的整体，处于不断的运动变化之中。因此，只能从宏观整体上动态地对客体所表现出来的各种"现象""形象"及功能状态进行记录、描述和分析，并从关系背景上去分析理解，即对"象"的把握。体现在中国人的思维方式和学术研究方面就是特别强调整体性，认为宇宙是一个不可分割的有机整体，大宇宙包含着小宇宙，小宇宙融于大宇宙之中，万事万物之间存在着相互联系、相互协调、相互制约的关系，以保持生存发展的可持续性和资源的共享性。这就是整体论产生的认知思维基础。

既然一切都是不可以随便分割的，物我同样不能分离，主客体是统一的一元体。由此产生了"天人合一"的观念，强调要与自然保持和谐的关系，一切都应注意顺应自然、中庸平和，进而还有"敬畏自然"的原则；注重对感性经验从整体上把握和超越，强调从整体上维系动态平衡，而不是对经验事实作具体的概念解析，更不在意对概念系统的逻辑化表述，因而缺乏准确的概念系统。

由此，形成了以形象、模糊、直觉为特征的中国式思维模式，以"合"为原则的中国式认知方式，以"和谐"为目的的中国式精神境界。这些思想和方法在对信息的选择、处理、结论和传递上，强调最多的是从整体和宏观的角度看问题，注重处理个体与其生存环境的关系，而并不在意寻找物质实体和分析物质的构成。东方的这种思想正是当今挽救世界的最佳的人类智慧。

（二）中医药的科学性

1. 古代东西方都从宏观认知世界　在古代，人类对世界的认知，一般都是粗略模糊的宏观整体认识。古希腊、古罗马等西方早期医学都在不同程度上，将土、水、火、气、血等元素认定为构成人体的基本物质，并认为人体疾病就是这些元素失衡所致。而中国古代的智者则认为万物由木、火、土、金、水五元素组成，都受阴阳之气调节。人体是由脏腑经络构成的一个有机整体，人体的阴阳失衡、五行失约则发生疾病。但需要指出的是，中医五行所涉及的木、火、土、金、水并不像西方医学那样专指五种物质，它还代表着机体的五类构成单元和机能单元，或代表着五类"运动形式"和五类"象"的变化。

2. 宏观与微观认知交替进行　在人类早期知识产生的过程中，首先都是宏观整体认知，然后才有深入一步的微观局部认识，接着再进入更高一层的宏观认识。宏观与微观有可能是交替进行的，甚至很难说清楚它们的先后。在古代，中西方医学走过极其相似的发展道路，都是先从宏观的角度对"整体现象"进行研究，同时也都关注过微观的"实体"。古希腊希波克拉底在《论心脏》中描述了心房和心室的功能。在古希腊亚历山大利亚时期，希洛菲利斯首先公开对动物和人体进行解剖和实验生理学研究。古罗马的盖伦也极重视解剖知识对医学的重要作用，其研究非常细致，如他对脊椎的数目、形态做了正确的记载，对颅骨与骨缝命了名。中医学的经典著作《灵枢·骨度》系统地介绍了人体各个部位的尺寸、各骨节之间的距离。《灵枢·肠胃》记载："胃长二尺六寸……径五寸……小肠长三丈二尺。"

　　到了近现代，西方医学完全抛弃了从宏观整体研究现象的方式。西方现代医学在近现代数理化、生物等最新科技知识的强力推动下，走上了一条更加精细的微观具象的学术发展道路，形成了以实验研究、定量分析研究和现代逻辑语言为特征的现代医学体系。中医学则仍然采取整体观的认知方式，通过望、闻、问、切四诊手段，从宏观上把握人体"象"的变化，即人体表现出的具有生理病理意义的形象、现象、征象，然后对整体做出"病性"的判定，即确定为某一证型，也就是辨证施治的"辨证"，然后再针对证型予以相应的方药进行治疗。

　　3. 宏观与微观各具特色和优势　人类从宏观和微观两种路径认知世界，从而形成了东西方不同的科学文化知识体系。诺贝尔奖获得者李政道博士认为："生命是宏观的，但20世纪的文明是微观的。用微观层次的规律不能解释宏观现象。"英国《自然》杂志的主编坎贝尔也认为，中国古代科学方法都是从宏观、整体、系统的角度研究问题，其代表是中医研究方法，这种方法值得进一步研究和学习。中医药知识体系能够从自己独特的视角反映人体生理病理规律，而且也能有效地对健康和疾病状态进行调理和干预。由此不仅证明了中医药所具有的科学性，而且也说明宏观和微观两种路径认知世界各具特色和优势，相互之间不能取代，只能寻求最合适的互补。

　　4. 中医药选择了宏观整体的认知方式　中医药产生于中国古代，那个时代尚无能够认知微观世界的工具，无论认知世界还是认知人体，都只能从宏观整体的层次进行认知。也就是说，中医药并非是像现代西医那样建立在实验室微观研究和以物质为认知基础的解剖实体之上的医药学。

　　中国古代经过多次战乱，古人不可能没有对人体内脏、肌肉、骨骼等进行观察的机会。那么，为何中医药放弃了直接以解剖入手的认知方式呢？这是因为中医药所接受的是"天人合一"整体观思想的影响，追求的是从宏观角度认知世界，从整体上、从人体外在表现上去反推人体内部物质实体的变化，这必然会放弃直接从解剖实体的角度去认知人体。可见，中医的知识体系并非直接依据解剖建立起来的，而是在粗放的解剖基础上，结合了只有生命活体才具有的生理病理现象，即"象信息"，创造性地以"象信息"为主要认知思维依据形成的。通过从宏观整体上通过对"象"的认识和把握，认识正常人体"五脏、六腑、经络、气血"等生理功能状态的"藏象"；通过从宏观整体上对初级的"病象"，按属性或状态进行"分类"，形成更高层次的"病象"，即反映"五脏、六腑、经络、气血"等病理变化的各种"证型"。也就是辨证施治的思维结果，即辨出来的"证"。

　　5. 临床疗效反证了中医药的科学性　广州中医药大学终身教授、国医大师邓铁涛从医学临床角度对中西医做了分析："西医是微观医学，从细胞到分子、基因……越来越细。中医学的理论与之相反，是宏观医学，把人（病人）放在天地之间去观察和研究。西医能治好病，中医也能治好病，按照上述真理的标准来看，中西医不是互相排斥，正好是互相补充，是既矛盾又统一的一对。微观与宏观相结合会创造出更高更好的理论与效果。这是后现代科学的发展方向。"邓铁涛教授同时还以中医与西医联合治疗重症肌无力为例，作了深入的分析："……西医的微观研究相当深入，还能造出动物模型，发明了'新斯的明'，疗效迅速，泼尼松更是治此病（重症肌无力）的王牌药物，但都只能治标不能治本。胸腺摘除说是有特效，其实多数病例仍然复发。我们从宏观认识，重症肌无力是脾胃虚损、五脏相关的顽疾，采用的治疗方法是升发脾阳、大补脾胃为主，兼治五脏。此病属虚损之证，故无症状之后仍须服药 2 年才可以根治。但当病人出现呼吸危象，不能饮食时，我们采用注射新斯的明治标，使之能口服中药与饮食，几天之后多能渡过危险。这就是宏观与微观相结合的例子。许多中医特别是青年中医不明此理，一接触西医的微观科学，反观中医的阴阳五行，便怀疑中医的科学性，便不好好地去读中医书。"

我国新文化运动时期一位深受西方文化影响的名人认为："西医能说清楚道理，治不好病也是科学；中医不能说清楚道理，治好了病也不是科学。"这个说法不仅是片面地以西医的标准或学术表达方式来看问题，而且在逻辑上也是根本讲不通的。下面我们对此作以简要剖析。

第一句话："西医能说清楚道理，治不好病也是科学。"如果西医治不好病又怎么能称得上是科学呢？这说明它没有真正认识到疾病的本质和变化规律，也没能采取正确适当的治疗措施，所以治不好病。这种所谓的"能说清楚道理"，实际上是并没有说清楚道理，而且还可能是一种错误的道理。

第二句话："中医不能说清楚道理，治好了病也不是科学。"中医与西医本不是一种知识体系，因此，不能用西医的理论表述方式来评判中医。这里所认为的中医"不能说清楚道理"，实际上是指不能按西医的表述方式来说清楚所谓的道理。如果中医治好了病，这正说明它认识到了疾病的本质和变化规律，也提供了正确适当的治疗措施，所以才能收到疗效，也就是治好了病。在有疗效的情况下，如果只是因为不能用西医的理论来解释就否定其科学性，甚至还认为中医不是科学，这本身就是一种违背"求真务实"科学精神、不讲道理的错误态度。

在此需要强调的是，理论来自于实践，理论既要指导实践，更要为实践服务。如果理论与客观实际发生冲突，首先需要调整和改进的是理论，而不是固执地用僵化的理论去否定鲜活的客观事实。

"有疗效就是硬道理"。中医所依据的解剖知识虽然非常粗放，但仍然从一个独特的视角，认知到了人体的生理病理变化规律，在上千年的临床应用中，对很多常见病、多发病、急性病、慢性疑难病都有明显和确切的疗效，充分证明了这种认知方式形成的知识体系，具有理论性、实践性和疗效。因此，中医的理论体系和各种学说即使现在还不能完全用现代科学知识体系来解读，但也是可信、可学和可用的。

三、中医是东方科学

中医学是一门不同于西方现代科学的知识体系。中国科学院院士朱清时的观点非常鲜明："人类自古以来就有还原论和整体观这两类认识方法。这两类方法既使用推理，又使用归纳，只是前者较多使用推理，后者更多使用归纳。它们都以实践为检验理论的标准，它们的理论都经过了大量实践的检验，因此它们都是科学。不同的是，还原论方法把复杂事物的整体进行分解，并加以抽象，然后研究得到简单基本单元，进而从这些基本单元的性质推出整体的性质。西方科学的主流就是使用这种方法。但是持整体观的人认为，复杂事物是不可分割的整体，对它进行分割和抽象会丢掉一些东西，这样研究所得出的整体性质并不真实。因此，他们坚持从整体上研究复杂事物。以中国传统文化为代表的东方文化的主流，就是持这种观点……毛嘉陵认为中医是科学，虽然当前流行的狭义的'科学'还不接受它。中医揭示了人体和疾病一些整体层次的规律，虽然理论还停留在古朴的状态，但是这些经验是人类几千年文明反复实践证明了的，是真理、是科学……中医是粗粒化的'大写意'生命科学。"接着，朱清时将中医的科学性做了一个界定："实际上中医的科学性是复杂体系的范畴，不能用简单的西医方法去界定，只是目前条件还不够成熟，很多人还无法理解。当前中医迫切需要得到现代科技的帮助，但并不是用西医的方法来研究中医。"

中国社会科学院研究员刘长林直言道："当前困扰中医学的不是中医学术本身，而是哲学。一些流行的认识论观念必须突破、更新，这样才能树立正确的科学观，摆正中医与西医的关系。就是要破除对西方和现代科学的迷信，正确理解中医学的科学价值，划清中医与西医的界限，此乃发展中医学的关键。"他还强调科学是多元的，不是一元的："现在国内外一些学者也已在打破'科学一元论'的束缚，而转向'科学多元论'。但是迄今，许多人的头脑仍然被科学一元论捆绑得死死的，认为科学只能有一种模式，只能沿着一条认识路线进行。这种狭隘的观念，使他们中的一些人面对东方传统科学所揭示的大量他们不能理解的事实，感到莫名其妙，于是采取硬不承认的态度，甚至抡起'伪科学''赝科学'的大棒乱打一通。"同时，他还认为，科学的定义和标准不应由某些取得了巨大成就的学科所使用的方法来规定。他说："科学是人类的认识活动，科学虽然不等于真理，但科学的认识活动应当最终通向真理和对规律的把握。所以科学方法没有死的规定，凡有利于获得规律性认识的方法，都是可以采取的科学方法，凡能够指导人们在实践中获得成功的规律性知识，都是合于真理的科学知识。"

由此可以看出，世界上最具代表性的是东方和西方两大文化体系，它们有着不同的表述形式、认知思维模式、评价方法和学术标准，甚至在很多情况下是难以相互"沟通"的，以此形成的知识体系或科学，必然是两套不同的体系。为了促进科学研究和知识创造的"百花齐放"，有必要将东西方不同的科学知识体系进行区分，分别称为"西方科学"和"东方科学"。

瑞士分析心理学家荣格在《金华养生密旨与分析心理学》中说："几年以前，当时的不列颠人类学会的会长问我，为什么像中国这样一个如此聪慧的民族却没有能发展出科学。我说，这肯定是一个错觉。因为中国的确有一种'科学'，其'标准著作'就是《易经》，只不过这种科学的原理就如许许多多的中国其他东西一样，与我们的科学原理完全不同。"这种看法有以下两层意思：①认可了科学有多种形态，而并非只有西方科学一种。②他所说的"与我们的科学原理完全不同"，实际上是承认了中国的科学在认知方式和知识形态方面与西方科学的差异性。

德国慕尼黑大学东亚文化研究所波克特教授对中医给予了高度评价："中医是成熟的科学，而且在2000多年前就达到了成熟科学的水平。"他认为："科学必须符合以下三条标准：①以正面经验为基础。'正面经验'是针对确凿的事实而取得的实际效果。正面的事实与主观的臆测是相对立的，离开了事实，科学便失去了形成的必要条件。所以'正面经验'，是经验的事实资料的积累，能够重复和验证。②陈述的单一性。即在一定的上下文意中，具体名词术语的含义是单一的。所陈述的内容都是有一致规定的，并排除其他含义，哪怕是稍微相似的含义。③经验资料的严格、合理的综合。'严格的'是指不是任意的、含糊的和近似的；'合理的综合'，是指从收集到的经验资料中建立起合乎逻辑的联系。这种合乎逻辑的联系，就是这个学科的理论体系。这个理论体系，能使人们对未来事物迅速做出有把握的灵活推断，并使原有的结果再度产生。中医是一种内容丰富、有条理、有效的医学科学。而西医学的发展只有几百年的历史，大踏步发展只有几十年。应当看到，它是借助物理学、化学的方法和理论作为自身使用的技术才发展起来的，事实上它没有真正意义上的药理学基础。从根本上说，西医学还只是一种典型的生物医学或动物医学，远没有发展到真正意义上的人类医学。它将针对小白鼠的实验结果应用于人类。须知，人类与小白鼠毕竟有天壤之别。当然，西医在物理、化学方法基础上发展的医疗技术是很可贵的，但技术与科学是两回事。"

新华社著名科技新闻专家姜岩博士指出："中医曾一度在世界范围内包括在中国被误解，特别是在20世纪上半叶的中国，很多人认为中医是骗人的把戏，包括鲁迅也曾持这种观念，不过学西医出身的鲁迅后来也认识到自己的偏颇。最近几十年来，随着复杂科学的兴起，全世界对中医有了更深刻的认识。以中国古代整体论思想为基础的中医不仅将大大促进全世界医学的发展，而且它的一系列思想和方法可应用于探索生命现象等复杂科学领域，甚至可以应用于解释整个宇宙的诞生与演化。"

朱清时说："中医是几千年来我们的祖先留给我们的遗产，在几千年的文明史中发挥了很好的作用，在中医体系中有很多科学的成分。这种科学在短时间内，甚至在过去的二三百年中都没有被人们认识，认为它不科学。实际上，科学发展到21世纪，在复杂性科学出现后，人们已经开始知道，中医并不是迷信，而是复杂性科学的一个部分。近一时期我还在努力想通过《周易》中的阴阳、八卦、生肖来理解中医。我认为阴阳、八卦也是用来描述复杂事物的基本形态及这些形态之间是如何转化的。很可惜在过去的几千年中许多人将这些东西看成是算命的东西，因为算命是一种随机性的事件，因此很难说它有多少科学性，但如果将它看成是描述复杂事物的泼墨山水的一种描述方法，用他来描述这种状态是如何转化的，对此进行研究就成为了复杂性科学。"

上海师范大学教授吾敬东指出："谁能够断然否定古代中国……李时珍等人工作的科学性质，谁又能够断然否定古代中国……金元时期医学的科学性质？我们甚至还可以这样来设问：如果……李时珍等人并不是生活在古代而是生活在近代，也并不是生活在中国而是生活在欧洲，他们的活动能不能被视作是科学？他们能不能被视作是科学家？答案无疑是肯定的：他们的活动就是科学！而他们就是科学家，有些甚至还是大家！"以上观点说明，世界上存在着"文化歧视"。

对此，中国科学院研究员宋正海认为，近百年来以科学主义评价中医科学性、以西医规范中医，正促使中医走上一条消亡之路。当前一些人公然认定中医是"伪科学""前科学"，正是科学主义吹响了要彻底消灭中医的号角。这是一场战斗，不光是中医生死存亡的一仗，也是中国传统科学在 21 世纪能否振兴的一仗。他还针对当前连一些并不懂中医的科学主义者也敢道貌岸然地宣布中医是伪科学指出："不弄清科学主义，不分析和判定它的错误和危害，中医在当代整个理论界难以抬头，中医工作者在医学界难以理直气壮地工作。所以，要振兴中医，当务之急是在医药卫生界内部彻底批判科学主义。"

德国慕尼黑大学东亚文化研究所波克特教授说："就医学而言，由于 19 世纪西方文明的冲击，在中国人心灵上造成的模糊和麻痹直到今天仍未得到克服，连一些中国的医学家和政治家都没有认识到上述事实……都是按照这种外来的教条主义和不合理的前提发表议论和行事，都认为西医是科学的，相反……没有对中医基本方法论和认识论进行研究。"

2007 年出版的主要讨论中医科学问题的专著《第三只眼看中医》认为，科学的真实客观只能相对"逼真"，科学的普遍性及可重复性只能体现在相对的时空"范围"内，科学的系统性及逻辑性只能相对"完美"。这提示我们在崇尚科学、追求科学的同时，不能对科学过分地"顶礼膜拜"，更不能盲目迷信科学。

科学就是在一定时期内相对正确地反映客观世界本质、现象及其运动变化规律的知识或系统知识。或是赋予了一定条件限制的知识或系统知识（但关键是谁能制定这个标准）。这也符合《辞海》对"科学"的定义："反映自然、社会、思维等客观规律的分科知识体系。"从这个角度来看，无疑中医是科学。

从中医的认知思维特征来看，中医属于典型的东方式的右脑思维，因此，我们认为"中医是东方科学"。

东方科学注重对世界进行整体的、宏观的、关联的、功能性的、个性化的、定性的概括和描述，以象思维、灵性思维及模糊思维等思维方式来认识和研究世界。"以人为本""天人合一""和谐共生"是其最重要的价值观，"太极""阴阳""五行""气"是其最基本的学术表述形式。东方科学的这些特色和以人为中心的世界观，与西方科学以物质为核心的还原论思想正好相对应，可以完美地形成优势互补的关系，共同造福人类。

"东方科学"这个新主张的提出，不仅使具有几千年历史的中国式知识创造有了一个恰当的学术"名分"，也对中医学术体系有了一个科学合理的诠释，必将推动世界科学进入到多元化发展的新时代，这也是人类认识发展的必然和社会进步的大势所趋。

表 9-1　东方科学和西方科学的对比

	东方科学	西方科学
起源	起源和盛行于中国，主要流行于亚洲地区的日本、韩国、朝鲜及东南亚等国家，目前处于弱势地位	起源和盛行于西方国家，影响世界各国，目前属于国际上的主流知识形态，即现代主流观念所认可的"知识真理"

	东方科学	西方科学
认知方式	以象思维为主，包括灵性思维、模糊思维等。对客观物事进行整体概括而形成的知识体系。常常通过一些宏观的观念、经验和理论来诠释所有的物事变化，但也有部分知识来源于微观研究的认识	以现代逻辑思维方式为主，强调证实性与可证伪性。对客观物事进行分解、还原研究而形成的知识体系。常常通过对低层次物质运动的研究来解释高层次的物质运动，但这种方式并不能解释所有高层次物质运动的问题，这也是它的局限所在
关注点	强调物事的整体性、类别属性、时间性、功能状态，重视个体特性，具有宏观化、定性化、非标准化、个性化、随机化、非线性化等特征	强调可视的物质性、理化性、空间性、结构性，重视普遍规律性，具有微观化、定量化、标准化、统一化、机械化、线性化等特征
优势	能够在不破坏对象整体的基础上，进行宏观的研究，并获得有关知识	能够得到精确的数据，了解到较为准确的物质变化情况，从而得到针对性强的解决办法
劣势	难以避免一些主观的臆想，缺乏数据的支持	忽视对人体整体的把握，忽略对人与其生存环境之间关系的认识

第三节　中医药科学传播

一、中医药科学传播的概念

中医药科学传播属于科学传播中的一个新兴领域，是指中医药科学信息传递、共享及其发挥影响的全过程，即中医药科学传播者将中医药科学信息、技术、方法和理念，通过语言、文字及图书、报刊、视频、网络等多种媒介进行扩散，并影响相关受传者的整个过程。从而促进科学技术的创新发展，社会生产水平的提升，民众科学文化素质与解决实际问题能力的提高。

中医药科学传播主要的传播路径有中医药机构之间的学术交流、中医药专家之间的学术交流、中医药知识体系的院校教育和师带徒等形式的传承、中医药医教研机构和学术组织及中医药专家面向社会公众的中医药科学普及（即通常所说的科普传播，详见第十一章）。

长期以来，中医药传播侧重于文化传播，而忽略了科学传播，使人产生一种"中医药是文化，不是科学"的误解。传播中医药科学有利于中医药学术的传承和发展，也有利于中医药人才队伍的壮大，更有利于引导社会认可中医药的科学性和科学价值，增强现代人对中医药的认可度，提升社会人群的健康水平和养生防病的能力。

二、中医药科学传播的内容

中医药科学传播的内容包括中医药的科学思想、科学理念、诊疗技术、学术传承、社会教育、防病治病的知识普及，以及最新的成果、学术动态等内容。

从中医药科学传播的内容上来看，主要包括三大类：一是对中医药发现的人体生理病理事实、中医药认识人体和疾病的各种学说、中医药科学研究的最新进展进行的科学传播。二是对中医药的生命观、价值观、健康观、疾病观、养生观等进行的科学传播。三是对中医药具有可操作性的临床治疗技术、养生康复方法进行的科学传播。

第四节　中医药科学传播的未来

在当今信息社会和大数据时代，中医药必须高度重视和充分利用这次千载难逢的发展契机，以期弥补其缺乏数据的历史局限和学术尴尬，使其整体的、宏观的、粗放的医学认知能够获得微观信息和数据的支撑，从而实现在宏观整体基础上更精准地认知世界、维护人体健康和调整疾病状态。我们不难预见，在不远的将来中医药必将通过自身的突破和巨变，对人类健康事业产生新的巨大影响。因此，在中医药学术发展中必须改变上千年来形成的缓慢被动发展的状态，要努力开辟中医药未来学研究的新领域，加强预测性前瞻性的研究，并及时进行传播。

随着现代社会生活水平的不断提高，大众对高品质健康生活的需求越来越大，对医疗健康服务质量的要求也越来越高。2016 年 1 月 1 日联合国正式启动《2030 年可持续发展议程》，提出了今后 15 年将实现 17 项可持续发展目标。新议程范围广泛，主要包含社会、经济和环境三个层面，其中与人类健康有关的有改善营养状况，确保健康的生活方式，为所有人提供水和环境卫生并对其进行可持续管理。2016 年 11 月 21 日至 24 日，中华人民共和国国家卫生健康委员会和世界卫生组织在上海联合主办的第九届全球健康促进大会上发表了《2030 可持续发展中的健康促进上海宣言》。特别是 2019 年 5 月，世界卫生大会正式将传统医药纳入《国际疾病分类》第 11 次修订本，此举有助于传统医学融入世界主流医学体系，从而在各国获得合法的行医资格，这就预示着传统医药正式从法理上开始全球化。

在此大好形势下，预计再过 30 至 50 年，即 2050 至 2070 年，中医药将在全球医疗服务体系中扮演更加重要的角色，而且将推动中医院服务理念、服务方式、服务体系的革命性变化。同时，更多的现代高科技成果将在中医领域应用，以提升中医的临床诊疗水平，并极有可能实现学术上的创新和突破。以下是我们的部分预测，详细内容见相关专题论述。

一、中医医疗服务将从治病转化为"整体健康方案提供"

为了更全面地认识生命、健康、疾病和死亡，必将从科学文化角度对人身心进行具有科学依据和学术价值的探索。未来的中医医院不再是一个单纯的治病机构，将从单一的医疗服务分化为"医疗、养生、康复"三足鼎立的新型中医医疗健康服务体系。人们到中医医院不再有患病后的恐惧感，无论患者还是健康人，到中医医院去都是进行"调养"，只是他们调养的方式有所不同而已。中医医院将分化成"疾病调养部"和

"养生部"。中医师开出的处方，既有药方，也有药膳食疗方，还可能建议患者或调养者进行一些针对性强的养生活动。

二、中医优势病种将不断扩大"中医疾病谱"

中西医优势互补必将实现有机地整合，患者从就医开始就能够获得指导，能够更加理性地选择中医或西医。对医疗方式的评价，必将更加人性化和更注重治疗方法的性价比。中西医的优势是在比较中显示出来的，中医的优势病种一般都是西医疗效不好、西医治疗虽有疗效但有不良反应、西医没有治疗措施的病种，主要有慢性疑难疾病、心因性疾病和功能性疾病及西医临床检查正常但患者自我感觉不适的亚健康等状态。中医对此都具有相当的疗效。

目前，中医针灸在国内治疗的病种有所减少，但在国外却有不断增加的趋势，可以治疗包括痛证、不孕症、肿瘤等内科、外科、妇科、儿科和皮肤科的多种病症。由于受到处方权的限制，国外的中医师不能开西药处方，也就逼着他们只能使用中医、针灸治病，这样反而使他们提高了运用纯中医手段治病的临床水平，也扩大了中医的疾病谱。

因此，在未来中医治疗的优势病种数量还会大幅度增加，其增加病种的方式极有可能是"出口转内销"。

三、中药服用更加方便和舒适

在药房购买的中药都将有数据记录，包括中药产地、规格、主要成分含量等信息。中药饮片加工将实现机械化、电脑化和标准化的生产加工控制。煎药机的煎药程序和质量都将显著提升，不会再像现在这样的"千药一色"，而且还可以将煎好的汤药迅速浓缩，制成便于服用的药片、胶囊等剂型。

四、中医医疗将全面实现"信息化管理"

中医临床诊疗过程及远程诊疗的信息管理，将在未来全面实现数据化、网络化、规范化，使中医临床诊疗过程实现工业化生产流程的质量控制，以不断提高临床诊疗水平和尽量减少误诊的发生。中医专家通过网络对国内外疑难病例进行远程视频会诊，将有效地解决请知名中医专家"看病难"的问题。

五、现代信息技术将催生"中医数字检查室"

未来中医将突破难以量化表达临床现象的瓶颈，使以前很难用量化表达的精神心理现象逐渐实现量化。中医"望闻问切"四诊信息的收集处理实现电脑化后，将设立专门的中医数字检查科室，由中医检查师负责收集和数字化处理，包括在标准光源下对舌象图片和面容图片的拍摄、可分辨寸关尺三部脉象的脉象仪的脉象数据采集、口述病情的视频拍摄及电脑数据记录等。这些数据采集后，将进行智能分析和概率运算，并提出初步报告。中医师将直接利用已信息化处理的四诊数据，并依据这些信息进行辨证施治，最后形成一份用于指导临床治疗的可供网络查询的"电子病历"。

六、人工智能技术将创造出"辨证施治设备"

大数据时代必将深刻影响中医临床诊疗过程，将出现以象信息为中心进行采样、分析和评价的"中医数字检查室"，将全面实现人工智能控制下的辨证施治。"人工智能中医"将中医医疗服务的全过程进行数字化，全面实现临床信息资源的交换、共享、互联、互通和互分析，从而创造出用于辨证施治的人工智能中医医疗设备。这对中医学术研究和临床诊疗具有以下重要意义。

1. 促进临床信息采集的"规范化" 如果信息采集缺乏标准，同一个信息采取多样性的表述，无疑会导致诊断结论的混乱，严重影响治疗效果。"人工智能中医"可有效地促进中医望、闻、问、切等临床信息采集的标准化、精确化和量化，从信息采集的可靠性上保证临床诊断的正确性。

2. 促进诊疗决策咨询的"适时化" "人工智能中医"可以在临床诊疗中提供适时动态的、经智能筛选的多位名老中医的临床经验、解决方案、预计治愈率及其分析，而非逐一手动检索，使中医师进行诊疗决策时能够掌握更多有价值的参考信息，相当于一次名老中医的大会诊。同时还可以提醒可能出现的不良反应和副作用，最大限度地避免引发医疗事故。

3. 促进中医思维训练的"高速化" "人工智能中医"可以通过模仿名老中医的认知思维，为年轻中医师提供系统的或有针对性的中医思维训练，也可以随时帮助他们进行思维调整和矫正。即使已具有中医思维甚至一定临床经验的中医专家，在其头脑中无论是储存的信息量，还是运用信息的思维能力都是极其有限的，仍然难以掌握和充分利用一切有效的中医思维成果，需要"人工智能中医"来发挥诊疗辅助作用。整个过程不仅有助于迅速提高中医师的临床诊疗水平，而且也能使"人工智能中医"不断学习提高，可谓一举多得。

七、构建新型"未来自然整体型"中医药模式

通过对中医学术发展史和文献数据的全面梳理，不难发现中医学术发展中存在上千年的"古典自然整体型"中医药模式，已经出现明显的历史局限，阻碍着中医药的发展，已经到必须变革的时候了。为了促进中医药在信息时代的发展，我们在继承传统和坚持中医药文化核心价值的基础上，结合当代最新的科学成就，面向未来创造出中医学术发展的崭新模式——"未来自然整体型"中医药模式。

这是在"古典自然整体型"中医药模式的基础上，吸取了"现代实证型"中医药模式的教训后的升级版。该模式升级后最主要的特征就是继续坚持宏观整体认知，引入大数据、复杂性科学、智能化和工具化等现代科学方法，使中医药文化核心价值体系来一场革命，使传统的初级整体观、认知思维和行为方式实现一次具有划时代意义的飞跃。下面我们对该新型模式及其关键要素进行探索性设计。

1. 文化核心价值体系：信息文明 目前人类社会正处于信息文明时代，以互联网、大数据、移动终端、可穿戴设备、大型物流等为标志的现代信息社会的实现，使我们的

视野更开阔，信息交流更快捷，正在彻底变革我们的生产方式和生活方式，也影响着我们的学习和思维方式。在现代信息社会的背景下，中医药已不可能再回到封闭的农业社会状态，仍然以个体的、孤立的、自我修炼的形式进行生存和发展，而是要更具有开放性、包容性和客观性。需要强调的是，无论采取任何先进的科技成果，都必须坚持从自然整体的角度认知世界、人体和生命。未来中医的发展，首先强调更加坚守和坚持中医药文化核心价值体系的原则，并将此作为必须坚持的中医药学术底线。然后，在此基础上，以更大的胸怀，拥抱现代科技文明，促进自身的现代化进程。

2. 理论研究体系：清晰合理　中医的认知方式决定了中医的学科性质和发展状态。中医学术虽然历代都有不同程度的发展，也有不少临床经验的总结，但是由于中医从整体认知世界，难以进行创新突破，加之古今语言环境和用语表达习惯的改变。因此，长期以来中医学术发展的主线是围绕中医经典进行校订、注释、疏证、分类、重编、发挥等文献整理。即使如此，仍然需要学习者回到古代的特定语境中才能更好地理解原文的意思和深邃的含义。中医学术研究虽然以考究文字为主要研究方式，但是却并未关注学术术语的一致性表达和进行必要的概念优化，更多地采取思辨性的推理，而缺乏清晰且精确的思维过程，这必然使自身长期处于模糊混沌之中。

基于以上诸多问题，中医学术的表达不仅必须建立具有共识性的认识和准确的概念，而且还必须讲"现代话"，这已经成为不可回避的现实。所谓的"现代话"就是要促使中医的术语概念规范化、阐释说理清晰化、观点结论数据化。也就是说，未来的中医术语必须整理归纳为一词单义、一词准义、一词实义，要将中医整体认知的属性、位置、关系的表达进行一定程度的数据化和量化，使中医的说理形式从揣测推论变为以数据为中心的客观分析，这样才能更加便于交流、表达和理解。因此，应当大胆探索，利用大数据、复杂性科学、量子物理学、基因学、互联网等现代科技手段，从象信息角度进行研究，更精确地发现象信息与微观实体变化的对应关系，深入地阐释这种对应关系的变化机理。并以此进一步突出中医科学知识体系的科学特征，从而避免将中医误解为是一种文化、一种古代哲学。

3. 实践应用体系：严谨灵活

（1）**研究方法要科学**　在学术研究方式上，必须改变持续了上千年的以文献整理和临床经验纪录总结为主的单一手段。中医药要在现代社会生存发展就不可能回避现代社会的"游戏规则"，必须学会运用现代的科学研究方法，进行客观的数据分析，采取现代语言和符合逻辑的推理进行学术表达。只有这样，创造出来的学术成果，才可能被现代的学术界所承认。

（2）**要有信息意识**　在现代信息社会，中医药研究与临床都必须具有信息意识、掌握必要的信息技术、具备信息处理能力，能够及时地进行信息采集、开展协同研究、治疗方式优化和临床数据分析与评价，学会充分利用现代科技文明的一切可以利用的成果，以充实和发展中医药诊治手段。

（3）**学会利用工具**　必须改变长期缺乏工具而以人的主观判断为主的认知过程，要在宏观整体认知的指导下，研发中医医疗检测设备，最大程度地消除信息采集上的模糊性和分析上的主观性。

4. 组织协调体系：全面接轨 随着大数据、互联网、智能技术、移动终端、可穿戴设备、精准医学等现代概念和科学技术对中医的强势影响，未来中医学术研究组织形态将全面与现代科研组织形态接轨，中医学术研究的组织形态还将进一步分化，快速地与多学科进行协同和整合。由于中医药文化核心价值体系的坚守和巩固，因此这一切并不会影响中医坚持以宏观整体认知人体的科研思维、科研方法和科研目的。未来中医将更加强调行业发展战略研究、战略规划和对未来发展进行科学预测，同时还将争取在国家战略中获得更加重要的位置。未来中医药人才教育将在现代高等教育与传统师带徒之间寻找到最佳的结合点，而互联网、移动终端、多媒体等新信息传播技术，将加速融入中医药人才培养中来，使中医药知识点的传授更加规范和可靠，同时还将探索出一条最佳的中医思维智能训练方式。未来中医药科学文化传播将接受现代的传播理念，学会利用现代传播技术，努力实现中医药科学文化的有效传播。现代信息社会不太可能放任慢慢自我熏陶式的学术成长,，也不太可能让学习者去通读浩如烟海的古文献，此类学习方法很难再具有广泛的操作性。未来中医药科学文化传播将在"三跨传播"（即跨时代传播、跨地域传播和跨文化传播）的基础上，在更大范围和更深层次上影响全人类的健康事业。

【思考题】

1. 如何理解中医的科学属性？对"中医是科学"的质疑，你如何看待？

2. 你所关注的微信公众号中，有没有以科学传播为主要形式的公众号？如果有，试举一例，并介绍其主要特色。

3. 中医药科学知识的传播主要包括哪些方面？在新冠肺炎疫情暴发期间，你记住了哪些中医药科学知识？

4. 随着科学技术的发展，你觉得人工智能会取代中医诊疗吗？为什么？

第十章　新闻传播

从学科体系看，新闻传播学属于传播学的一部分，是研究人类新闻传播行为、活动及其规律的科学。中医药新闻传播学则属于新闻传播学在中医药领域的应用，研究的是中医药领域或与中医药相关领域的新闻传播现象及其传播规律与方式。

第一节　中医药新闻的定义

一、中医药新闻的定义

百余年来，新闻的定义很多，有人曾收集了三百多个新闻定义，还有人称新闻定义在千种之上。在我国，多数新闻学教材公认的是陆定一先生提出的新闻定义"新闻是新近发生的事实的报道"。

这个新闻定义，用语简约，内涵明确，外延清晰，概括了新闻的 4 个特点：陈述事实、具有新意、报道及时、公开传播。这 4 个特点可以概括古今中外一切新闻。应该说，这个定义在传媒业不很发达的时期还是适当的。因为，当新闻信息的传播还属于卖方市场时，受传者多是被动的，这个定义更多是站在传播者的角度，对受传者考虑的则不够。

进入 21 世纪后，我国传媒业迅速发展起来，尤其随着互联网的日渐普及，特别是移动互联网的兴起，新闻信息的传播进入买方市场，此时受传者对于新闻传播的意义凸显，而且新闻传播的形式和内容也不再仅仅是陈述事实。随着媒体的分化，例如相对于电子媒体，纸质媒体就更多承担了传递观点和价值的功能。这样，陆定一的定义就显得不够全面了。

那么，如何更准确地定义新形势下的"新闻"这一概念呢？不妨借用中国人民大学新闻学院教授、人民日报原副总编辑梁衡的说法，即"新闻是为受传者关心的新近发生的事实的信息传播"。这一说法，传播链条上兼顾了传播者与受传者，传播形式和内容上兼顾了事实和观点，使新闻定义做到了与时俱进。

相对应，中医药新闻传播也可据此定义为：中医药新闻传播是为受传者关心的新近发生的与中医药有关的事实的信息传播。

二、中医药新闻的四个特点

根据以上定义，可以看出中医药新闻传播作为新闻传播的应用学科，无疑首要与中医药有关。除此之外，还要有以下几个特性。

1. 受传者关心 如今，新闻信息传播既属于买方市场，努力引起受传者关注就格外重要。一条报道出去，如果引不起受传者的兴趣，那么该报道的社会效应和市场价值就等于零。可以说，没有受传者就没有新闻，受传者决定着新闻影响的大小。因此，我们从事新闻传播时，首先要具有受传者意识，时刻自问受传者爱看吗、他们容易接受吗、能很快读懂吗等。

中医药新闻传播的受传者，大概可划分为两个层面：首先是中医药行业领域，这又可细分为中医药管理系统受传者群体、中医医院受传者群体、中药产业受传者群体、中医药院校受传者群体（包括大学生、教师等）、中医药科研受传者群体（院校、医院、科研院所等）、中医养生保健受传者群体（主要是社会层面养生保健机构）等；其次是社会层面，主要指关心中医药、认同中医药、热爱中医药并希望学习和使用中医药的受传者群体，具体下文还要论述。中医药新闻传播就是要摸准这些受传人群的关注点，努力满足他们的中医药新闻需求。

2. 新近发生 自近现代以来，随着科技的迅猛发展和全球化的日益加深，以地球村为特征的一体化社会始终处在快速转型中，人的节奏空前加快，信息空前丰富、层出不穷。信息的生命力很短，信息不断变化，新的信息不断覆盖旧的信息。新闻捕捉的正是这种变化，包括已经发生的、正在进行的和潜在的变化。因此对新闻传播的时效性提出了极高的要求。新闻姓"新"，一个不提供新鲜事实信息的媒体是不会有受传者的。

因此，只有新近发生和出现的最新的中医药事实信息，如新情况、新事物、新现象、新知识、新问题、新意见、新思想、新经验等，即一切能给人们带来与中医药有关的新消息、新知识、新意见等具有新意的事实信息，才有资格成为中医药新闻。新鲜是新闻存在的内在因素，是新闻区别于历史的标志。从这一意义上讲，新闻是今天的历史，中医药新闻就是今天的中医药发展史。

3. 报道事实 新闻首先是对客观事实的报道，尽管报道者在报道的过程中，必然掺入个人的看法及评价，尤其当今传播生态下观点和价值传播的分量越来越重，但传播该事实的信息，依旧是新闻传播的基本要求。新闻传播的信息主体，是一种客观信息。忠实地报道事实，确保新闻的真实，就是维护新闻的生命。

新闻真实区别于文学真实，后者是一种生活的真实、社会的真实，是一种相对真实，不要求作品中的主人公与他们的所作所为必须真有其事、实有其人。新闻传播的真实性则必须绝对真实。真实性同样是对中医药新闻传播的底线要求。有的新闻作者为求见报率、获奖机会而"合理想象"，追求所谓的完美，就违反了新闻规律。

4. 信息传播 新闻不可能把事件原封不动地搬来，它只能传播事件的"信息"。信息是事物存在方式和运动状态的表征和陈述。对受传者来说，它是预先未知的事理，具有消除人们认识上不确定性的功能。信息具有反映功能、报知功能、预示功能、指导功能，这些功能对于新闻体现其特征、发挥其作用，具有重要意义。过去过于强调新闻的宣传属性，对其信息属性的认识不够，这种情况如今已显著改变。

新闻只有传播出去，才成其为新闻，而传播是有规律的。不是所有的事实都值得报道，只有那些具有新意并有新闻价值的事实才值得报道。事实是时刻变动的，新闻传播就是要抓取这一连续过程中有新意和价值的"一瞬间"，这就要求报道及时，即第一时间报道。如果当时不去抓住它，很快就会变成旧闻，没有了意义。尤其当前信息通讯技术迅猛发展，报道不及时将成为媒体生存发展的致命伤。

新闻传播还属于大众传播，具备公开传播的特点。新闻以满足社会需要为目的，新闻只有最大限度地让社会知道才能实现自身的价值。否则就是内部通报、小范围信息传递、领导指示、小道消息，或者就是情报。

第二节　中医药新闻价值的判定

一、新闻价值四要素

值不值得报道，主要看这个事实的新闻价值有多大。评价新闻价值大小的标准，是看其客观的传播效果，即传播后是否引起了广大受传者的共同兴趣和广泛关注。某一事实，若受传者关注的面愈宽、关注的程度愈深，其新闻价值就越大。所谓记者的新闻敏感，正是这种识别和捕捉具有新闻价值的事实的能力。

新闻价值是事实信息适应和满足受传者兴趣与需要的各种信息要素素质的总和。所含信息要素素质的级数越高，新闻价值越大。这个定义的核心，就是强调要从受传者的兴趣与需要出发来把握新闻价值。

新闻传播者在长期新闻实践中发现，新闻价值一般被集中概括为以下四要素。

（一）时新性

新闻事实越新，越能满足受传者的需求，越能吸引他们的注意。时新性主要有以下两方面的要求。

一是新闻事实在时间上是新近发生的（求新）　刚刚发生的事实立即报道，正在发生的事实同步报道，报道越早，新闻价值越大。例如，2011 年甘肃正宁县校车事件中，中医药参与应急救治，如何参与，效果怎样，此时报道越及时，新闻价值就越高。对中医药突发事件新闻传播的要求尤其如此。

二是新闻事实是受传者想知道的（求知）　求知的程度越高，新闻价值越大。例如，2011 年中国中医科学院研究员屠呦呦获美国拉斯克奖，此时中医药行业的受传者可能最想关注中医药在青蒿素研制中究竟发挥了怎样的作用，相关的报道就具有较高的新闻价值。

（二）重要性

新闻事实同受传者的利害关系称为重要性。凡同多数人利害相关，为多数人所关注的事实，就有社会意义，也就有重要性。这种重要性因素，是由受传者的"求近（利益接近）"需求心理决定的。事实越重要，越有社会意义，相关新闻就越有价值。

例如，中医药行业的一些政策出台，因其与行业受传者的利益息息相关，就具有重要性。如每年的全国中医药工作会议对当年中医药工作的安排，对全行业就具有较高的新闻价值；如《传统医学师承和确有专长人员医师资格考核考试办法》，对于尚未取得医师资格的民间中医来说就具有较高的新闻价值。

（三）关注性

关注性指事实信息中的人物、地点、事件、时间（如节日）等因素，具有一定的知名度。越是著名、越是显要、越是突出的人物、地点和事件，越能吸引受传者，新闻价值就越大。媒体应当关注具有影响力的人物和事件，抓住具有新意的内容及时报道。

例如，就人物而言，中共中央总书记的活动，在全国就有关注性；国家中医药管理局局长的活动，在中医药系统就有关注性；一个县委书记的活动，在该县就有关注性。又如，明星和普通人、一国之都和一个小乡村，关注性有差别，新闻价值就有差异。

（四）接近性

接近性指事实同受传者在地理上和心理上的接近（求近），距离越近越能引起普遍关注。地理上的接近性主要是由利害关系决定的，心理上的接近性主要由受传者的求知欲和好奇心理所致，受文化、职业、年龄、性别等因素影响。

例如，卫生系统受传者对国家卫生健康委员会主任发布的新闻和信息感兴趣，中医药人对国家中医药管理局局长发布的新闻和信息感兴趣。国医大师之所以为多数中医人关注，是因为心理上接近；北京市的中医药人对北京的中医药政策肯定比对广东的中医药政策感兴趣，则是因为地理上接近。

二、中医药新闻传播者的新闻价值观

新闻价值是事实内含的客观要素，人们认知和评估这种客观要素是有标准的。在长期的新闻传播实践中，新闻传播者逐渐形成了判断新闻价值的较为稳定的看法，这种判断新闻价值的主观标准就是新闻价值观，即新闻价值取向。新闻传播者的责任之一，就是识别、判断和捕捉具有新闻价值的事实，并报道好这些事实。这是一种重要的新闻工作的能力，也就是人们常说的新闻敏感。

从事中医药新闻传播，当面对中医药领域的各种事实时，必须具有高度的新闻敏感，能够迅速地判断其新闻价值大小。中医讲"取象比类"，这里我们不妨以"天""地""人"来做个比喻，构建起"天地人（上下中）"的价值判断思维框架，来帮助判断中医药新闻价值的大小。

1. 天——上，天讲时，侧重宏观形势坐标 大致划分为4个坐标系：一是中医药事业发展坐标，即中医药行业情况；二是卫生事业发展坐标，即卫生行业情况；三是国家经济社会发展坐标，即国情；四是世界和人类社会发展坐标，即世情。例如，从中医药新闻传播的立场审视2020年的形势，中医药事业发展形势的关键词是"中医抗疫""莲花清瘟"等，卫生事业发展形势的关键词是"全面应对新型冠状病毒肺炎疫情""医药代表备案"等，国情形势的关键词还包括"脱贫攻坚"和"民法典"等，世情形势的关键词是"抗疫全球化""中国模式在世界的吸引力增强"等。

2. 地——下，地讲利，侧重群众利益坐标　大致可分为三个坐标系：一是卫生或中医药行业人员群体，二是社会上关心和使用中医药的普通民众，三是世界范围内希望了解和使用中医药的民众。当然，每项还可细分为更多的群体。

3. 人——中，人讲和，即指新闻事实　新闻事实居其中位，只有上承天，符合上面的宏观政策和形势发展；下接地，符合人民群众的利益。就是顶天立地，能得天地阴阳之和气。这样的新闻事实就具有极高的新闻价值。

新闻传播者如果能够建构起这样的新闻价值判断坐标，就能对发生在眼前的事实迅速做出较为准确的判断，做新闻传播时就会心中有数。

例如，记者在采访中发现某县发展道地中药材种植很有成绩，如果以"天地人"的思维框架来判断，会迅速地发现：在"天"的宏观层面上，这不仅对中药产业发展有重要意义，还能既推动生态建设，又促进农业结构调整，符合科学发展观的要求；在"地"的群众利益层面上，帮助农民脱贫致富，改善当地的民生。因此可以说该县发展道地中药材种植的事实很有新闻价值。

第三节　不同媒介新闻传播的特点

传播媒介发展变化的过程与人类文明史同步。在人类社会中，占据主导地位的传播媒介经历了早期符号媒介、手抄媒介、印刷媒介、电子媒介、网络媒介的发展过程。把握媒介的特点和规律，有助于我们在中医药新闻传播过程中，认识新闻传播的物质手段，遵循传播媒介的基本规律，更好地使用媒介，提升传播效果，同时认清传播媒介的发展方向，顺应新闻传播发展的潮流。

一、报纸

报纸是最早出现的新闻媒介，近代报纸发端于威尼斯等地中海商业地区的手抄新闻纸，1933年美国《纽约太阳报》的创办标志着报纸从政党报纸走向大众媒体。

20世纪30年代，广播在世界各国迅速发展；到20世纪50年代，电视在发达国家普及。当时有人认为报纸或将被广播和电视取代，但事实表明，报纸的生命力依然旺盛。当今，互联网日益普及，又有人称报纸将消失，也许报纸在未来传播格局中的地位和功能或有变化，但仍将有其生存的价值和发展的空间。

报纸作为一种平面印刷媒介，有以下主要特点。

1. 报纸是阅读媒介，有形式上的阅读一览性特征　报纸通过印刷在平面纸张上的文字、图片、色彩、版面设计等符号传递信息，诉诸人们的视觉。在阅读形式上，可一刹那实现对整个版面空间上的一览无余，不同于广播和电视的声画的时间连续。这是报纸最根本的特点。

2. 报纸的时效性较弱　其排版、印刷、发行都需要一定时间。因此，报纸的时效性比之广播、电视、互联网来说要弱。

3. 报纸的保存性和可携带性好　相比于广播、电视、互联网，报纸有物质载体，传递的信息固定而持久，可以长久保存，携带上也不需要诸多条件的限制。

4. 报纸的阅读选择性较强　读报的选择权掌握在读者手中，他们可以根据自身喜好和习惯选择阅读报纸上的内容，或快或慢，或详或略，阅读的顺序、时间、地点等也都由读者决定。

这些特点决定了报纸最大的优势在于擅长传递深度信息，这是其他媒介不能比的。因此，报纸要发挥好这一优势，侧重深度报道、观点传播，弥补时效性、感染力等方面的劣势。

二、广播

广播是通过无线电波或导线向广大地区传送声音符号的传播媒介。第二次世界大战后，随着电视的冲击，出现了调频广播乃至数字广播等。

广播与其他媒介相比，有以下特点。

1. 广播是听觉媒介　使用的符号包括人的有声语言（如播音员、主持人、嘉宾、记者、新闻人物等的话语）、音乐、音响等。

2. 广播的时效性较强　广播利用电波传递信息，传递速度优于其他任何媒介，制作内容也比报纸、电视简单。当遇到重大新闻事件时，广播可随时插播，并可现场直播。广播的时效性可以达到各媒介之首。

3. 广播的保存性和选择性较弱　广播是时间性的媒介，按照时间的线性顺序传播，听众只能一闪性地接收和解读它，既难以保存，也无法在同一时间自由灵活地选择节目内容。

以上特点，决定了广播最大的优势在于其时效性和便捷性。前者在地震、灾害等突发事件和需要及时传递信息时优势明显，后者则体现在人们可以在收听广播的同时从事其他活动，这是其他媒体不能做到的。尤其人们在移动状态下，如驾驶或乘坐交通工具时，广播成为最适宜的选择。

三、电视

电视是使用电子技术传输图像和声音的传播媒介，通过光电转换系统将图像、声音传递和重现在远距离的接收机屏幕上，定期向家庭观众传送新闻、娱乐和其他节目。第二次世界大战后，电视迅速普及，一跃成为世界上最有影响的媒介。

电视与其他媒介相比，有以下特点。

1. 电视是视听合一的媒介。科学研究发现，人们通过视觉获得的信息占人们信息总量的83%，通过听觉获得的信息占11%。视听兼备，模拟了人类通常认识客观世界的方式，使人们可以真实、立体地感受事物，因此受到人们的普遍欢迎。

2. 电视的时效性较强，但保存性、选择性较弱。这一特点与广播类似。

以上特点决定了电视的最大优势在于其具有极强的形象感、现场感和过程感。这种特性使电视具有极强的说服力和感染力，如灾害性事件、战争景象等，电视传播具有视觉冲击力，令观众印象至深。

四、互联网

当今社会，人们对互联网不再陌生。互联网是利用通信设备和线路将全世界不同地理位置的功能相对独立的无数计算机互联起来，以功能完善的网络软件实现网络资源共享和信息交换的数据通信网。20 世纪 90 年代中期后，互联网在全世界爆炸性普及。

互联网与其他媒介相比，具有如下特点。

1. 互联网是一种"多媒体"　在互联网平台上，其他大众媒介和信息传播工具可以有效整合，诉诸人们的各个感官。人们可以使用包括文字、图片、图像、声音在内的各种符号进行传播，对眼睛、耳朵等视听通道施加多重信息刺激，兼具时间性和空间性。

2. 互联网的时效性较强　可随时更新内容，对重要新闻事件现场直播。

3. 互联网的保存性较强　可海量存储，并提供强大的信息检索功能。

4. 互联网的选择性较强　在所有媒介中，受传者在互联网上的选择性最佳，可以任意选择需要的新闻信息，凸显了受传者在信息获取中的主体性。

以上特点，决定了互联网的最大优势在于其超时空性和交互性。互联网兼具时间性和空间性，其他媒体的功能几乎都可以在这里实现，并保持着强大的开放性，不断产生出更多的新闻传播功能。互联网还是一种人际传播的重要工具，随着 WEB2.0 理念和技术的成熟，尤其是移动互联网的迅速兴起，QQ、博客、播客、微博、微信等新媒体不断涌现，人们既可以方便地获取信息，又可以随时、随地发布信息和观点，使传播进入一个"人人都有麦克风"的时代。传播者多元化，传播过程交互化，互联网迅速成为当代大众传播格局中最具潜力和影响力的媒介。

当然，互联网也有问题，例如海量信息的存在，反而增加了人们选择有效信息的难度，也使得互联网上的信息良莠不齐，权威性和可信度大大降低。

传统媒介虽然受到互联网的巨大冲击，但仍有自身优势。例如，在传递深度信息和有价值观点上报纸更优，接收的便捷性上广播更优，视觉感受上电视更优。未来，互联网不可能完全替代传统媒介，各种媒介将不断调整自身的定位和作用，在逐步融合中互相补充，形成一种竞争与互补共存的传播生态格局。

第四节　不同受传者新闻传播的角度

一、受传者的接受

新闻传播效果的最终决定者是受传者，受传者是传播者心中的"上帝"。在当今新闻传播市场是买方市场的格局下，传播者希望自己传播的新闻信息能为受传者接纳，自己的态度和价值观为受传者认同，进而获得他们所希望的各种经济的、政治的或其他的功利收益。

根据传播学中的"使用与满足理论"，受传者不是被动地接收信息，而是主动地、有选择地使用媒介和信息以满足个人的需求。如果传播者能全面、及时、准确地了解受传者的各种对于信息的需求，新闻传播和受传行为将会产生良好效果。

1. 受传者的选择性接触　指注意力有选择性地指向于某一特定对象，同时离开其他对象。受传者接触信息时，会自觉不自觉地注意那些与自己原有观念、态度和价值观相吻合的信息，或自己需要的信息，会主动避开和排斥同自己观念与态度相悖的信息。这意味着一定的媒介和信息，只能和只需要满足某些具有特定欲求和兴趣的受传者。

2. 受传者的选择性理解　指不同的人们对于同一信息所作的不同解释和结论。这意味着持有不同观点和生活背景的受传者，在接受同一新闻信息时，往往会有不同甚至相反的理解。

3. 受传者的选择性记忆　指人脑对经历过的事物或活动的反映的取舍，虽然受传者的记忆是一种自主的心理过程，但传播者仍然可以通过强化选择的头条、黄金段刊播是重要的新闻等积极手段，使受传者的记忆集中于媒介传播的信息。

4. 受传者的从众心理　指受传者在接受新闻信息过程中，由于实际上或心理上的压力，采取同多数人一致的信息取舍与信息理解。这一心理有助于在事件发生重大变动时，通过新闻传播尽快使处于茫然状态的受传者态度定型，从而达到沟通信息、统一舆论的目的。

中医药新闻传播从大的方面大致可划分为行业人群和社会大众；前者针对的是行业的受传者群体，是专门性受传者；后者针对的是认同、使用和关心中医药的行业外社会公众，是一般性受传者。不同的受传者，接受新闻信息时一系列选择的心理反应过程也不同，因此把握中医药新闻传播受传者的心理和需求，选择新闻传播的适合角度至关重要。

二、行业人群

行业人群是中医药新闻传播的专门性受传者，也是核心受传者。这一类受传者有着相对一致的兴趣爱好、接受倾向，虽然也是分散的，但他们的注意力相对集中，接受信息有较高的专业性要求，参与传播的目的性明确，并且有较好的关注持续性。

从中医药行业媒体的角度看，中医药新闻传播受传者按纵向划分，可大致分为以下几种。

首先是从中央到地方的中医药管理系统人员，包括与中医药相关的党政机关及其相关企事业单位。这基本属于中医药决策层的受传者人群，或决策或推行决策，他们往往对宏观形势层面的新闻信息更为关注，希望借此把握中医药发展的趋势，清晰中医药事业在卫生和国家大局中的位置，了解中医药系统发展的整体情况。

其次是中医药医疗、保健、教育、科研、文化、产业、国际交流等领域的机构专业人员。在这一类人群中，多是作为中医药发展主体的受传者，又可以根据以上领域分类细分受传者人群，把握各自的受传者心理和需求。这里有四个大的群体，从事中医药新闻传播时需要格外关注。

一是中医师群体，其数量最大　包括综合医院的中医人员、三千多家中医医院的医务人员、广大社区和乡村医疗机构的中医人员、民间中医等，其中仅执业中医师或中药师就有 57.5 万（2018 年数据）。他们希望获得中医临床能力和水平的提升，随时把握中西医融合的最新动态，学习他人的临床经验和简便验廉的中医药适宜技术等。

二是中医医疗机构管理人员群体，其人群增长迅速 包括三千多家中医医院及更多综合医院中医科室的科主任以上的管理人员群体，他们希望获得发展中医科室和中医医院的管理能力和知识，提升管理水平。

三是中药产业人员，其市场化程度高 包括数千家中药材种植业、中药生产企业、中药商业企业等，该产业每年产值已超过 20000 亿元（2020 年数据），并处于快速发展期。这一受传者群体中，管理层是最重要的受传者，他们需要把握产业发展大势，关注医药市场的变动，关注国家医药卫生政策的变动，并希望从中找寻机会。

四是中医药院校师生，他们是中医药事业当下和未来的精英 包括上百所中高等中医药院校、三百余所有中医药专业的西医药院校等。他们更关注中医药人才培养、中医药科研情况，尤其是院校中的大学生群体，他们作为中医药大学生如何健康成长、学有所成，如何从幼稚走向成熟等，将是中医药新闻传播的重点之一。

三、社会公众

社会公众属于中医药新闻传播的一般性受传者，这一类受传者对各种传播的内容可能都有接触的欲望且程度比较平均，大多没有固定的接受方向和重点，关注的持续性较差，对中医药的专业性问题兴趣不大。对社会公众来说，中医药新闻传播的主要目标是帮助他们正确认知与中医药有关的新闻事件和话题，达到对中医药价值和作用的认同。

社会公众对中医药新闻传播的重要性不言而喻。首先，这是因为在近代百年西学东渐的背景下，传统文化的价值长期被贬低和扭曲，中医作为中国文化的典型代表也没有例外，导致我国民众对传统文化包括中医日渐疏离甚至排斥，形成不利于中医药发展的社会环境。正是在这个意义上，对民众做好中医药新闻传播，有助于为中医药发展营造良好的舆论环境、培养健康的社会土壤。

其次，随着医学模式和人们健康观念的转变，西医学的困境越来越突出。中医学以人为本、整体观、辨证论治、强调治未病等特色则日益显现出优势，长期与中医疏离的民众重新对中医药表现出强烈的兴趣和求知需求，这为中医药新闻传播提供了较大的空间。

区别于单纯的科普传播，中医药新闻传播要注意把握两个原则。

一是充分利用民众关注的社会热点事件和问题，主动设置议题，寓文化传播、科普传播于其中。在报道好热点事件和问题的同时，宣传区别于西医的中医药文化，做好中医药科普。例如，2006 年社会关注的少数人所谓签名 "取消中医" 事件，在人们对中医与西医乃至中国文化与西方文化的区别尚不清晰之时，这时候充分借助民众对该事件的关切，大力宣传中医药文化和知识，能起到事半功倍的效果。

二是善于寻找和把握民众的健康话题，及时介入，提升中医药新闻传播效果。随着生活水平的提高，人们越来越关注自身的身心健康。例如，感冒多发季节对感冒的关注、天气变换时如何预防疾病、老年人如何养生保健、饮食与养生如何很好地结合等，中医药新闻传播可以利用百姓日常生活中的这些关切点，及时借助这些由头，开展中医药科普的传播。

第五节 中医药新闻传播者的素养

一、中医素养和新闻素养的融合

一名合格的中医药新闻传播者，是兼有中医药素养和新闻素养的复合型人才。

相对于其他学科而言，中医药的专业性较强，不仅体现在中医药有着丰厚的中国传统文化内涵，从而对熟悉中国文化就有着较高的要求；而且中医药理论体系是一个复杂的系统，不似西医那样简明，需要较长时间的学习才有可能较准确地把握。因此，当好一个中医药新闻传播者，必须具备较好的中医药专业素养，这对于此前没接触过中医药的新闻传播者来说，就要付出更多的努力。

新闻素养首先表现为政治判断力和新闻敏感性。一个新闻传播者要做到从纷繁复杂、千变万化的现实生活中判断出哪些事实有新闻价值，必须具有较强的政治判断力和新闻敏感性，两者有不可分割的关系。因此，中医药新闻传播者应当不断学习和积累，提高自己的政治理论水平和政策水平，不仅对国家经济社会发展情况了然于胸，也要对卫生事业发展和中医药事业发展有较强的大局观，还要熟悉基层中医药发展的现状，清楚尚存的问题。

其次，要了解新闻传播学知识。当今社会经济社会转型迅猛，科技急速推进传播业发展，人的思想观念日益多元化，舆论瞬息万变，不掌握传播学知识，新闻报道的效果往往不理想。这就需要了解一些新闻传播学知识，把握不同受传者的心理，掌握舆论引导的方法，才能做到心中有数、有的放矢。

第三，有社会交往和活动能力。新闻传播者要随时与各种各样的人打交道，尽可能多地获取信息，就要有与不同人交往和沟通的能力，不仅与基层的普通群众，还要善于与领导机关和领导同志建立联系。过于拘谨、怯场和患得患失都会导致采访的失败。

第四，要有调查和研究能力。新闻传播者面对的事实和信息各种各样，不可能事事精通，同样是中医药也分医疗、保健、教育、科研、产业、文化等诸多方面，这就需要调查和研究。确定新闻选题后，要善于查阅研读相关资料，以及到实际中调查。可以向国家中医药管理局等有关负责人调查，也可以到基层中医药的群众中调查；可以找当事人调查，也可以间接外围调查；可以公开调查，也可以暗访调查；可以开座谈会调查，也可以通过电话、网络、微博等方式调查。

第五，要有文字表达能力。在当前以全媒体为特征的传播生态格局下，人们对媒体日益挑剔，言简意赅、生动感人的报道，受传者爱读，就有市场，否则就会被受传者唾弃。这就对文字表达提出了较高的要求，新闻传播者要勤奋实践，努力形成自己独特的写作风格。

现实中，中医药新闻传播者两方面素养兼有的终归是少数，多数可能偏重一个方面。为较好地全面提升自身素养，最好的办法是边干边学，学新闻传播的每做一个中医药新闻选题，都要将其当作一次专业性的课题加以深入研究（采访前的准备、背景材料的收集，以及为采访而读各种相关书籍、向专家请教等），时间一久，中医药知识储备就会自然提高；学中医药的每做一个选题，不妨参考已有类似的优秀新闻报道认真研究体味，或向同行多请教，反复训练自己，久之新闻素养也会得到提高。

二、眼睛向上和脚步向下的对接

与前面提到的判断新闻价值的"天地人"思维框架相仿，做一名合格的中医药新闻传播者，也要眼睛盯住"天"、脚步踩实"地"。

这里的"天"就是国家和卫生、中医药事业发展的大局，要时刻学习领会好这个大局。这个大局主要指中央、卫生、中医药方面的政策。中医药行业的活动和发展，在一个时期内必然要在中医药行业的组织者——政府的政策指导下进行，这就形成了这个时期中医药工作的主要趋向，即中医药事业发展的中心工作。政策推行的力量是巨大的，一个政策就有可能改变一个领域的面貌和许多人的命运，中医药新闻传播者必须始终眼睛向上，关注一段时期的政策变化，把握大局。

这里的"地"就是中医药行业的现实形势，即行业发展的趋势和行业群众的民心。政策需要随时学习和领会，但把握形势则非脚步向下接地气、深入调查研究不可。政策往往提纲挈领，但现实的情况总是复杂的，群众的心理也是时刻变化的，新闻传播者如果不走下去与基层和一线的中医药工作者交流，看看他们如何开展工作，调查存在的问题如何解决，政策的推行与实际的需求还有多少距离，就无法获得第一手信息，就难以对中医药形势形成正确的认知。

当中医药新闻传播者有效实现眼睛向上和脚步向下的对接时，就会具有较强的政治判断力和新闻敏感性，面对一个事实和信息时，就会迅速形成新闻价值判断，并进入采访的最佳状态。

三、学习传统文化，弘扬中医国粹

一名中医药新闻传播者，还应是一名中国文化传播者。

中医植根于中华文化土壤，是中华文化传承的重要载体，凝结了中国文化丰厚的哲学思想和人文精神，是中国文化的优秀代表。中医学的许多理念受《周易》影响，并逐步融入儒、释、道的文化精髓，吸收了自然科学成果，逐渐形成独特的医学理论体系。因此，要深刻了解中医药，必须熟悉中国传统文化。传统文化之于中医药，犹如土壤之于大树，土壤贫瘠，大树也难成材。

然而，由于各种原因，在我国现有教育体系下，国人对中国传统文化少有接触而疏离，即便是中医药院校的学生，传统文化的熏染也很有限，反而对西方文化的学习和了解更多、更系统，这又反过来加深了对本已了解不多的传统文化的成见。中医药新闻传播者要努力学习中国文化，并将其与中医药新闻传播结合起来，相辅相成，从而更好地弘扬中医国粹。

【思考题】

1. 我们常常会看到"某某找到治疗癌症的新型药物，有望包治百病"的新闻标题，怎样看待这一现象？如何辨别中医新闻的真实性？

2. 怎样理解"眼睛向上和脚步向下"？中医新闻传播者如何做到"眼睛向上和脚步向下"？

3. 撰写中医新闻稿件需要具备哪些综合素养和能力？如何将新闻撰写的一般性原则运用到中医新闻的写作中去？

第十一章　科普传播

第一节　科普传播概述

一、科普

科普的全称为科学技术普及，指科学技术知识的普及，就是用公众易于理解、乐于接受和愿意参与的方式，讲解自然科学和社会科学知识，传播科学思想，弘扬科学精神，倡导科学方法，推广科学技术应用的活动。在不同情况下还有多种提法，如科普工作、科普活动、科普事业等。

科普是一种通俗化的科技知识资源，也是一种面向公众进行文化教育的社会活动。它既不同于学校教育，也不同于职业教育，而是随着科技的进步和社会的发展，不断地将科技成果转化为科普知识和信息，充分利用现代多种信息传播媒介和传播渠道，不失时机地向公众进行传播，以不断提升公众的生活品质。

科普工作必须保持鲜活的生命力和浓厚的社会责任感，努力贴近大众的日常生活和工作。在科普工作中，既要注重科学技术知识外在的实用价值，还要强调其内在的科学思想、科学方法和科学精神。

2002年6月，中国颁布了世界上第一部科普法《中华人民共和国科学技术普及法》。从2003年开始，中国科协（科学技术协会）在全国范围内每年都组织全国学会和地方科协在全国开展科普日活动，并从2005年起固定将每年9月第三个公休日作为全国科普日活动时间。多年来，全国科普日活动都得到了中央领导同志的高度重视和关心，中央书记处领导同志每年都莅临全国科普日北京活动现场，与首都各界群众一起参与科普日活动，起到了很好的表率作用。2006年，国务院颁布了《全民科学素质行动计划纲要（2006—2010—2020）》。

为认真贯彻科学技术普及法，统筹管理和协调各部门的科普活动，我国政府采取了集中管理科普工作的方式。国务院各部委的科普职能依据其主要职能而展开：科学技术部负责制定全国科普工作规划，实行政策引导，进行督促检查；教育部的基础教育司、职业教育与成人教育司、科学技术与信息化司、教师工作司、体育卫生与艺术教育司等依据自己的职能，不同程度地参与科技教育和科普工作；国家卫生健康委员会主要开展全面健康教育、指导初级卫生保健规划和母婴保健专项技术的实施、指导医学科技成果的普及应用工作等；中国科学院也是中国科普工作活动的重要部门，他们积极发挥高科技人才密集、科研设施先进的优势，加强各科研机构和科技工作者与社会公众的联系，动员和组织广大科学家和科技工作者以多种形式宣传科技知识，推动有条件的科研单位面向社会开放研究实验室，通过举办讲座、组织参观等多种方式进行科普宣传。全国科普工作更多的是由中国科协来具体组织实施。新中国成立以来，中国科协通过组织科普活动，为中国的科学普及工作做出了非常突出的贡献。

此外，国家要求环境保护、国土资源、体育、气象、地震、文物、旅游等国家机关、事业单位，以及中华全国妇女联合会、中华全国总工会、中国共青团等社会团体都应当结合各自的工作开展科普活动；而新闻出版、广播影视、文化等机构和团体则应当发挥各自优势做好科普宣传工作。

二、科普传播

科普传播指科普知识的传播。它是在科学技术知识完成通俗化、大众化，转换成为科普知识以后，进行的信息传递活动。具体来讲，就是传播者充分利用现代传播手段和媒介，在人际或社会信息系统中，利用有意义的符号来传递受传者可能感兴趣的科普知识，使受传者受到影响，或产生信息反馈和再传播的过程。

通常我们讲的科普是一种从传播者向受传者单方向的信息传递过程，而科普传播则更强调对受传者的影响和信息反馈，以及受传者的角色向传播者转换后进行的再传播。很显然，科普传播是一种多方向的信息流动方式。

三、科普传播的目的

当人类社会进入到现代高科技文明时代后，公众必须具备与现代社会发展相适应的基本的科学素养，否则就难以在现代社会中更好地生存，更不可能享受到高品质的生活。高深复杂的现代科学技术体系，不可能让每一个人都能够弄懂弄会，在此情况下就该充分发挥科普的巨大作用。通过科普宣传和科普传播，不断提高公众的科学素养，提高公众对科学技术的认识和利用，提高公众的科学生活品质。

那么，什么是科学素养呢？公众的科学素养指公众必须具备的与现代社会相适应的对科学技术知识、科学方法、科学观念、科学对社会的价值的基本了解和掌握的程度。同时，我们还要促使公众在日常生活中更多地利用先进的科学知识和产品，以提高自我的生活品质。

可见，科普传播的目的就是要讲"科学"的道理，要让不了解、不懂科学的公众，能够懂得生活和工作中所遇到的各种问题的科学道理，然后学会用"科学"的思维方式来看待和处理这些问题。社会有分工，我们不可能让所有人都从事科学研究工作，更不可能让所有人都成为各领域的专家。

第二节　科普传播的选题构思

要开展中医科普传播工作，首先必须创作中医科普作品，这是必需的知识信息基础。人们通过阅读中医科普作品，可以丰富中医药知识，从而能够正确地理解和认识中医药学，避免受到江湖游医、伪中医的欺骗和侵害。因此，积极参与中医科普创作是广大中医药工作者义不容辞的责任和义务。中医科普作品的选题构思可从以下几个方面来把握。

一、从社会形势发展中挖掘

结合国家的政策和社会形势发展的需求来挖掘中医科普的选题。例如，20世纪60年代"文化大革命"时期，掀起了知识青年上山下乡运动，为解决农村就医难的问题，用中医药基本知识在全国培训赤脚医生。于是，手持"一根银针一把草"的赤脚医生风靡全国。此时的中医科普主要是让更多基层的平民百姓识别和应用中草药，学会一些简单的针灸方法。21世纪以来，围绕西部大开发，面对经济不发达的西部地区，甘肃省已经将中医药作为重要的医疗资源向农村基层强势普及。

二、从弘扬中华文化的层面来挖掘

随着中华民族伟大复兴进程的不断加快，国内掀起了一股复兴国学的热潮。中医是国学的重要组成部分，是打开中华文明宝库的钥匙，是国学走向世界的重要窗口。因此，从弘扬中华文化的层面来捕捉中医科普选题是一项非常有意义的工作。如宣扬伏羲制九针、神农尝百草、黄帝论医道、伊尹创汤液、扁鹊展医技、张机论伤寒、董奉开杏林、华佗施神术等一系列的中医药文化故事，对提高民族自尊心、自信心和自豪感具有不可替代的重要作用。

三、从社会热点中挖掘

随着大众传媒（尤其是电视、互联网）的日益普及，地球上甚至宇宙空间发生的任何事件，顷刻间就会传遍世界的每个角落。许多突发事件、热门话题都会成为人们津津乐道的焦点，而这就可能成为中医科普创作的选题方向。如气功热、养生热、文化热、宗教热等都涉及中医药问题，如果能因势利导地做好宣传和普及工作，这对中医科普工作将起到积极的推动和促进作用。

20世纪70年代初，在美国总统尼克松访华前，先派基辛格国务卿从巴基斯坦秘密访华。当时，在京采访的《纽约时报》著名记者诺斯顿因在北京协和医院手术后接受针灸治疗，他将此过程写了一篇报道发表后，在美国掀起了针灸热，此时的中医科普又承担了将中医针灸向国际上推广的重任。当尼克松正式访问中国时，特意安排他们观摩针刺麻醉手术。此类事件发生后，也非常适合借此时机推出中医针灸科普作品。

四、从突发事件中挖掘

突发事件，尤其是震惊世界的大事具有短时间内引起民众高度注意的特点，从中捕捉、酝酿合适的中医科普选题，不失为一捷径。如围绕"非典"、禽流感等突发公共卫生事件，中医可以在疾病的诊断、治疗、预防等方面发挥出独特的优势，并可以就此普及相关的中医药知识。

五、从国际的医药卫生项目中挖掘

我国与世界卫生组织（WHO）有许多的合作项目，我们可以从中医药的视角来普及医学科学知识。如围绕世界卫生组织规定的世界"高血压日""艾滋病日""爱牙日""糖尿病日"等各种卫生日，就可以写针对性较强的中医科普文章。又如关于结核病、白内障、心脏病等国际合作项目，也可以从中医的视角来诠释对这些疾病的诊断和治疗。

六、从临床诊疗中挖掘

在临床工作中，只要我们留心观察、着意思索，中医科普选题就会像不竭之泉而不断涌出。既可做单病种知识的普及，也可做中医方药知识的介绍，还可做中医养生方法的传播。如对感冒、肝炎、头痛、心悸、失眠、眩晕、耳鸣等常见病症进行普及性教育，有助于提高公民对中医药的认知水平。对于常用中草药，如人参、黄芪、冬虫夏草、金银花、荷叶、山药等药物的介绍和普及，对于预防和避免乱用药、滥用药的现象能够起到积极的作用。

七、从科研成果中挖掘

将中医科研成果转化为科普作品，是中医科普选题的重要来源。中医工作者在从事理论、文献和临床研究过程中，拥有大量科研成果和文献资料，因此要善于总结工作经验，以科普的形式加以表达，不断丰富中医科普选题的内容。就目前而言，各级中医药科研机构和研究人员承担并完成了数以万计的科研成果，如果将这些科研成果用科普的语言加以表达，必将在社会上产生积极的影响。

八、从传统的品牌中挖掘

中医药行业的老字号、老品牌对普及和传播中医药知识发挥了不可替代的作用。如同仁堂和胡庆余堂等老字号的饮片与成药、少林寺的伤科和竹林寺的女科等诊疗经验和技术，都是家喻户晓的知名品牌，具有强大的影响力和辐射力，对普及和弘扬中医药文化具有积极的作用。因此，有必要将这些老字号、老品牌中的产品信息、诊疗信息加以普及推广，使之成为宣传中医药文化的崭新亮点。

以上提到的几个事件都适合从中挖掘出有价值的中医科普作品的选题，但由于在四五十年前的出版行业还没有现在这样发达和敏锐，因此并未同步产生一批中医科普作品，这也是历史的局限。

第三节　科普作品创作的原则

中医科普作品创作不仅关系到能否产生积极的传播效果，其作品形式和语言表达都直接关系到受传者的接受和喜爱的程度。一篇好的中医科普文章，不仅能够起到普及中医药知识的作用，而且能够引人入胜，读之欲罢不休。因此，在创作中医科普作品时要注意保持作品的科学性、思想性、通俗性、艺术性、知识性；同时，还要根据内容选择诗歌、散文、小说、议论文、说明文等适宜的文体形式。

一、科学性

科学性是所有科技作品的生命，中医科普作品也不例外。科学揭示事物的本质和客观规律，探求客观真理，作为认识世界和改造世界的指南。而中医科普作品则担负着向大众普及中医科学知识、弘扬中医药文化的重任，更应坚持科学性原则。失去科学性的中医科普作品也就失去了存在的价值。因此，对于中医科普作品的创作者而言，应尽力发掘自己的专业所长，从自己熟悉的领域开始，用全面发展的观点，把成熟的、切实可行的中医药知识介绍给广大读者。

二、思想性

在中医作品的思想性方面，必须有内容、有高度，而不是宣传那些低级趣味的东西。科普是科学技术与社会生活之间的一座桥梁。它在向读者传授知识的同时，也使读者受到科学思想、科学精神、科学态度和科学作风的熏陶，宣传着科学的世界观和方法论，以提高人们的科学素质和思想素质。因此，中医科普作品要通过普及介绍中医科学知识，让人们深刻地理解中医的世界观和方法论，即中医的辨证思维和抽象思维。这就是中医科普作品思想性的体现。当然，中医科普创作的思想性是内在的，是从作品中自然表现出来的，不是贴上一些空洞的或泛政治的标签。

三、通俗性

通俗性，就是要用明白晓畅的文字介绍中医药知识，使之生动易懂，要让广大读者能看得懂、听得进去。如果过多使用枯燥、艰涩、难以理解的专业词汇，同行嫌内容浅而民众觉得内容深，谁都不愿意看，这样的作品就没有影响力和生命力。

因此，我们必须通俗地把中医药知识非常流畅地表达出来，让读者容易理解，努力发挥科普创作的作用。中医科普创作可以运用多种方法使科普作品通俗化。如用文艺形式创作，使之生动有趣，引人入胜。但这不是唯一的方法，中医科普作品，只要简明扼要，深入浅出，通俗易懂地表达清楚，同人们的实际生活和工作联系起来，就能达到通俗化。但切忌简单化、庸俗化，或简单得残缺不全，只在抽象的概念中兜圈子；或堆砌资料，照搬照抄；或把通俗化变成庸俗化，迎合低级趣味。这些都应在中医科普创作中杜绝。

四、艺术性

艺术性是指必须适当运用一定手法对中医科普作品进行艺术修饰。艺术性是由通俗性派生的一个特点，中医科普作品的通俗性常常运用大众喜闻乐见的文艺形式来介绍科技知识，可采用多种表现手法使之通俗易懂，引人入胜。具体的表达方法有托物言志、写景抒情、叙事抒情、直抒胸臆、顺叙、倒叙、插叙、对比、衬托、卒章显志、象征、想象、联想、照应、寓情于景、托物言志、反衬、烘托、托物起兴、美景衬哀情、渲染、虚实结合、侧面描写、正面描写、直接抒情、间接抒情等，还有修辞、比喻、拟人等。在创作过程中，不仅要使用逻辑思维来达到以理服人的效果，同时还要运用形象思维来以情动人。

在中医科普作品的创作中，还可以采用比衬、比喻、虚拟、曲笔、白描等技巧。例如，采用比喻手法，将两种有相似之处的对象，通过打比方的方式，形象地以某一事物的特点去表示另一事物所具有的相同或相似的特点。通常是用具体形象的事物比喻一般的抽象道理，用熟知的事物比喻陌生的事物，用浅显的道理比喻高深的道理。如把中药大黄拟为将军、将甘草喻为国老、将不治之症形容为病入膏肓等。

五、知识性

中医药科普作品必须要有知识点，使人读后能够增长知识，提升人们对中医药学的理解和认识水平。如果一篇中医科普作品让人读后觉得漫无边际、泛泛而谈，没有明确的知识点，没有对人们产生启迪和教益的效用，那么这样的中医科普文章是不成功的。

要做到上述"五性"，必须具备较高的科学素养、正确的科普创作理念和熟练的语言表达能力。中医科普作品的标题制作方式丰富多彩：有直叙式，如"谈谈虚不受补"；疑问式，如"怎样打通任督二脉"；警句式，如"要警惕劣质中药"；故事式，如"从《李时珍》谈到中药的分类方法"；比喻式，如"植物的'医生'——啄木鸟"。此外，还有寓意式、启迪式、成语式等多种命题方法。中医科普作品的开头、结尾也要有技巧，如开头要有吸引力和震撼力，让人欲罢不能；结尾也能像文学创作一样令人回味无穷、受益匪浅。

第四节　科普作品的表现形式

一、对话作品

中医知识问答是一种对话式的中医科普形式。广播电台、电视台的节目主持人和报社、杂志社的节目主持人或记者的科普采访及现场直播的广播电视中医科普节目，面对面的中医科普谈话、中医科普讲座、中医科普培训班等纯语言形式的中医科普类谈话，不需要文字底稿，全部是临场发挥并邀请观众互动的中医科普作品，让广播听众和电视观众极易接受。这些都是动用大脑进行有层次、有节奏、有主题、有科学、有知识的语言交流，从而构成了一个非常生动、感染力很强、即兴的科普作品。

二、文字作品

人们一提起中医科普中的文字作品，往往会联想起中医典籍、中医论文、有关中医的书籍、中医漫画、方剂诗歌、中医故事等。文字作品不仅仅是典籍、论文、漫画、诗歌，应当说也包括书法、美术、图片、音像制品。文字作品是一切文学作品和科普创作的基础，很直观，一读就明白。少数朦胧的文字作品，在人们略作思维之后即可明白其内涵。不同的受传者群体的接受能力和接受范围不同，所需的作品形式也就不同。例如，给少儿看的中医科普作品就应该以中医漫画为主；对于普遍的社会大众群体来说，通俗易懂的中医科普书籍、中医故事，就是比较合适的选择；中医典籍、论文及方剂诗歌等作品就适合具有一定中医学基础的读者了。除此之外，有一些不是写中医的书籍也会涉及很多中医知识。

三、影视作品

除了开设大量的中医药文化科普栏目和中医文字作品以外，影视作品也是中医科普作品的一种形式。随着时代的发展，科普作品形式也在不断增加，有关中医的电影、电视剧、动画片，已成为很多人获取中医知识的途径；甚至有些不是中医题材的影视作品，也为大众普及了不少中医知识。这是极有发展前途的中医科普创作方向。

第五节 中医药科普作品的评价标准

社会对中医药科普知识的需求越来越大，但却长期缺乏对中医药科普作品的正确评判，以致假冒伪劣养生图书泛滥，严重影响了中医药科普事业的正常发展。对中医药科普作品进行客观评价，不仅有利于提高中医药科普创作的水平，也有利于引导大众进行健康的文化消费，选择和阅读优质的中医药科普作品。在此，我们从目的价值、内容质量、文化创意、社会反响等方面提出了中医药科普作品的评价标准。

一、目的价值

第一，中医药科普作品必须姓"中"。中医药科普作品虽然可能会涉及一些西医内容，但应限于一些西医病名和常规检查结论的陈述，在医学思想观念、临床思路和治疗技术手段上则必须是中医药内容，或以中医药为主，否则失去了中医药主体性，就不能称其为中医药科普作品。

第二，中医药科普作品必须具备鲜明的主题和明确的目的。无论是推广普及中医药防病治病的临床知识，还是反映中医药对人类的身心健康与疾病、大自然和社会的认识、观察和思考，都应围绕中医药学的思想观念、认知思维模式、行为准则等中医药文化核心价值体系来进行。

第三，中医药科普作品必须具备通俗的阅读价值。要让受众通过接受中医药科普作品所传递的知识信息给他们带来健康实惠，甚至还能带来一些思考，或产生立即进行体验和行动的冲动。

二、内容质量

中医药科普作品在内容上必须强调科学性。科学性是中医药科普作品必须遵循的首要原则，也是评价中医药科普作品优劣的重要标准。评价其是否具有科学性，首先必须清楚什么是科学。我们认为，科学就是在一定时期内相对正确的知识或知识体系，也可以认为是具有一定理论化的知识或知识体系。科学并非只有一种表述方式和一种逻辑形式。无论是古代的还是现代的知识，只要它认识到了客观世界发生发展的规律，具有可验证性、可重复性和真实有效性就具有科学性。

中医药科普作品传播的内容必须要以公认的、已具有实践基础的中医药学理论、学术思想及真实的临床实践事实和结论为依据，不能随意歪曲事实，也不能背离基本的常识和原则，将一些尚未成熟、尚未定性、尚未被公认的内容及科学幻想、科学假说作为科学内容进行宣扬。同时也要坚决反对鼓吹神秘的、迷信的和反科学的思想和观点。

中医药学虽然是一门不同于西方医学知识体系、强调从宏观整体认识人体健康和疾病的自然整体医学，但中医药科普作品所传播的信息知识也必须以事实为依据、真实可靠、准确无误、符合客观实际，要在作品中充分展示中医药在学术和临床上的特色和优势，决不能信口开河、胡编乱造，更不能将道听途说的内容改变成科普作品。在内容筛选上还要注意保证具有一定的知识点和信息量。

三、文化创意

中医药科普作品要从最新的科技成果中寻找创作线索和创作灵感，然后根据内容选择恰当的作品表现形式。在语言表达方式和文体风格上可以带有一定的文学艺术色彩，而且还应当进行独特的、新颖的文化创意。但必须注意的是，它毕竟不是纯粹的文学作品，不能像文学作品那样不必也不能完全忠实于现实。中医药科普作品在中医药学术和临床成果的基础上进行创作时，必须忠实于客观事实，要对复杂问题进行简洁化、通俗化、生动化处理，具有鲜明的观点、准确的描述和肯定的结论。

要通过文化创意来提高中医药科普作品的可读性。要将高深的中医药理论和专业术语，转化为一种大众化的说理方式，能够深入浅出，适当使用一些生动的比喻，尽量避免抽象的概念和模糊的叙述。

要将高深的中医药理论和学术观点进行大众化、通俗化、普及化，可以借鉴古文今译的"信""达""雅"三原则进行创意："信"就是要忠实于科技成果的真实认知和水平，不能任意夸张，并使用恰当的现代语言进行转换；"达"就是使用文字语句要流畅通达；"雅"就是要优美生动自然，能够吸引受众阅读或欣赏。同时，还要避免为追求发行量、收视率、点击率与回复量，而过分夸张地使用吸引眼球的文字语言和视觉表达，必须避免和杜绝将严肃的中医药学术不恰当地通俗化，甚至庸俗化、娱乐化、扭曲化的错误倾向。

在语言文字表达方面要力求通俗易懂，条理清晰，语句简洁生动，段落短小有层次，使受众能够在感受文字和段落之美的阅读氛围中，轻松愉快地获得知识和信息。表达意思要尽量进行直接的描述，避免句中套句和冗长的倒装句等句式。对于难以用一句话完整表达的意思，可以使用分句分层次地描述，不宜进行过度的反复描述，将简单问题复杂化。

中医药科普作品必须生动有趣，这是引起受众有兴趣阅读的关键要素。趣味是能够使人感到愉快并能引起兴趣的特性。中医药科普作品是在中医药学术和临床实践的学术成果基础上进行的再创作，必须依附于内容而存在，可以说是为枯燥的学术内容穿上了漂亮有趣的衣服。否则，即使编了一个搞笑的故事也只能是哗众取宠。

在中医药科普创作中可以适当地加入一些文学艺术色彩和生活幽默元素，让受众在轻松愉快的气氛中完成阅读和获得知识。这就要求中医药科普作者不仅要有广博的知识基础、一定的文学功底、较强的语言表达能力和丰富的想象力，而且还必须注意在日常生活中积累难忘的生活经历、乐观的生活态度、有趣的故事。只有在这样坚实的基础上进行的中医药科普创作，才能使中医药科普作品的表达形式更加多样化、生活化、形象化和艺术化，以增强中医药科普作品的亲和力和可读性。

中医药科普作品的趣味性还可以从作品的形式上进行多种探索。例如，可以适当运用图片、卡通、漫画、游戏、小说、影视及讲故事等多种方式进行创作。

四、社会反响

中医药科普作品要实现与受众的互动性，首先就必须实现通俗化和大众化，最后才能实现与受众之间的有效互动，即在影响受众后获得受众的信息反馈，构成一个良性的信息传播环。

在前信息时代的科普传播一般都是单向的传播，缺乏对有效传播的认识和把握。在进入信息时代后，中医药科普作品必须重视在传播全过程中的有效性和互动性，要深入研究中医药科普作品传播后，到底有多少受众接收了信息，接收后产生了什么反应，导致了什么样的行为发生，这些都是评价中医药科普作品必须重视和必备的要素。当然，从这个角度上来看，有必要将发行量、收视率、点击率与回复量等数据纳入考评之中。

表 11-1　中医药科普作品评价标准

一级指标	二级指标	权重	指标解释	评分标准	得分
目的价值	忠实性	15 分	评价基本价值是否偏离主题	以中医药为主，满分为 5 分	
	主题性			有鲜明的主题，满分为 5 分	
	可读性			具有阅读价值，满分为 5 分	
内容质量	科学性	30 分	评价内容是否可靠和可操作性	具有科学基本属性，满分为 10 分	
	思想性			正确的导向，满分为 5 分	
	真实性			事实可靠可信，满分为 5 分	
	操作性			具有可操作性，满分为 5 分	
	有效性			可重复验证，满分为 5 分	
文化创意	新颖性	35 分	评价转换为科普作品的效果	选题内容和切入点独特，满分为 5 分	
	趣味性			内容有趣，满分为 10 分	
	通俗性			表达浅显不晦涩，满分为 10 分	
	简洁性			句式和段落精简，满分为 5 分	
	创作形式			灵活运用创作形式，满分为 5 分	

一级指标	二级指标	权重	指标解释	评分标准	得分
社会反响	受众意见	20分	评价传播效果	读者的正面意见，满分为5分	
	媒体评论			媒体的正面评论，满分为5分	
	专家评价			专家的正面评论，满分为5分	
	数据反馈			发行量、收视率、点击率与回复量，满分为5分	

【思考题】

1. 科普作品的表现形式有哪些？怎样借助影视作品进行中医科普？

2. 科普作品的创作原则有哪些？如何将运用这些原则？

3. 你认为当前中医科普遇到的瓶颈是什么？采取何种科普方式更容易让大众理解中医？

第十二章　广告传播

第一节　广告与广告传播

一、广告概述

（一）广告的定义

1. 广告的起源　"广告"（advertise）一词来源于拉丁语"advertere"，其最初含义是"大喊大叫，以引起人们的注意"。中古英语时期（1150—1500年），它演变为英语的"advertise"，其含义也随之演化为"通知别人某件事，以引起他人注意"。后来，随着英国在全世界范围内商业活动的开展，该词语开始流行并被广泛使用。日本在明治五年（1872年）左右首次将"advertise"译为"广告"，不过直到明治二十年（1887年）才得到公认。现代社会中，广告一词早已突破了原有的含义，得到了极大的发展与丰富。

2. 广告概念的发展　"广告"一词的含义随着时代的变迁、社会的经济发展而不断演变，同时也因为研究者研究视角与学科背景的不同而呈现出显著的差异性。在广告学的发展历史中，很多专家都对广告学进行了定义，但至今仍没有形成统一的认识，存在颇多争议。比较有代表性的概念包括以下几种。

（1）被称为"现代广告之父"的拉斯克对广告的定义最为精练——"印在纸上的推销术"。当然这一定义在广告的媒体形式和广告内容方面都存在着局限性。

（2）哈佛《企业管理百科全书》认为："广告是一项销售信息，指向一群视听大众，为了付费广告主的利益去寻求经由说服来销售商品服务或观念。"

（3）美国广告学家克劳德·霍普金斯将广告定义为："广告是将各种高度精练的信息，采用艺术手法，通过各种媒介传播给大众，以加强或改变人们的观念，最终引导人们行动的事物和活动。"

（4）美国市场营销协会的定义："广告是由特定的出资者（即广告主），通常以付费的方式，通过各种媒体，对商品、劳务或观念等所做的任何形式的非人员介绍及推广。"

（5）1994年10月27日颁布的《中华人民共和国广告法》所规定的广告定义："商品经营者或者服务提供者承担费用，通过一定媒介和形式直接或者间接地介绍自己所推销的商品或者所提供的服务的商业广告。"

3. 医药广告与中医药广告　由于人们对医药健康的需求越来越大，医药广告近年来发展得极为迅猛，已经成为广告行业中的一支重要力量。通过对现有广告的定义分析，结合医药行业的特点，医药广告可以定义为：医药产品为实现某种营销目标运用各种媒体实施的营销宣传活动。

中医药是中华民族的瑰宝。近年来，随着中医药事业的迅速发展及中医药行业竞争日趋激烈，很多企业运用广告进行中医药产品和中医医疗服务的宣传，也有一些机构利用广告进行中医药知识的普及和中医药文化的传播。简言之，中医药广告是中医药产品（或服务）为实现某种营销目标运用各种媒体实施的营销宣传活动，或为促进中医药文化的普及而进行的传播活动。与普通的广告及一般医药广告相比，中医药广告更具有中医药的民族特性，更加突出了中华民族的传统文化元素。

（二）广告的构成要素

尽管目前对广告没有统一的定义，但综合上述定义，不难看出，不同的定义均存在对广告主、媒体、对象、内容等方面的共同表述，这说明纷繁复杂的广告定义背后存在着一些共同要素。

一般来说，一个完整的广告活动包含4个基本元素：广告主、广告媒体、广告信息、广告受传者。

1. 广告主　广告主是指发布广告的组织或个人。他是广告商品的需求者，同时也是对广告内容和广告费用负责的主体。广告主在早期被单纯理解为各类商业组织，但随着经济社会的发展，现代广告主的范围已经有了极大的拓展，除了商业组织、政府部门、事业单位、学校、医疗机构、科研机构甚至个人都成为广告市场上的新兴主体。因此，可以说，无论何种类型的组织或个人，只要开展广告宣传，就可以称之为广告主。

2. 广告媒体　广告媒体，是指能够传播广告信息的媒介，即在广告主与广告宣传对象之间起到信息传递作用的载体。最初的广告媒介就是商贩在沿街叫卖时的"吆喝"。随着科技的进步，特别是以互联网为代表的信息技术的快速发展，广告媒介得到了极大的丰富，除了电视、报纸、广播、杂志等常见的广告媒体外，以海报、广告牌等为代表的户外广告，以及移动电视广告、手机广告、互联网广告等都开始成为广告媒介的中坚力量。

在众多广告媒体中，互联网广告的发展最为迅速。作为近年来网络媒体的代表，"微博（microblog）"吸引了众多企业、政府机构和个人的眼球，正在快速发展，成为新时期广告发布的重要媒介，值得我们关注与研究。

3. 广告信息　广告的实质是广告主向宣传对象传递产品或服务信息及其他信息的过程。因此，广告信息始终是广告的核心。广告信息一般是商业信息，主要涉及商品或服务的性能、样式、价格、质量、特性、成分、用途等，也可以是对某种观念、思想的推广与传播，如提倡环保、发动向灾区捐款等。

广告信息的关键在于两点：一是说服性，即广告信息应当能够诱导消费者接受某一产品或观念，或使公众接受某一思想或观念；二是要确保广告信息准确，即广告内容能够准确地反映产品或服务的信息及其他信息，不存在虚假、夸大等行为。在医药领域，广告信息的准确性是有关部门审核的首要原则。目前，我国医药领域虚假广告现象较为严重，已经引起了监管部门的高度重视。

4. 广告受传者 广告受传者是指广告信息的接收者，即广告所要影响的对象，是广告的目标群体。广告受传者与消费者既有区别，又有一定联系。区别在于广告受传者是从广告传播的对象来定义的，也就是说，广告受传者是广告信息的传播对象，但并不一定能成为消费者；而消费者是指购买某种产品的人，也可能没有接收到相关广告信息。由此可见，广告受传者可能是潜在的消费者，消费者也必然是广告所要传播的对象。

针对广告受传者的研究是广告制作与发布的关键。广告要产生最大的效果，必须对受传者的心理产生影响，引导受传者接受某一观念或引发受传者的消费行为。广告设计人员必须对受传者有一个清晰的了解，使广告信息与广告受传者的心理及情感联系起来，实现广告的预定目标。

二、广告传播的概念

（一）广告传播的含义

1. 传播的概念 人类社会的发展离不开传播，从古到今，各种形式的传播活动贯穿于人类社会的发展当中，并成为人类社会活动中的重要组成部分。虽然人类对传播的研究与关注可以追溯到遥远的古代，但现代传播学的建立却是近几十年的事情。

进入 21 世纪后，传播活动的规模、传播的内容及传播的方式等都发生了深刻的变化，特别是互联网的快速发展，更加改变了传统意义上的传播学基本理论。近年来出现的以博客、微博、微信为代表的新兴网络媒体又一次为传播领域带来了变革。微博对于在传播内容上的微小化、传播介质上的移动化、传播方式上的互动化、传播时间上的随意化都给现代社会的传播活动带来了深刻影响，也促使我们用全新的视角考察传播的含义。

据统计，目前国内外关于传播的定义，有 120 种之多，并形成了共享说、影响说、交流说、信息说等不同的流派。综合不同学者的观点，可以将传播定义为：传播是人类交流信息的社会性行为，是人与人之间、人与社会群体和组织之间，通过有意义的符号所进行的信息传递、接收与反馈的行为过程的概括。

2. 广告传播的概念 广告学与传播学之间有极为密切的关系。广告本身就是广告主借助一定的传播手段，向受传者进行特定信息传播的活动。现代广告学的建立与广告活动的顺利开展都有赖于传播手段与传播技术的发展，而广告活动的大规模开展及其对传播技术的应用，也促进了传播学的发展。因此，广告学与传播学在很长一段时间里都呈现出一种相互借鉴、相互促进、共同发展的关系。

在明确了广告与传播的概念及广告学与传播学的关系后，可以对广告传播进行如下定义：广告传播是个人或组织机构通过适当的有意义的符号形式，向其他人或组织机构传递广告主诉求的信息，并接收反馈信息、行为的过程的概括。

3. 中医药广告传播的概念 当前，中医药事业的发展已经上升到了国家战略层面，加速中医药文化事业的大繁荣、大发展已成为我国经济社会与科学发展的主要目标之一。近年来，广告成为各类机构进行中医药知识、中医医疗服务及中医药产品传播的主要手段之一。中医药广告传播就是中医药学者、中医药企业或中医药管理部门借助广告这一传播手段，向社会公众或目标顾客普及中医药文化、宣传中医药产品，并接收其反馈活动的总称。

（二）广告传播的特点

1. 传播目的的明确性 在人类社会的众多传播活动中，一些传播活动并没有明确的目的。例如很多人与人之间的传播活动，传播者并没有对他人施加影响的意图，可能只是茶余饭后的闲谈。而广告传播活动，无论是商业性的广告传播还是公益性的广告传播，都具有明确的传播目的。企业进行广告传播就是为了将有关产品、服务信息传递给目标受传者，激发其消费欲望，实现商品、服务的销售，使企业获得利润及塑造良好的企业形象；而公益类广告传播活动的目标则在于将道德规范、行为准则、优秀文化通过广告传播给公众，提高公众的认知水平与道德水准。

2. 传播活动的有偿性 广告传播是一种付费的传播活动。现代社会中，广告传播活动的社会化分工非常明确，无论是广告的前期调研，还是广告的设计、广告的制作，再到广告传播需要借助的传播媒介，都要求广告主与专业人员和广告机构合作，也都需要通过支付广告费用，实现广告传播活动的顺利开展。同时，广告主通过支付广告费用，可以对广告内容、广告传播媒介、广告传播数量等进行控制，使广告活动真正为广告主服务。

3. 传播活动的重复性 与其他传播活动相比，广告活动的另一个特点是传播活动的重复性。广告传播的目的不仅是要将企业或其他组织的信息传递给目标受传者，为了达到激发受传者购买欲望或提升公众认知水准等目的，广告传播活动还需要造成一定的影响，得到受传者的认同。因此，广告传播活动需要不断进行重复，对受传者的认知、态度、情感、行为造成影响，给受传者留下深刻的印象，使受传者在心理上对广告所宣传的内容产生认同感，从而进一步产生购买行为或提高自身的素质修养。广告传播的重复并不是一次、两次，为了尽可能地提高传播效果、达到传播目的，广告传播的重复在一天之内可能达到十几次、几十次甚至数百次。当然，广告传播活动的重复性也需要考虑成本因素。

4. 传播内容的规范性 广告传播内容的规范性体现在两个方面：一是为达到广告传播活动的目的，必须按照一定的规则、技巧对广告主所要传播的内容进行组织，使广告内容"简单、明了、直截了当"，吸引公众的注意力，给目标受传者留下难以磨灭的印象，激发其消费行为；另一方面，广告传播活动必须以真实为前提，广告主应当按照相关法律、法规，合理进行广告传播活动，坚决防止虚假广告、过度宣传广告等违法事件的出现。当前，我国医疗和药品广告领域的情况不容乐观，虚假广告问题极为突出，有的广告甚至对人民群众的生命安全造成了严重损害，已经引起了有关部门的高度重视。

三、广告传播的分类

（一）按照广告媒体分类

根据广告媒体进行分类是一种常见的广告分类方法，因为广告的发展是伴随着媒体的发展而发展的，而且使用的媒体不同，广告的表现手法及效果也不一样。一般来说，按照媒体进行划分的广告有以下几种。

1. 大众媒体广告 顾名思义，也就是在大众媒体上传播的广告，如报纸广告、广播广告、杂志广告及电视广告四大传统媒体广告。此外，随着互联网的发展，互联网广告也逐渐成为一种新兴的大众媒体广告。

2. 小众媒体广告 小众媒体广告是相对于大众媒体广告而言的。小众媒体广告所针对的对象相对固定。随着媒体的发展，小众媒体越来越发挥出难以替代的传播优势。小众媒体广告主要包括：①户外媒体广告，如路牌广告、交通工具广告、霓虹灯广告、空中媒体广告等。②销售现场广告，也称POP广告，如在销售终端（药店）、展销会等场所通过实物展示进行的广告宣传。③DM广告，即直接邮寄广告，通过邮政系统将相关信息直接寄送给广告受传者。④赛事广告，如大型体育或文娱活动现场出现的广告活动形式等。

（二）按照广告的目的分类

一般来说，按照目的划分的广告有两大类。

1. 营利性广告 营利性广告主要由商业企业发布，目的在于通过宣传企业的产品、形象、品牌等，以促进商品的流通、提高企业知名度等。

2. 非营利性广告 非营利性广告一般由政府机构、慈善组织、非政府组织发布，用于对一些观念、思想及政策进行宣传，起到"广而告之"的作用。

（三）按照广告传播的范围分类

根据市场区域或营销策略不同，广告传播的范围也不尽相同，因此可以按照广告传播的范围划分为全球性广告、全国性广告、地区性广告等形式。

1. 全球性广告 全球性广告是指广告主在全球范围内传播的广告，主要是争取国际市场消费者的关注与支持。如通过互联网发布广告，在不同国家请国际明星做广告等。

2. 全国性广告 全国性广告是指传播范围覆盖整个国家的广告，一般来说央视及地方卫视播放的广告基本可以覆盖全国范围。

3. 地区性广告 地区性广告是指在各省市县媒体传播的广告，覆盖范围较小，受传者人数较少。

（四）按照广告的受传者进行分类

不同的广告，其受传者是有区别的，如有些广告是针对企业组织的，而有些广告是针对最终消费者的。

1. 企业组织广告 企业组织广告是指广告的受传者是企业组织，而非最终消费者，如一些制药企业。原料药生产企业可以有针对性地做些广告，以影响企业组织采购者做出购买决策。

2. 消费者广告 消费者广告是指广告的受传者为最终消费者，如 OTC 广告的主要对象是普通药品消费者。

第二节　广告传播的基本原理

一、诱导性原理

（一）诱导性原理概述

诱导是心理学名词，在消费心理学中是指商家运用各种手段和方法，使消费者购买动机得到强化，进而采取购买行为的过程。消费者的需求是购买的前提，对消费者需求的合理诱导可以促使购买动机或购买行为的产生。而广告的刺激有利于激发消费者潜在的需求。广告传播的诱导性原理就是将广告信息作用于受传者，引起其观念改变，促使其购买行为的发生。这是一个可以通过多种手段诱导实现的心理渗透过程，它包括知识的传播、观念的传播、情绪的传播和行为的传播等。

（二）广告传播对诱导性的要求

广告传播的目的是要让目标受传者了解并接受广告中包含的信息，诱发消费者对产品或服务的正面感情，引发其购买欲望，最终产生购买行为。总之，广告传播的重点在于影响或改变目标公众的观念或行为。观念或行为的改变不是自然而然产生的，必须借助外界的引导或刺激，一种情况是在较短的时间内直接通过广告中的画面、语言、音响、色彩等引起受传者的强烈的兴趣；另一种是则通过潜移默化逐步诱导而达成的。无论哪种途径，受传者都会在广告中进行学习，获取新知识，接受新观念，改变旧行为。因此，广告传播活动必须有积极的诱导性，诱导受传者逐步接受广告宣传的内容，包括接受广告中主张的消费观念、价值观念和生活方式，以一种无形的力量使受传者对广告传播者的观点意见趋于认同。

（三）诱导性原理在中医药广告传播中的应用

广告传播中的诱导性对于广告主与受传者来说都具有重要的意义。对于广告主而言，广告中高的诱导性能够使目标公众快速接受广告中的信息，激发起购买欲望，产生购买行为，为企业带来利润；或使公众改变或摒弃原有的不合理行为，达到净化社会风气、提高道德水准的效果。对于受传者而言，广告中的诱导性能够对受传者内心原本拥有的某一需求进行激发，提高人们的生活质量与生活品位。

在应用诱导性原理时，可以从以下几点入手：一是要从受传者的角度出发，通过前期调研等活动，准确把握受传者心理，即了解受传者对什么信息感兴趣，喜欢哪些传播方式，然后在广告传播中有针对性地、用受传者喜闻乐见的形式予以呈现，使受传者乐于接受。二是正确运用诱导方式。诱导的方式有多种，就广告传播来说，可以采用感性诱导，也可采用理性诱导。前者强调运用感情色彩较浓的方式激起消费者的情感反应；而后者则主要以事实为依据，将产品或服务的真实特性进行展示。此外，还可以采用正面诱导或双面诱导的方式。正面诱导主要将产品或服务的优点等正面信息予以展示；而双面诱导则在提供正面信息的同时，也将产品的缺陷等负面信息暴露出来。广告主与广告制作者应当根据不同产品的性质与消费者的心理选择合适的诱导方式。三是要注意诱导的连续性与层次性。前文提到，消费者行为与观念的改变不是一蹴而就的，广告传播活动应当通过连续的、层次递进的诱导，促使受传者的行为或观念发生变化，达到广告传播的目的。

二、异质性心理原理

（一）异质性心理原理概述

人们对外界事物的认识是一个不断感知的过程，感知过程中包含了判断、推理、记忆等多个方面。一般来说，由于外界事物的复杂性与人类认识的有限性，对某一事物的认识往往需要进行多次的、重复的感知，不断进行新的感知，积累感知经验，提升对事物的认识。当人们获取的新的感知经验与以往的感知经验相一致时，或新的感知经验可以由以往的感知经验进行推理得出时，人们的心理往往不会产生大的波动。而当新的感知经验与以往的感知经验不一致，两者相互矛盾时，人们就会表现出惊讶，产生巨大的心理波动，这就是所谓的异质性心理原理。而这种感知对象也会在人们心中留下深刻印象，产生过目不忘的效果。

（二）异质性心理原理对广告传播的作用

广告业的迅速发展虽然给人们带来了众多的商品信息，但也造成了信息泛滥的不良结果。日常生活中，各种报纸、杂志上经常刊登大量的广告信息；走在大街上，随处可见进行广告宣传的海报、霓虹灯、广告牌等；电视节目中，不断插播各种广告信息；互联网上，也到处充斥着各式各样的广告信息。仅就药品广告而言，根据国家药监局（国家食品药品监督管理总局）的统计数据，2015 至 2019 年全国各省、自治区、直辖市药品监督管理部门审查的药品广告中，视频广告 11961 个，占审查总数的 20.4%；声音广告 3415 个，占审查总数的 5.8%；文字广告 43325 个，占审查总数的 73.8%。

可以这样说，我们已经进入了一个广告过剩的时代。人们面对如此众多的广告信息，已经产生了视觉、听觉上的疲劳，很多人对充斥各处的广告信息甚至感到了厌烦。面对庞杂的广告信息，很多人已不再去主动地倾听、了解，而是被动接收。很多广告信息在人们有意识地关注它之前已经被过滤、排除掉了，受传者能够记忆、理解的广告信息非常有限。广告传播活动要达到其目的，吸引受传者的注意力是关键，由于异质性信息心理能够吸引人们的注意力，因此成为了广告传播中广泛采用的方法之一。

（三）异质性心理原理在中医药广告传播中的应用

总的来说，广告传播的异质性心理就是创造广告传播与众不同的形式，给消费者以突然性刺激，从而在消费者记忆中留下深刻印象，达到良好的传播效果。为使受传者能够产生异质性心理，广告中经常利用的形式有物体变异方法、时空变异方法及综合以上两种的综合型变异方法等。常用的物体变异方法如改变事物的原有形状、改变事物的大小比例，使人们原本非常熟悉的事物以另一种反常的形式出现，以吸引人们的注意力。而时空变异法的主要目的在于通过在某一画面中突然插入另一与原有画面在场景、语调、人物等方面具有强烈反差的场景，打破受传者感知过程中的连续性，造成一种出人意料的结果，给受传者留下深刻的印象。

异质性心理原理在中医药传播中也很常见。由于中医药具有深厚而独特的传统文化因素，在广告传播过程中，广告主与广告制作者经常利用其这一特性塑造独特的广告传播效果。例如在中医药类广告中，使用中国传统民族音乐作为背景音乐、突出古代名医的形象、广告语中采用中医经典中的古文等，使得中医药广告与普通药品广告明显区分开来。由于现代社会消费者对于传统文化，特别是中医药文化缺乏了解与感知，具有中国传统文化元素的中医药类广告往往能够吸引受传者的注意力。

三、二次创造性原理

（一）广告传播中的二次创造

广告是一个创造性的活动，广告传播中的每一个环节都需要广告制作者发挥最大限度的创造性。特别是在当前广告泛滥的背景下，平淡无奇的广告无法吸引消费者的注意力，只有创造性地开展广告策划、制作和传播活动，才能够达到广告主的最终目的。通常来说，人们对创造性的认识也仅限于广告主与广告制作者在广告传播中的创意设计。但实际上，一个完整的广告传播活动，不仅包含了传播者的创意活动，作为传播要素之一的受传者也在广告传播活动中发挥出能动性与创造力。即在传播者的"一次创造"之外，还包含了受传者的"二次创造"过程。

受传者在接收广告传播的信息后，需要根据自身的知识、经验，以及在接收信息时的心理、环境等因素，将广告中的符号、语言、动作等信息进行还原，转换成自己能够理解的信息，并在此基础上进行判断、推理及记忆。也就是说，受传者对广告信息的再处理，就是二次创造。

（二）二次创造性原理在中医药广告传播中的应用

受传者的"二次创造"并不是完全凭空进行，他必须建立在原有广告信息的基础上。对于传播者而言，他们希望受传者的创造不要偏离广告的原有意图，尽可能与其保持一致。因此，在广告传播中运用二次创造原理的主要目的在于通过控制广告中的相关信息，对受传者的信息还原、信息推理等过程进行合理的引导，使受传者最终接收到的信息与传播者发出的信息相一致，减少信息丢失，防止信息失真。

受传者的二次创造对于广告传播具有重要意义。在广告传播过程中，广告主应当做到以下两点：一是要在广告制作中为受传者留出想象的空间。好的广告应当能够将广告主想要表达的信息尽可能地传递给受传者，但这并不意味着广告必须面面俱到地将所有信息完全灌输给受传者，这样做一方面会激起受传者的反感，另一方面不经济。真正的好广告应当在内容上做到清晰明确、一目了然，将广告主的观点寓于含蓄的内容中，给受传者留下无尽的想象空间。二是充分运用文字、语调、场景、动作等各种因素，通过广告激发受传者进行充分联想。

目前广告传播中常用的手法有以下几种。

1. 使用清晰明了、工整对仗的语言，如宛西制药的"药材好，药才好"言简意赅，在广大消费者心中留下了深刻的印象。

2. 在画面中使用特殊的色彩及特殊的音乐背景，渲染出独特的视觉画面及听觉感受。如中药产品广告大都采用了中国传统音乐，以古代名医、中药材等作为画面的主要内容，不仅使消费感受到了丰富的传统文化气息，也使产品与一般的西药区别开来。

3. 使用对比的手法进行，包括不同商品的对比、同一商品使用前后的对比。如某一广告通过比较中药与西药治疗胃病的不同特点，提出中西结合治疗方法等。其他常用的手法还有讲述故事、情景描述等。

四、文化同一性原理

（一）广告传播与文化

文化是一个国家、一个民族在长期发展过程中所创造出的智慧成果与实践过程的概括。不同地域、不同民族、不同国家由于发展历程的差异，形成了各具特色、差异明显的文化传统和文化理念。文化是一个社会的灵魂，对人的行为、心理、观念等都有着巨大的影响，不同的文化传统和文化理念同时影响着不同地域受传者对广告信息的理解方式。

任何传播活动都是在一定的文化背景下开展的，广告传播活动也不例外。在广告传播活动中，受传者会根据在特定文化中形成的观念、习惯等，对广告传播中的各种信息进行理解，因而可能出现同一广告在不同文化背景的人群当中，取得完全不同的传播效果的情况。所以，传播者需要了解受传者对广告信息的观念，使广告中各类信息与受传者的文化观念相一致。

（二）广告传播对文化同一性原理的要求

广告传播客观上要求传播者与受传者有共同的文化基础。文化作为潜在的支配者、诱导者时时刻刻促进或制约着广告传播过程的实现及其效果。

从文化角度来看，广告传播是一种文化活动。要实现有效的传播，广告信息的制作者、传播者与受传者应具备共同的价值观念、类似的行为模式及其他文化方面的共同性。这种共同性越多，传播的效果就越佳。它可以根据文化背景共同性的大小确定广告传播方式，同时应注意广告中文化水准要与受传者的文化水准相适应。广告制作者应有极强的文化意识，要清醒地看到广告传播在本质上也是一种文化交流，时时从文化的角度去了解广告信息受传者的情况，从文化的角度去调查研究广告传播成败的深层次的原因。

（三）文化同一性原理在广告传播中的应用

文化因素对于广告传播活动的顺利开展具有非常重要的作用，正确运用文化同一性原理有助于提升广告传播活动的效果。具体来说，广告传播过程中应当注意以下几点。

1. 应当根据受传者的文化背景合理确定广告传播方式　受传者对广告信息的还原、理解、认知都与受传者所处的文化背景密切相关。如我国的很多广告中，特别是中医药广告中，都喜欢突出我国悠久的历史与深厚的传统文化背景，以突出产品的特性，这与我国尊重传统、热爱历史的文化背景密不可分，采用这种方式进行文化传播有助于受传者理解广告传播的内容。而美国等国家则喜欢运用开拓、创新、冒险的精神对广告的内容进行组织并确定广告的传播方式，这也是由于在美国这样的新兴移民国家中，冒险、开拓、创新精神占据主流文化思想观念所致。

2. 注意避免产生不同文化之间的冲突　如上所述，传播者在广告传播活动中应当注重跨文化管理，及时了解不同国家、不同民族文化的差异，更重要的是了解不同国家、不同民族文化中的习俗，避免在广告传播活动中触犯禁忌。具体来说，在广告传播活动中应当注意广告中的语言、颜色、音乐、人物形象、数字、动作等元素在不同民族、不同宗教、不同地区的不同含义，避免与当地人的意识与认知相冲突。一个现实的例子就是中国的某些传统疗法，如"刮痧"等，在西方国家引起了误会与冲突。

3. 合理确定广告传播中的文化水准　广告传播活动不能仅注重广告本身的意境与质量，还应当从受传者的角度思考如何便于受传者的理解与认知。任何传播活动都是建立在一定的文化基础之上的，文化水平决定了受传者对广告内容的还原、理解、认知能力的不同。因此，传播者应当根据受传者的文化水平合理确定广告的内容与传播方式。广告中的文化表达太深奥，会使受传者感到困惑、茫然、不知所云，必然会对广告中的信息内容望而却步；文化水准过低则又会使人感到粗俗，引起反感。中医药由于具有深厚的传统文化背景、久远的历史和一定的医学专业知识，在传播过程中更容易引起受传者的困惑与不解。因此，传播者应当通过前期的调研、访谈等活动，合理规划传播内容和确定传播方式。

第三节 广告传播的功能及作用

一、广告传播的功能

（一）信息功能

广告是一组信息的集合体，广告的首要功能是通过信息传播，影响消费者的心理及情感，产生各种心理效应。

企业或其他组织运用广告手段向市场、消费者提供商品和服务信息，使消费者接受信息，以促成其购买行为。同时，企业根据市场信息的反馈不断地调整企业的经营策略，根据市场的需要制定相应的销售策略，以增强企业的竞争能力，才能在市场竞争中取得主动，立于不败之地。

对于中医药广告而言，广告传播主要传递两方面的信息：一是将企业的中医药产品的疗效、价格、治疗特点等产品特性及时传递给消费者或医护人员，使消费者与医护人员了解最新的中药研究进展；二是向公众传播中医药文化，普及中医药基本知识，提升中医药在社会中的知晓度和认可度。

近年来，中医药在我国发展的形势越来越好。一方面，随着《国务院关于扶持和促进中医药事业发展的若干意见》等相关文件的出台及"十四五"规划中对中医药发展的部署，中医药事业的发展已经上升到了国家战略层面，中医药事业的发展出现了新的机遇；而另一方面，由于中医药事业发展的相对迟缓等原因，社会上关于中医药的争论尚未停息，反对中医药者也大有人在。我们可以充分利用广告等传播手段，进一步加大对中医药文化、中医药基本知识的宣传与普及，使公众对中医药有正确的认知，为中医药的发展营造良好的社会环境，形成关注中医药、学习中医药、热爱中医药的良好氛围，为中医药事业的快速发展奠定坚实的基础。

（二）营销功能

广告的营销功能包括促销及催化功能，如增加知名度或美誉度，促进产品分销，增加产品使用量，增加新顾客或保持老顾客等。广告的营销功能在医药行业的表现最为明显。我国医药行业的竞争极为激烈，超过 97.5% 的化学药品均为仿制药，因此产品本身的差异性较小。在此背景下，广告已成为制药企业在竞争中脱颖而出、获得竞争优势的重要手段之一。通过广告宣传某种健康理念、树立良好的企业形象或重点介绍产品疗效等，让消费者深入了解其药品和医疗服务的优点，以获得消费者的青睐。

（三）社会功能

广告在传播信息、促进产品销售的同时还应当服务于社会，传播符合社会要求、人民群众利益的思想、道德、文化观念，即广告还应该具有一定的社会功能。当今社会，广告的传播会对社会文化造成广泛而深远的影响，无论何种广告，几乎都会表达出某种思想观念，体现出某种价值评判和价值追求，对受传者的思想或者观念造成影响。同时，广告的传播速度快、传播范围广、重复频次高，每天充斥于广大受传者的生活时空，长此以往，会形成一种深刻的影响力。

中医药是中华民族的瑰宝，中医药事业的快速发展对于我国卫生事业的发展具有重要促进作用。长期以来，由于中医药发展的相对迟缓及传统文化在现代的生存困难，社会上出现了一些对中医药的指责，有人以"中医不科学"为由，提出废除中医药，或者"废医验药"，在社会上曾引起广泛关注，这都不利于中医药事业的良好发展。目前，我国正处在大力发展中医药事业的关键时期，应当借助广告这一有力的传播手段，加大中医药的宣传，提高社会对中医药的认知度，为中医药的发展营造良好的环境和氛围。

二、广告传播的作用

（一）广告对社会文化事业发展的影响和作用

广告在社会文化事业发展方面的作用主要体现在以下三方面：一是广告促进了传播媒体的发展。各种传播媒体通过刊播广告获得了可观的经济收入，为媒体的发展奠定了坚实的经济基础。二是广告促进了文学、艺术的发展。广告不仅是传播信息的工具，同时也是一种艺术表现形式。广告表现中特别强调创意，只有好的创意才可能有好的广告。广告虽然时间短、篇幅小，但却蕴涵着浓厚的文学艺术功底。三是广告美化了环境。广告形式很多，其中最惹人注目的是户外广告。有些广告放置在城市街道两旁或建筑物上，如灯箱或霓虹灯等。这些广告对城市的亮化、美化起着重要作用。好的户外广告的制作和设置装扮着城市街道，增加了城市美感，让人赏心悦目。

（二）广告对企业的影响和作用

广告对企业的影响和作用非常明显。首先，广告向目标受传者传递有关产品或服务方面的信息，并劝说目标受传者购买产品或服务，提升商品的销量，帮助企业扩大市场份额，获得利润；第二，在市场竞争中，企业通过广告既可以了解竞争对手的产品、客户、价格、渠道等方面的信息，也可以了解到行业发展的情况、市场的潜力、产品的受欢迎程度等；第三，优秀的广告不仅仅是传播大量的信息，而且必须是可靠的信息，通过广而告知，向消费者展示自己的企业文化，获得消费者的信任，树立良好的企业形象，创造强势的品牌效应，提升企业的核心竞争力。

中药企业的发展是我国中医药事业发展的关键。面对日益激烈的竞争环境，这些企业纷纷利用广告传播，加大对自身产品、经营理念、企业文化的宣传，向消费者展示了当代中药企业的强劲发展势头，并在消费者中引发了强烈的反响。

（三）广告对消费者的作用

广告是消费者了解产品或服务信息的重要媒介，对消费者的购买行为产生深刻影响。首先，消费者在做出购买决策前，甚至产生购买想法时，会通过各种渠道搜集相关信息，而广告是最直接、最省力且费用最低的一种信息搜集方式。其次，广告最大的功能是传播信息，当然对于消费者来说，一部分人喜欢尝试新鲜事物或新的消费方式，所以一些广告便突出宣传药品新的疗效、新的使用方法，以诱使消费者尝试购买。长此以往，会改变这些消费者的消费习惯，从而引导其他消费者产生同样的消费习惯。第三，广告丰富了人们的文化生活。创意独特、幽默的医药广告会给人以美的享受，带给人们喜悦与欢乐。

中医药经过漫长的发展，在疾病的预防、诊断、治疗等方面均形成了自身的特色与优势。积极开展中医药广告传播活动，有利于消费者了解中医药的特色，为患者的疾病诊治带来便利。

第四节　广告传播的要素

一、广告传播的主体

（一）广告主

广告主（advertiser）是指直接或委托广告经营者（主要指广告代理公司）实施广告宣传活动的主体，是广告传播活动的发起者，在整个传播活动中占据主导地位。

广告主有很多类型：按经营性质分，广告主可分为企业单位广告主、事业单位广告主、政府机构和社会团体广告主、个人广告主；按经营规模分，广告主可以分为国际性广告主、全国性广告主、区域性广告主及地方性广告主；按经营内容分，广告主可以分为从事 OTC 生产的广告主、从事处方药生产的广告主和从事保健品生产的广告主。

在广告传播活动中，广告主应当向广告经营者和媒体提供所要传播的信息，同时保证广告内容真实、合法、有效的证明文件或者材料，不得欺骗和误导消费者，并按照合同向广告经营者媒体支付广告及服务费用。

（二）广告公司

广告公司是专门从事广告代理与广告经营的盈利性服务组织机构。它是以企业广告主的需求为中心制定广告方案并根据该方案购买媒体并实施广告活动。作为企业广告主与广告媒体的中介及负责广告主与消费者沟通的广告公司，在广告活动中有着重要的地位，是广告活动的承担者和执行者。

由于业务领域、经营规模、客户对象和专业方向的不同，广告公司有不同的种类。主要有：①全面服务型广告公司：即可以向企业广告主提供全面广告代理服务的广告经营企业，是广告代理制的典型组织形式。全面服务型广告公司的服务内容主要包括以下几个方面：产品分析、市场调查与预测、产品销售分析、广告媒体分析及制定广告计划、实施广告计划等活动。②专业型广告公司：即只做某一类广告或只提供某一类广告服务或只经营广告活动的某一部分的企业。专业型广告公司是社会专业化分工的产物，具体来说，一般有如下几类：广告调查和监测公司、广告策划公司、专业媒体代理公司及广告设计、制作公司等。

二、广告传播的受传者

（一）受传者的概念

在传播学概念中，受传者是指一切大众传媒的接收对象，例如电视的观众、广播的听众、报纸的读者，是信息传播的终端或次终端。广告受传者是指广告信息的接收者，包括广告信息传播的媒介受传者或目标受传者。广告受传者一词属于传播学的范畴，具有一般"受传者"的意义，但它又是特定的，指在传播过程中广告信息的接收方。这包括两层含义：一层是通过媒介接触广告信息的人群，即广告的媒介受传者；另一层是广告的诉求对象，即广告主的目标受传者。广告受传者是指接收广告信息的受传者，他们可能是产品的最终使用者，也可能是产品的购买者而非直接使用者；既可能是个人，也可能是组织。

（二）受传者的分类

一般来说，受传者包括以下几类。

1. 功效分众 即根据产品的功效来区分受传者群体，根据功效不同来选择传播的受传者群体。

2. 人群分众 即根据不同的人群来传播不同功能的广告，这在医药行业相对来说是比较常见的，也是应用最为广泛的。如性别分众、年龄段分众、家庭成员分众等。

3. 时间分众 即在不同的时间段诉求不同的广告卖点或产品特点，一般分为早晨、中午、晚上，或者白天、晚上等，可使产品的功效有对比感和层次感。

三、广告传播的媒介

（一）电子媒介

电子媒介主要指电视与广播。

1. 电视媒介 电视是视听结合的传播工具，可以形象、直观地将广告产品的款式、色泽、包装等特点展现在媒介受传者面前，让受传者看到表情和动作变化的动态画面，生动活泼，因而对观众有广泛的吸引力。

作为当前主要的广告媒介之一，电视媒介生动形象，渗透能力强，效果显著，不受空间的限制，传播迅速，能接触到大面积的观众。电视广告冲击力大，有着很强的影响力。同时，电视广告注意率高，影响面广，传播效果显著。电视传播的缺点是制作技术复杂，广告成本高，必须依托电子产品，且转瞬即逝，不易保存。

2. 广播媒介 广播媒介是运用语言、音响、音乐来表达广告产品信息，采用电声音频技术，按时传播声音节目，专门诉诸媒介受传者的听觉。广播媒介包括有线电台和无线广播网。

广播媒介的优点在于基本上不受时间和空间的限制，不论城市、乡村都可以听到广播节目。广播媒介的受传者也非常广泛，具有正常听力的人就有可能成为广播广告的受传者。广播以声带像，亲切动听，通过绘声绘色的描述，可以造成由听到视的联想，从而达到创造视觉形象的目的。此外，广播制作容易，传播迅速，经济实惠，收听方便。但广播缺乏视觉，相比于电视，缺乏对产品特性的生动的视觉展示，且近年来收听率逐渐下降。另外，广播时效较短，容易被听众忽略。

（二）网络媒介

网络媒介是新兴的传播媒介，通常被誉为继报纸、杂志、广播、电视之后的第五媒介。网络媒介以其信息传播的快速性、高效性受到了广泛的青睐，并成为广告传播的又一有力工具。

通过网络媒介进行广告传播有多种方式，企业可以在自己的专门网站及其他网站上以伸缩栏广告、旗帜广告、图标广告、弹跳广告等形式进行大面积的宣传，还可以电子邮件的方式进行产品信息的发布和利用手机短信、手机彩信的方式进行广告的传播。

近年来，网络媒介的发展极为迅速，诞生出了一些新的传播工具。以微博为代表的社会化媒体（social media）就是其中的一种。微博的主要特点在于打破了以往的隔空喊话式的营销方式，借助微博这一快速、高效的社交平台，通过传播者与受传者的交流互动，进行各类信息的传播。在微博上，传播者可以及时发布产品的最新信息，受传者也可以随时发布对产品的评价等信息。微博在传播方面的诸多特性已经引起企业、政府、医院等各类组织的广泛关注，并在很多领域有了广泛的应用。

目前，很多知名中医药学者、中医药爱好者、中医医院、中医药管理部门、中医药院校都陆续开设了微博，通过微博进行中医药相关信息的发布。微博成为社会公众了解中医药的又一重要途径。

（三）户外媒介

户外媒介主要有广告牌、路牌、海报、车身广告、街头电子屏幕等。户外广告的主要优点在于成本低廉，且色彩鲜艳、主题醒目、冲击力强，大多长期固定于某一场所，便于受传者进行辨识、记忆。户外媒介经常采用大幅彩色画面的形式，信息的传真度高，形象逼真。

户外媒介的缺点在于受场地限制，收看范围小，内容较为固定，广告效果具有一定的局限性。

（四）印刷媒介

印刷媒介是历史最为悠久的广告媒介，主要包括报纸、杂志及产品的说明书、宣传册等。印刷媒介的优点在于成熟度高，使用便捷，可携带。报纸、杂志在刊登广告时，可用文字进行详细的介绍，信息量大，广告信息的说明能力强。此外，现有的很多杂志印刷精美，内容美观丰富。印刷媒介的缺点也很明显，主要是表现手法单一，仅能依靠文字、图片进行信息的传播，且杂志报纸的阅读人群较为固定，广告传播的影响力有限。

由于中医药产品特别是中药的特殊性，对传播媒介的选择不能仅仅考虑传播的效果，更重要的是还要按照国家的有关法律法规，合法开展中医药的广告传播活动。

（五）其他媒介

其他形式的媒介还有数字电视电子书、报、刊及数字广播等。还有一些企业通过网络游戏等形式进行广告信息的传播。

第五节 广告传播的实施

一、广告调研

（一）广告调研的概念

广告调研，又称广告调查，是指针对广告的创意、设计、制作、投放等一系列行为所做的调查研究活动。它能够系统地分析广告的作用、方法，揭示市场营销、品牌策略、广告创意、媒体组合等整合营销手段相互之间及其与广告受传者之间的关系和规律。

广告调研是广告传播活动的重要组成部分，是为了某一局部目标而进行。广告调研与其他类型的营销调研活动相比，由于共同服务于产品市场营销决策，二者可能互有交叉，但由于预定目标不同而在内容上各有所偏重。广告调研与其他类型产品营销调研的方法与原则是通用的。

（二）广告调研的对象

广告调研活动贯穿整个广告传播过程中，主要包括以下几点。

1. 广告环境调研 广告环境有微观和宏观之分。宏观环境调研侧重于对市场营销的大环境进行了解。如在中药产品广告传播过程中，需要了解广告主、广告药品目标市场的人口密度、年龄结构等信息，以确定药品广告的传播方式与传播内容。对与广告传播相关的政策法规进行详细了解也非常重要。药品作为特殊的商品，在广告传播管理方面也具有一定的特殊性。众所周知，处方药不允许在大众媒体上做广告，但可以经过国家相关部门批准后在大众媒体上进行广告宣传。此外，宏观产业环境的调研可以使广告主与广告制作者对行业动态进行把握、分析，对市场走向进行预测。

微观环境调研则主要针对广告主的广告产品进行，主要用于了解和掌握药品消费者的消费心理与购买行为，可以通过观察法、访谈法及实验法来对广告受传者进行研究。

例如，可以针对某种药品广告设计相应的问卷，然后分析获得的信息，从而掌握该广告对消费者的心理和购买行为所可能产生的影响。

2. 广告创意调研　在当前广告信息泛滥的背景下，确立广告内容的创新性对于吸引受传者注意力、提升广告传播的效果具有重要意义。但广告的创意设计并不是广告设计者的凭空猜想，而应当建立在消费者对创意内容的偏好之上。因此，开展广告传播活动之前，应当对广告内容所包含的创造性信息进行全面、深入的评定与检测，考察广告创意是否能吸引消费者的眼球、引人入胜，是否具有广告主与设计者设定的感染力与冲击力，能够激发消费者的购买欲望等。

创意调研主要了解广告内容是否将广告主所要表达的信息准确地传递给消费者，是否存在偏差，广告内容是否得到消费者的认可，能否引起消费者的兴趣与关注，目标消费者对广告的看法，对广告的认可度、接受度，广告所传递的信息是否与产品本身的特性相一致等。对于一则中药广告而言，主题调查就是要了解广告是否将药品的疗效、剂型、治疗特点等信息传递给了消费者及这些特性是否能够引起消费者的兴趣等。

3. 广告媒体调研　各种媒体都具有不同的传播优势与特性，要根据具体的特征，选择最适宜的媒体组合，以发挥最大的传播效果和消费推动力。如果媒体选择不当，会造成经济上的巨大浪费。

对于中医药广告而言，广告媒体研究是指针对适合于投放中医药类广告的所有媒体的传播优势、媒体特点、表现力、覆盖人群、收费标准等进行分析研究，主要目的是为实现预期广告效果而进行的媒体组合决策。同时，可以通过选择最优媒体组合而实现广告投入收益最大化。

4. 广告效果调研　广告的效果调研主要包括两方面：发布前的效果测试与发布后的效果跟踪。为了验证广告的适应性，在广告发布前对其的测验是非常必要的，而广告发布后的效果评估是为了证实广告是否有效的必要环节，因此这两个环节必不可少。

广告发布前测验的主要任务是把广告的内容传达给消费者，能够帮助企业了解市场对该广告的接受程度，以及该广告对产品或品牌核心利益是否正确推广。企业可根据调研结果及时调整广告策略，避免盲目播出广告带来的巨大损失。广告发布后的效果研究可以帮助企业在广告播出一段时间后，评估广告对受传者所造成的消费心理影响和消费行为影响的情况。企业可根据研究结果对广告策略进行调整，并可以合理策划下一段广告投放计划。

二、广告创意

（一）广告创意的概念

我们往往有这样的感受，对于一些广告，看了之后经久不忘，多年之后还能够回忆起广告中的经典话语与背景音乐，广告中的产品或观点也给我们留下了深刻的印象。而另外一些广告，看过之后令人感觉平淡无奇，甚至使人反感，其中的产品当然也很难引起的关注。造成这种差异的原因，很大程度上在于广告是否具有足够的创意。

"创意"其实是一个含义极为丰富的词语，对于创意一词究竟指的是什么，其内涵如何界定，至今仍是见仁见智，众说纷纭。总的来说，创意可以理解为具有创新性或创造性的主意。在广告界，目前对创意一词的界定也有不同说法，大致可分为广义（大创意）与狭义（小创意）两类。广义上的创意将广告活动中所有涉及创造性思维的环节都视为创意，如广告主体创意、广告表现创意、广告媒体创意，甚至在广告中所用色彩、图片、音乐效果上的独特应用都可称为创意；而狭义上的创意仅仅指广告的艺术构思，这是一种使用较为普遍的含义。

创意是广告的灵魂，也是决定一个广告活动成败的关键因素。正如广告大师伯恩巴克所说："广告创意是赋予广告生命和灵魂的活动。"在医药领域的广告传播中，创意的重要性更加突出。随着我国新一轮医药卫生体制改革的深入推进及人民群众日益增长的医药卫生需求，药品市场、医疗服务市场的竞争日益加剧，无论是药品广告活动还是医疗机构的广告活动，要想达到吸引消费者的目的，就应当改变过去千篇一律的广告传播方式，将真正的"创意"融入广告活动当中。而在中医药文化的广告传播过程中，也应当改变以往的道理说教、知识介绍式的传播方式，在广告活动的创意方面多下功夫，以提升广告传播活动的效果。

（二）广告创意的原则

创意活动需要传播者进行创造性的思维活动，但这并不意味着创意是空中楼阁，可以天马行空地进行想象。任何有效的创意活动，都必须统一到完成广告传播活动、实现广告传播活动的目标这一主题上来。具体到中医药广告传播活动，进行广告创意就是要使中药产品、中医药文化广告更具吸引力，与广告主和受传者的期望相一致，给受传者留下深刻的印象，使广告主获得最大化的收益。因此，广告创意需要广告制作人员在一定的原则下进行创造性的思维活动。

1. 广告创意的独创性原则 日常生活中，我们都有这样的感受，新颖的事物总能吸引我们的注意力。广告也是如此，在众多广告中，人们总是关注有新意的广告。独创性的原则就是要求在广告创意中标新立异、别出心裁、独辟蹊径，从而在众多广告中脱颖而出，吸引受传者的注意力。

独创性的广告创意就是要突破受传者对问题的原有看法，打破受传者原有的惯性思维，以"新""奇"作为广告创意的出发点，有的广告公司甚至采用了"无中生有"的方法，使广告创意在受传者心目中留下与众不同的新奇感，取得引人注目的效果，引起人们强烈的兴趣，长久地被受传者记忆。

需要指出的是，独创性也应当以受传者的需求为依据，不能依靠广告主的主观臆断，也绝非漫无目的的想象。具体来说，独创性应当满足以下几点：①突出主题。广告创意中的任何独创性都应当以广告的主题为核心。在进行创造性活动时，要始终考虑到广告创意将引起什么效果、能达到什么目的、是否与广告目标相吻合。②简明易懂。在广告信息泛滥的环境下，大部分公众接受广告信息时，通常处于被动状态。也就是说，受传者不会去主动地了解、分析广告内容。这就要求传播者在注重创新的同时，应当努力使广告内容简单明了，切中主题，突出重点，易于认知，迅速、有效地传达广告主所要传递的信息。

2. 广告创意的实效性原则　广告是一门艺术，但这门艺术并不仅仅是供人们去欣赏，而是要完成一定的商业目的或其他目的。同样，独创性并不是广告创意的目的，而是完成广告传播目标的重要手段，即独创性应该为完成广告传播活动的最终目的而服务。我们应当崇尚广告创意的首创性精神，但却不能为了追求独创而独创，否则往往会使广告传播活动"曲高和寡"，在受传者中"知音难觅"，也就无法完成广告传播活动的目的。

在进行广告创意时，应当首先找到产品与消费者需求的交叉点，使广告创意与商品、受传者等进行关联，使广告创意中的意象组合和广告主题内容的内在相关联。一个意象或意象组合具有多方面的特征，每一特征都与一定的意义和意味相对应，代表一定的意思。

（三）广告创意的实施

对于如何进行广告的创意，很多学者提出了不同的看法，常用的方法有头脑风暴法、创意五步法、创意七步法等。

头脑风暴法就是一组人员运用开会的方式进行商讨，将所有与会人员对特定问题的主意，综合起来以解决问题。创意五步法由詹姆斯·韦伯·杨提出，他认为创意过程可以分为收集基本资料、消化资料、充分酝酿、创意诞生、强化并发展创意共 5 个步骤。创意七步法由加拿大学者赛利物提出，他将创意比作人类的生殖过程，认为创意可以分为恋情、受胎、孕育、阵痛、分娩、查验、生活 7 个步骤。还有其他学者提出了水平思考法等其他创意方法。

三、广告的设计与制作

（一）广告设计

广告设计就是广告公司按照广告主的要求，根据受传者的心理及期望，通过综合运用图形、文字、色彩等手段，将广告创意付诸一定的形态，创造出具有感染力、吸引力的广告作品的过程。一般来说，广告设计可分为平面广告设计、电视广告设计和网络广告设计。

1. 平面广告设计　平面广告主要是指以报纸、杂志、海报、招贴、传单、POP 广告、日历等媒介为信息载体的广告作品。它是一种图文并茂、丰富周详的广告形式。平面广告主要由插图、文字和商标等几部分组成，并通过色彩来强化表达的广告形象。

广告中的插图主要包括广告照片、绘画、卡通漫画和绘图四大类。一般来说，人们对图片的注意力远远高于文字，如果运用得当，能够极大地增强广告的吸引力，使人们有兴趣去了解广告的文字内容。如很多中医药广告中都会使用中药材、古代名医、中医经典书籍等插图，使人感受到一种强烈的庄严、高贵、神圣的古典魅力，吸引人们的注意力。

商标是商品独有的符号，用于辨别商品的来源及特征。现代企业的商标往往经过精心设计，是企业文化与企业精神的高度浓缩与真实体现。一个好的商标，一旦受到消费者的认可，不仅可以快速吸引消费者的注意力，而且有助于引导消费者对企业产品的选购，因此有人把商标称为"平面广告的眼睛"。在平面广告中，商标是必不可少的构成要素。

文字形式包括字体、字号和文字编排三个方面：①字体方面，主要有印刷体、美术体和书法体三种形式，不同的字体给人以不同的感受。如印刷体给人以端庄稳重的感觉；美术体独具个性，能够吸引注意力；而书法体则展示出了中国文化特色与文化底蕴。中医药类广告中多用书法体，体现中医药的传统文化内涵。②字号是指字体的大小。一般而言，字号越大越引人注目，但这也要服从整体构图的需要，以便取得良好的视觉效果。③文字编排是指文字的位置、线条形式和方向动势。常见的文字编排有横排、竖排、斜排及齐头齐尾的编排、齐头不齐尾的编排等。

色彩在广告作品设计中，最能展现产品形象和企业形象的特色，给受传者很强的视觉刺激，具有很强的感染力与象征意义。如我们所熟知的，白色往往给人以纯净、高雅的感觉，而黑色则带给人肃穆、庄严之感。再如，红色、黄色使人感到温暖，蓝色、绿色给人以清爽之感。这些色彩搭配使用时，又能够取得与单独使用时截然不同的效果。有效运用色彩，能够极大地提升广告的影响力。如很多关于中医药文化的宣传中，喜欢使用古书纸张的黄褐色，给受传者一种温和、亲切，但又与历史亲密接触的感觉。

2. 电视广告设计　电视广告是我们日常生活中最常接触到的广告形式之一，它以电视为传播媒介，通过综合运用声音、图像、文字、色彩等多个元素，向消费者展示了一幅生动的画面。在面临互联网等新媒体冲击的情况下，电视仍然是目前广告投放量最大的媒体之一。

电视广告的设计也有一定的原则与技巧。首先，电视广告的设计应当突出重点。鉴于电视广告的巨额费用，一般的电视广告往往只有十几秒到几十秒的时间。如果想在这短短的时间内进行面面俱到的讲解，很可能会分散受传者的注意力，使受传者感到迷惑不解。正确的做法应当是广告主及广告公司将最重要的信息进行浓缩再展示，使受传者在这有限的时间内了解产品的特性、某种不良行为的危害等。如六味地黄丸是千年古方，九芝堂针对糖尿病发病率较高的中老年人群，在广告中明确提出"不含糖"，突出了其有别于同类产品的特色。

其次，内容新颖。由于当前电视广告的泛滥、广告与电视剧等其他栏目"抢时间"现象严重，很多消费者对广告持一种反感态度。在这种背景下，广告要想吸引受传者的注意力，必须在内容上进行创新。有研究显示，观众会在广告开始的 5 秒之内决定是否看下去。因此，广告必须在前 5 秒提供一些新奇的东西，以吸引观众的注意力。如一家贵州药厂的中药广告在电视广告中没有使用常见的明星代言，而是用一位身着苗族服装的老人与小姑娘作为开场，并在场景的设施上突出了苗家风貌，吸引了观众的注意力。

此外，电视广告还应当在字幕、声音的使用上下工夫。使用适当的音乐能够进一步突出广告的主题，从听觉上吸引消费者的注意力；而字母则可以在视觉上对消费者进行进一步的刺激，给观众留下深刻的印象。

3. 网络广告设计　随着互联网络的飞速发展，网络广告已经成为广告中的一个非常重要的广告形式。网络广告的优势在于它集中了平面广告与电视广告的优点，将文字、声音、图形、动画等各种要素融为一体。同时，网络广告可以利用网络链接进行海量传播。可以说，借助社会化媒体等网络形式的出现，网络广告已经成为广告发展的主要方向之一。

在进行网络广告设计时，应当注意以下几点：一是在内容的安排上应当详细。一般来说，现在的网络广告都采用了链接的形式，只要点击链接，就会跳转到另一个页面，广告主与广告作者有足够的空间进行设计；而且很多消费者都是主动在网上进行信息搜寻，更应当从信息量上满足消费者的需求。二是对于采用在门户网站设置图标、图形等链接的广告而言，其链接图标的设计要吸引人，以便引起消费者的注意，进而点击浏览具体的广告内容。三是注意综合运用声音、文字、图标等不同的元素进行广告的设计。

当前，利用网络进行中医药广告传播的活动非常丰富，已有很多网站专门进行中药材、中成药、中医传统疗法的介绍，并配有丰富的插图、视频等，帮助消费者了解中医药知识和中医药的特色与优势，有利于中医药文化的传播。

（二）广告制作

广告公司在对广告内容进行构思和策划后，应当根据广告的创作要求、规范、步骤，将广告设计具体化，使广告创意最终变为广告"成品"。这个工作就是广告制作。广告制作，也就是将一个抽象广告思维变为具体广告产品的过程。

1. 平面广告制作　平面广告作品类型很多，如报纸、杂志、海报、宣传横幅等，制作平面广告的一般流程是首先根据广告主的要求及产品的特点，确定广告的投放目标及宣传重点。其次，根据选定的传播媒介，与广告主进行交流沟通，确定广告的创意。第三，应当设计广告的文案，接下来进行广告的设计、制作，并将初步效果提交广告主，征求意见，进行修订，最后需要在前期基础上，制作样本，并最终定稿。

以报纸广告的制作为例，报纸广告常见的表现形式有文字表现形式、图画表现形式、抽象表现形式和综合表现形式等。报纸广告的制作一般来讲首先要明确广告的基本要素，如广告的内容、宣传的主题和投资预算。其次是初期制作阶段，包括画草图、选字体和设计美术表现形式。第三步则是制版付印，广告图样设计好后，经审查无误，即可制版，清样经过审校，便可交付印刷，出版发行。

2. 电视广告制作　电视广告制作是指从电视广告创意脚本完成到电视广告播出的工作过程。大体可以分为拍摄前准备、正式拍摄、后期制作三个阶段。

拍摄一部广告相当复杂，电视广告前期准备阶段中，主要包括广告创意的设计，广告公司与客户的交流、沟通，广告制作价格的商定等。前期准备完成后，就进入拍摄准备环节。电视广告制作是以导演为中心进行的，拍摄前导演会就广告中的服饰、道具、音乐、场景、灯光等与广告设计者进行充分的沟通，并确定参与广告拍摄的各类人员，如化妆师、录音师、摄影师等，组建广告拍摄团队。之后应当召开广告的制作会议，待取得导演、设计者、广告主的一致意见后，广告才能够开始拍摄。广告在拍摄时，有的内容可以在摄影棚里进行，而有的则需要选取外景进行拍摄。导演对拍摄进行总体负责，包括各个分镜头的设计、对演员的指导等。拍摄完就进入了广告的后期制作，主要包括剪辑、校色、创作配乐等。

3. 网络广告制作　网络广告的制作是一个复杂的过程，包括创意的设计、广告素材的收集、制作及最后的集成制作等环节。

创意设计阶段与其他广告的做法类似，不再赘述。素材收集制作阶段是网络广告制作的关键。网络广告中所用的文字、声音、图形、动画，在这一阶段都应进行收集与整理，如文字的录入及编辑、图形图像的绘制、视频文件及动画的制作等，以及音频文件的录制及剪辑等。网络广告制作时通常需要借助特定的制作软件，常用的软件有以下几类：Microsoft FrontPage、Photoshop、Fireworks 等。

网络广告制作时，应注意以下几点：为广告安排好页面位置，根据调查，出现在页面最上方的是最可能被点击的；选择适当的投放站点；色彩以鲜明为好；广告要简单明了等。

（三）广告文案

广告文案是指以广告宣传为目的的文字作品。它是广告创意的物质表现部分，是广告作品设想与草图的具体陈述，是所有广告媒体作品的书面表现。

广告文案的概念有广义和狭义之分，广义的广告文案泛指广告活动中广告策划书、预算书、调研报告、创意设计书等一切文字性的材料。狭义的广告文案仅指表现广告信息的语言与文字构成，包括标题、正文、广告语、随文等。

1. 广告标题　标题是广告的题目，是广告中最先映入观众眼帘的部分。广告的标题标明了广告的主旨，并且对不同广告的内容进行了区分。随着现代社会广告信息的爆炸式增长，人们在浏览广告作品时习惯通过标题来筛选感兴趣的广告进一步阅读。如果标题不能引起阅读者的兴趣，人们往往就会放弃阅读，导致广告传播的失败。而精彩有趣的标题能够吸引人们的注意力，引发阅读欲望，使广告传播获得成功。对于广告而言，标题可以说是广告的窗口，标题的优劣往往决定着整个广告的命运。

广告标题可以分为三种。

（1）**直接式标题**　即把广告的中心内容直接写在标题当中。如"九芝堂六味地黄丸，治肾亏，不含糖"，就直截了当地表明了该药的作用。

（2）**间接式标题**　即不直接介绍广告产品或服务的特性，而是采取暗示或提醒的方式吸引受传者。如汇仁肾宝的广告词，"汇仁肾宝，他好我也好"。

（3）**复合式标题**　复合式标题是由引题、正题、副题三种标题组成的标题群。其中，引题又可称为眉题或肩题，说明广告信息的意义或交代背景时使用。正题是主标题，一般用来说明广告的主要事实。副题也就是副标题，为正题内容做补充说明。

2. 广告正文　正文是广告文案的主要组成部分，是广告作品中承接标题、对广告信息进行展开说明、对诉求对象进行深入说服的语言或文字内容。以中药广告为例，广告正文一般说明药品的疗效、特性、成分等内容。

广告正文一般由引言、主体、结尾三部分组成。

（1）引言　是广告正文的开头部分，也是广告标题与正文衔接的部分，担任着承上启下的使命。

（2）主体　文案正文的中心，要向广告受传者传递广告产品的优势、特点，并对这些优势与特点与目标受传者的关系进行介绍，目的在于说服受传者，促使其产生购买行为。

（3）结尾　正文的结束部分，其主要目的在于用最恰当的语言敦促目标受传者及时采取购买行为。广告文案正文的结尾意义重大，虽然篇幅要短，但语言要具有很强的煽动性，并要与标题相呼应。

广告正文按照不同的分类方法，也有多种形式，如可以分为直白式、情景式、对白式、代言人式等。

3. 广告语　广告语也被称为广告口号、广告主题句，是对产品或服务特性的高度浓缩。一般是为了加强诉求对象对企业、产品或者服务的印象而在广告中长期、反复使用的简短的口号性语句。如仲景牌六味地黄丸的"药材好，药才好"，以及某感冒药的"中西结合疗效好"等。

广告语具有以下作用：一是概括产品信息。一般来说，广告语要以最精练的语言概括出产品最丰富的信息，强调产品特有的个性特征。二是诠释企业理念。广告语是广告主或广告公司精心设计的，一般为广告主所独有，是对其企业理念的简洁诠释。三是强化消费者记忆。广告语是广告传播过程中反复使用的文字，目的在于向消费者传达一种长期不变的观念，通常可以吸引注意力，易于被人们理解、记忆。

4. 广告随文　广告随文是广告中传达企业名称、购买产品或接受服务的方法等信息的语言文字，一般放在广告文案正文之后，是对正文内容必要的交代和补充说明。广告随文是广告文案不可缺少的组成部分，它是对广告的标题、正文、广告语的重要补充。广告随文中介绍获得产品、服务的有效途径与方法，可以使目标消费者乘着消费兴趣立即产生消费行为。广告随文可以形成一种推动力，有效地促使消费行为加速完成。

【思考题】

1. 简述广告传播的方式。

2. 与一般性的商业广告相比，中医药广告有哪些特色？

3. 给你印象最深的中医药广告是什么？选择一则进行评价。

第三篇 中医药的组织传播

第十三章 中医医院的传播

第一节 形 象

在心理学中，形象是指人们通过视觉、听觉、触觉、味觉等各种感觉器官在大脑中形成的关于某种事物的整体印象。简言之就是"知觉"，即各种感觉的再现。形象不是事物本身，而是人们对事物的感知。不同的人对同一事物的感知不尽相同，因而其正确性受到人的意识和认知过程的影响。由于意识具有主观能动性，因此事物在人们头脑中形成的不同形象会对人的行为产生不同的影响。

中医医院形象是社会大众对医院的整体感觉、印象和认知，是中医医院状况的综合反映。在印象的基础上，加入人们的判断，进而形成具有内在性、倾向性和相对稳定性的公众态度，多数人的肯定或否定的态度才能形成公众舆论。公众舆论通过大众传播媒介和其他途径（如人们的交谈、表情等）反复作用于人脑，最后影响人的行为。因此，中医医院若想得到患者的尊重和信任，进而获得良好的社会声誉，就需要在中医医院形象的建立与传播方面下工夫。

一、中医医院形象的分类

中医医院形象可以大致分为理念形象、行为形象、视觉形象三大类。

1. 理念形象 中医医院理念形象是指由价值观、发展模式、经营思路、医德医风等精神因素构成的中医医院形象子系统。广东省中医院（广州中医药大学第二附属医院）始建于 1933 年，是我国近代史上最早的中医医院之一，被誉为"南粤杏林第一家"。目前，医院已发展成为拥有 5 间三甲医院、3000 多张床位、超过 25 亿元的现代化医疗设备的大型集团化中医医院。2019 年全年门诊量超过 720 万人次，已经成为全国年服务患者人数最多、全国规模最大、实力最强的中医医院之一。广东省中医院的核心价值观是"患者至上，真诚关爱"，并将此营造为医院文化。发展模式=疗效+服务+信誉。经营思路是：技术优势+服务优势+信誉优势=患者信赖你。

2. 行为形象 中医医院行为形象是指由医院医护人员和其他职工在内部和对外的经营管理、医疗救治和其他活动中表现出来的制度规范、员工素质、行为举措等因素构成的中医医院形象子系统。广东省中医院有一整套的《服务规范》，按照"必须执行"与"指导执行"进行分类，要求员工认真学习并准确执行；同时将舆论监督、司法监督与制度约束结合起来，形成了"不许贪、不想贪、不能贪、不敢贪"的行风约束监督机制。广东省中医院的管理层认为，医院领导怎么对待干部，干部就怎么对待员工，员工就怎么对待患者。该院的组织结构是一个倒三角形：患者在上，一线医务人员居中，管理层居于最下层。当资源有限时，先把优势资源留给患者和临床一线；当患者需要关怀时，无论是在院内还是院外，医护人员都要第一时间赶到。

3. 视觉形象　中医医院视觉形象是指由医院的基本标识、官方网站、院容院貌、仪器设备等构成的中医医院形象子系统。广东省中医院的院名、院徽、医院建筑外观和官方网站颜色都以绿色和白色为主色调：绿色象征着健康和宁静，白色代表卫生和圣洁。在院内无论是哪一个分院，走进去都让人感到健康和舒适。同时，作为一所著名的中医医院，该院还不遗余力地进行中医药文化景观的建设，积极向上而不失古朴特色，体现出中医药文化的独特魅力。在职工的穿着打扮上，该院也是要求十分严格的，规定职工上班期间必须穿正装、打领带，女性还要求化淡妆。所有院区都非常干净整洁，仪器设备先进却并不是冰冷的，而是贴有温馨提示。

在中医医院形象的三个子系统中，理念形象是最深层次、最核心的部分，也最为重要，它决定行为形象和视觉形象；而视觉形象是最外在、最容易表现的部分，它和行为形象都是理念形象的载体和外化；行为形象介于上述两者之间，它是理念形象的延伸和载体，又是视觉形象的条件和基础。如果将中医医院形象比作一个人的话，理念形象好比是头脑，行为形象就是四肢，视觉形象则是其面容和体型。

二、良好中医医院形象的建立和传播

1. 崇高的医院精神是中医医院形象的灵魂　每个医院都有自己特定的医院精神，它反映了医院职工的理念和共同的价值观，是医院领导和职工集体认同的群体意识。医院内部具有团结亲和的凝聚力，可以引导人们自觉地树立良好的医院形象。因此塑造医院形象首先要培养医院精神，人是医院形象的载体，是医院文化的第一要素，故首先要培养人，提高人的素质，塑造人的形象。唐代孙思邈的"大医精诚"为中医医院和中医师树立了不朽的精神丰碑。如今，还需要用社会主义核心价值观来统领中医医院精神。

2. 优美的医院环境是中医医院形象的外在表现　医院是治病救人之地，患者对医院的第一印象来自医院环境。医院的整体布局、颜色搭配、诊室和病房的设计等要营造轻松的气氛，对患者及家属传达健康、和谐、积极向上的信息，从而减轻他们的心理压力。中医医院环境建设还要充分体现中医药文化特色，要与建筑结构特点、地方医学特色、医疗区域布局、医院文化定位、医学模式发展等密切结合起来。

3. 优质的医疗服务是中医医院形象的关键　医疗服务质量是医院的生命线。医院竞争的成败，很大程度上取决于医院的质量、形象的好坏。患者去医院的目的是为了解除病痛，恢复健康。中医医院要培养和引进一批著名的中医学专家，要着力提高所有医护人员的技术水平，还要根据医疗市场行情调整内部结构，集中力量打造专科名牌，从而带动技术形象的完善。

4. 良好的医德医风是中医医院形象的支柱 医德包括医生、护士、医技人员及医院管理人员的职业道德，要用对待"上帝"的态度对待患者，以救死扶伤、实行革命的人道主义为第一准则。医院要建立、健全完善的医德医风管理档案和制度及监督机制，树立"极端尊重人的生命，一切为了患者"的观念，一切以患者为中心的全方位优质服务。中医医院医护人员更要注重自身品德的修养，要力争做"大医""儒医"。

第二节 品 牌

品牌指的是某种产品或服务通过一定的标识或文字构成的无形资产，进而在消费者心目中产生的认知和认可度。归根结底，品牌就是一种形象，只是这种形象更具影响力。对于一所中医医院来说，塑造品牌形象是最为核心的文化建设工作。

一、品牌的特性

品牌具有表象性、排他性、扩张性三个基本特性。

1. 表象性 品牌是企业的无形资产，不具有独立的实体，不占有空间，但它最原始的目的就是让人们通过一个比较容易记忆的形式，如文字、图案和符号等直接载体，来记住某一产品或企业。但是没有物质载体，品牌就无法表现出来，更不可能达到品牌的整体传播效果。

2. 排他性 品牌是消费者识别产品或服务的手段，其拥有者通过法律程序的认定，享有品牌的专有权，有权要求其他企业或个人不能仿冒、伪造。这一点就是指品牌的排他性。

3. 扩张性 品牌具有识别功能，代表一种产品、一个企业。企业可以利用这一优点展示品牌对市场的开拓能力，还可以帮助企业利用品牌资本进行扩张。如广东省中医院除广州大德路总院外，还相继建成了二沙岛分院、芳村分院、珠海分院和广州大学城分院，这些分院都是三级甲等医院，也都是"省中医"品牌的延伸和扩张。

二、中医医院品牌的打造

品牌是质量和信誉的保证，是企业或医院的无形资产。在市场竞争的背景下，树品牌、创名牌也逐渐成为医院的共识。广东省中医院的品牌在全国中医医院乃至所有医疗机构中都具有极高的品牌效应。

以患者需求为中心，追求患者的高满意度，是医院品牌传播的最佳途径。广东省中医院主要通过下列具体工程来打造全国中医名院品牌。

1. 工程一 成就一群名医。

名医是医院最重要的资源，一个专家、一个名医就是一面旗帜，患者会聚在这面旗帜之下。广东省中医院有许多知名的老中医，还有一批确有专长的年轻名中医。医院通过《主任导师制》，让老中医、老专家继续发挥他们在业务和人才培养上的重要作用；

同时通过《青年拔尖人才管理条例》选拔有业务专长的中青年。打造名医团队，成就医院和个人的自身价值，在医院起到凝聚人心的作用。

2. 工程二　为患者提供最佳诊疗方案。

广东省中医院致力于"中医水平站在前沿，西医学跟踪得上"，拥有世界领先中西医结合技术，并掌握中国领先西医技术，通过传统中医药与现代科学技术结合开创医疗新优势，这是医院的技术定位。同时提出"院有专科、科有专病、病有专药、人有专长"的医疗方针，从而为患者提供最佳诊疗方案。

3. 工程三　培育一支高素质的服务团队。

医院的服务团队，不仅要为患者提供技术性服务，还要为患者提供人文性的服务，以及使患者负担合理的医疗费用。要达到这个目的，广东省中医院一直以来着力于培育一支真正认同"一切以患者为中心"价值观的高素质的服务团队。为了给患者提供方便，医院的电梯都优先让给患者，员工则步行上下楼梯；患者入院和出院，都有医护人员迎接和欢送；住院患者过生日，都会收到医院的贺卡；回家休养期间，会收到医院的问候及指导康复的信件，主管医师还会定期随访……

4. 工程四　在群众中建立自己的公信力。

让患者选择广东省中医院，就是要让患者到医院来不仅得到良好的照顾和治疗，更要对医院的服务认同和放心。这就要求医院不仅要追求患者的满意度，更要追求患者的忠诚度，逐步在患者中建立起诚信，在他们心目中建立公信力。而患者认可的公信力包括合理的收费、必要的检查、以诚信为基础的和谐的医患关系。

三、中医医院品牌的传播

医院品牌包括技术品牌、服务品牌和文化品牌。本节主要以中医医院技术品牌传播为例，来说明中医医院品牌的传播。

1. 建立口碑，加强人文性服务、规范操作的宣传推广　对来院就医患者的宣传推广方法主要有：组织传播、与患者面对面的传播、跟踪随访。组织传播分为组织内和组织外两种传播：组织内传播是指以院报、海报、文件、讲座、会议等方式传递信息、协调关系，达到同心相知的目的；组织外传播是指以公示板、宣传橱窗、承诺板、海报、板报等形式，使公众了解医院情况、科室特色、技术优势等。与患者面对面的传播是针对要打造的技术品牌，通过口头语言、形体语言和业务水平等对患者传递医院高技术水平的信息。跟踪随访是医护人员在患者接受服务后对疗效、身体功能的恢复、感觉及问题的出现等进行跟踪，是间接的宣传推广。

2. 向潜在顾客宣传推广重点义务　主要方法也有三种：大众传播、公众传播、同行内传播。通常采用的大众传播媒介主要是报纸、广播、电视、网络，医院可通过广告、新闻宣传在大众传播媒介上进行，特点是受传者多、传播快。公众传播是传播者和受传者面对面的传播，双方可以互动。医院可以通过大型义诊及健康咨询、公开课、科普展览等在医院内外进行。潜在顾客也可能来自同行的推介，传播方式有两种：一是在学术期刊上发表论文或在学术会议上发表演讲，二是对下一级医疗机构和不同竞争市场的同级医疗机构的同行进行学术交流或给予培训。

3. 定位竞争对手，建立参照系 参照系是用来告诉消费者使用该技术品牌可望达到哪些目的，选择合适的参照系具有重大的意义。参照系决定了消费者将会对技术品牌产生哪些联想，而这些联想就构成了技术品牌的相似点和差异点。医院在选择参照系时，可选择同等规模、实力或希望达到的目标水平的医院，以暗示患者到本院就医可望达到什么目的。一旦选定了初始参照系，医院应使患者确信为其提供的医疗服务在这个参照系内是合理和可信的。

第三节 特色诊疗

在技术品牌的传播中，许多中医医院常常追求综合实力的宣传，而忽视了技术品牌中独特的个性。其实，正如世间的人一样，每个人都是独一无二的，都有着自己的个性，这是此人之所以区别于彼人的重要方面，中医医院在发展和传播中也应该注重自身技术品牌个性的宣传。中医医院的技术品牌个性就是特色诊疗。

中医医院特色诊疗可以分为传统中医特色诊疗和中西医结合特色诊疗两个方面，以下以广东省中医院为例进行分析。

一、传统中医特色诊疗

广东省中医院致力于为患者提供最佳的诊疗方案，他们的理念是"运用人类文明的一切成果，为患者挽救生命，解除痛苦"，但他们有着清醒的认识，坚持中医医院姓"中"，强调提供最佳的诊疗技术首先要突出中医药特色和优势。为此，他们先后设立了治未病中心和传统疗法中心。

1. 治未病中心 《素问·四气调神大论》曰："是故圣人不治已病治未病，不治已乱治未乱，此之谓也。夫病已成而后药之，乱已成而后治之，譬犹渴而穿井，斗而铸锥，不亦晚乎?"未病先防，自古就是中医的优势和特色所在。秉承这个传统理念，广东省中医院在全国率先设立了"治未病中心"。随后，他们利用报纸、广播、电视、网站、医院宣传栏和医护人员等一切途径，不遗余力地把《治未病小知识》传播给患者，包括什么是治未病、哪些人需要治未病、为什么要治未病、医生怎样治未病。"治未病中心"还包含着一个辨识体质中心，依靠同样的途径，广东省中医院又给广大市民和患者传播《体质辨识小知识》的一系列科普问题，继而告诉大家可以找该院的哪些专家进行健康调养，以及这些专家擅长的领域和出诊的时间。

2. 传统疗法中心 广东省中医院是全国名老中医邓铁涛教授亲自题词和积极倡导创办的，集医疗、教学、科研、康复和保健于一体。传统疗法中心汇集全国名老中医、各派名家和民间的多种传统中医外治法，是具有独特的临床疗效和中医特色的诊疗中心。该中心积极引进国家中医药管理局百项诊疗技术和推广项目，如石学敏院士的"中风单元疗法"、王文远教授的"平衡针技术"（含平衡针灸、火罐、推拿、药浴和膳食等技术）、赵时碧所长的"雷火灸疗法"、陈日新教授的"热敏灸疗法"、施安丽教授的"砭术综合疗法"、刘剑锋教授的"掌诊掌疗技术"、俞云教授的"切脉针灸技术"等，积极挖掘开展"灵龟八法""董氏奇穴疗法"等特色疗法治疗心脑血管疾病、糖尿病、哮喘、过敏性鼻炎、颈腰椎病、睡眠障碍、神经性耳鸣、乳腺增生、不孕症等各类常见病及疑难病。此外，还开展中药熏蒸、中药浴足、药膳膏方、中医五音和情志疗法等各类特色疗法，针对各种慢性病和亚健康状态进行综合调养和干预治疗，体现中医学"治未病""防重于治"、养生保健和健康调养的学术思想。

二、中西医结合特色诊疗

1. 乳腺专科 广东省中医院乳腺科成立于 1997 年，现为国家中医药管理局"十五"期间重点专科、中华中医药学会外科学会乳腺病专业委员会主任委员单位。对乳房各种手术治疗、乳腺癌的早期诊断、乳腺癌围术期及术后的中西医结合治疗、提高乳腺癌的生存率和生存质量，以及中医药阻断和逆转癌前病变方面达国内领先水平，得到了国内外患者和专家的认可。医院在总院和各分院都开设了乳腺专科门诊。

该专科在乳腺癌癌前病变、早期乳腺癌的临床诊断研究、中医药周期疗法治疗乳腺增生病及阻断与逆转乳腺癌癌前病变、乳腺癌围术期及术后中医药辨证治疗、晚期乳腺癌的中西医结合治疗，在提高乳腺癌生存率、延长生存期、改善生存质量等方面取得了显著的疗效，深得同行专家认同，达到国内领先水平，显示了中医中药治疗乳腺病的优势和广阔前景。

2. 妇科 广东省中医院妇科成立于 20 世纪 30 年代，是国家中医药管理局中医妇科重点专科、国家中医药管理局"十一五"强化建设重点专科。

妇科病区根据不同经济阶层患者的需求，设有贵宾套房和普通房，专科设备齐全，拥有螺旋 CT、MR、彩色 B 超、腹腔镜、宫腔镜、电子阴道镜、射频治疗仪、热球治疗仪、带阴道探头的 B 超机及部分辅助生殖生育设备等先进的医疗仪器，通过积极引进现代新技术项目，目前已广泛开展射频治疗子宫肌瘤、腹腔镜手术（腹腔镜下全子宫切除术）、热球消融子宫内膜治疗功能失调性子宫出血等。专科主攻方向鲜明：多年来致力于用中医药调经种子，防治盆腔子宫内膜异位症、围绝经期综合征，治疗生殖系统炎症四个主攻方向的治疗和研究。

3. 心脏中心 广东省中医院与美国洛杉矶加州大学医学院附属医院、南加州大学附属医院共同建立了广东加州心脏病防治中心，旨在引进当今世界最先进的心脏病诊断治疗新技术，与中医学相结合，发挥中西医结合优势，广泛开展心脏病防治和科研工作，尤其在冠状动脉疾病的诊断治疗上，更好地为广大患者服务。

该中心充分利用广东省中医院引进的当今世界先进的设备及传统的中医药疗法，为心血管病患者提供内科、外科中西医诊治预防保健一条龙服务。在多位资深主任医师的带领下，率先在全国中医院开展心脏介入治疗，开展心脏起搏器植入术、二尖瓣球囊扩张术、主动脉内球囊反搏术、冠状动脉造影、冠状动脉腔内成形术（PTCA）和支架植入术等。心脏外科开展了心脏停搏或不停搏下冠状动脉搭桥术（双侧内乳动脉、大隐静脉等）、室壁瘤切除术、瓣膜置换术、先天性心脏病矫形术、心脏肿瘤切除术等心脏手术。

4. 脑病中心 广东省中医院脑血管病中心强调中西医、内外科完美结合，形成从院前急救到住院治疗再到康复理疗全过程、全方位的立体诊疗模式，能够为脑血管病患者及时地提供中西医结合药物治疗、手术治疗、神经介入治疗、康复治疗等各种先进的诊治手段，以获得各类脑血管病治疗的最佳效果，为脑血管病患者的所有相关问题的解决提供"一站式"的优质医疗服务。

该中心在全国名老中医邓铁涛教授和世界著名脑血管病专家凌锋教授、李铁林教授等一流的中西医学专家带领下，在运用西医学先进的诊治技术进行干预治疗的同时注重发挥中医整体防治的优势，以"整体自洽理论"为指导，开展全新的脑血管疾病诊疗模式的研究和运用。该中心目前拥有世界最先进的神经介入专用数字减影血管造影机，建成具有国际先进水平的脑血管病介入中心，配备有进口显微神经外科手术器械和设备，建立以神经介入、显微神经外科手术、中西医结合内科及围术期诊疗技术为特色的脑血管病诊治单元，已经形成了中西医结合、内外科结合、外科手术与血管内介入治疗相结合及早期康复的脑血管病诊治新模式，全面开展各种脑血管病的诊治工作。

第四节 名 医

名医是医院传播的最重要的资源和最有力的媒介，对于一所中医医院，名中医的培养和构成直接影响着医院的发展。以下仍以广东省中医院为例。

一、名医工作室结构与传播功能

广东省中医院示范性名中医工作室目前主要由名医诊室、名医示范诊室、观摩示教室和岐黄活动室4部分构成，各部分的设备配置和主要功能介绍如下。

1. 名医诊室8间 配置电脑、打印机，安装医院门诊系统，主要用于名中医日常诊疗和临床带教工作。

2. 名医示范诊室2间 配置电脑、打印机、视频传输系统及同步录音录像设备、手写输入系统等。主要功能是实时录音、录像；根据需要还可选择使用视频会议功能，将诊室中的示范诊疗活动"现场直播"到观摩示教室，使更多的人能够同时观摩学习。用于名医典型病例示范诊疗、手法及中医特殊诊疗技术示教，原汁原味地收集、保存名中医临床实践资料。

3. 观摩示教室1间 可容纳约50人，配置电脑、视频传输系统、投影机、电动屏幕等。主要功能是接收、观看"示范诊疗活动的现场直播"，并能够与示范诊室中的人员进行直接对话，进行提问和解答。用于观摩名医示范诊疗、手法及中医特殊诊疗技术示教，在不影响名中医诊疗秩序的前提下，使更多的人能够"零"距离地观摩名中医临床诊疗的全过程，并实现互动。

4. 岐黄活动室1间 配置电脑6台、打印机、扫描仪、DV、录音笔、非线性音像编辑系统等。收集全国名老中医经验著作三百余册。主要功能是日常开展文献数据平台的加工、网络岐黄论坛的建设与维护及名中医音像资料的录制、剪辑与编辑等工作。主要用于日常名老中医经验的整理学习、挖掘研究，为名中医经验传承构建共性技术平台和交流平台。岐黄活动室是医院为名老中医经验、学术思想学习和经验体会交流提供的专用场所，可进行名家与弟子及各专业人员之间的交流，面向全院开放，并定期举办名老中医经验继承专题学术沙龙。

二、名医工作室的主要工作职责

1. 收集名医诊疗的音像、文字资料。
2. 采集典型病例个案，组织开展研究型继承工作。
3. 组织交流、分享名医经验。
4. 院内网上岐黄论坛的开设、管理和维护。
5. "名老中医经验"专题数据库的建设。
6. 岭南医学精髓的整理与继承研究。

三、名医工作室建立以来已经开展的主要传播工作

示范性名中医工作室建立以来，以"发掘整理、继承发扬、发展创新"为宗旨，围绕"提高中医有效传承效率"这个核心问题，开展了以下几个方面的工作。

1. 开展典型病例的名医临床示范诊疗，为名医临床诊疗技术的传承积累经验和情景素材。

（1）邀请名医开展典型病例示范诊疗，并进行全程录音录像，原汁原味地保存名医临证资料，目前已有三十余位名中医在名医工作室中进行了示范诊疗活动。

（2）中医适宜诊疗技术讲座与临床示教 DV 的录制与编辑：现已完成了切脉针灸、刮痧疗法、雷火灸等中医适宜诊疗技术临床示范录像的录制与编辑，为适宜技术推广应用培训提供了教学参考。同时为中医临床骨干的培养和农村基层人才的中医技能培训提供生动的情景教材。

（3）着手进行《名医临证录》系列 DV 的拍摄工作：为了更好地宣传名中医的主要学术成就，传播推广名中医的主要学术思想和临床经验，名医工作室将有计划地分批、分期开展《名医临证录》系列教学片的拍摄工作，现已初步完成邓铁涛教授临证录的拍摄、编辑工作，进入后期制作阶段，其他专家的临证录也正在积极收集素材。

2. 运用多种方式营造良好的中医学习氛围，在"集体带、带集体"的师承模式下，促进弟子之间的交流和经验分享。

（1）邀请各地名中医来院讲学、临床带教，拍摄、编辑、整理、收集名医讲座、临床诊疗的音像、文字资料，为临床医生学习、运用名中医经验提供情景资料。现已拍摄编辑整理录像资料近一百小时（十余人次），内容包括名医系列讲座、诊疗技术示范等。

（2）开展疑难病例的中医治疗专题讨论，对于特别疑难的病例通过院内网上岐黄论坛、岐黄班活动等形式组织名医、弟子及临床医生参与讨论，共同攻关。通过岐黄论坛与全院医生分享，增长临床见识，拓宽诊治思路，提高治疗水平。

每月岐黄班开展活动，通过经验分享、专题讨论、医案品评、病例讨论等方式，营造中医学习氛围，推广名医经验。

院内网上开设了岐黄论坛，下设音像传真、医案医话、临证心得、探讨等栏目，向临床医师提供名医讲座、手法示范等学习素材，并为名医弟子及临床医生提供交流学习体会和经验运用心得的园地。

3. 建设名中医经验集约化数据平台，提高学习效率。目前该数据库基本框架已构建完毕。

4. 积极配合医教部做好全国第三批名老中医药专家学术思想继承人及拜师全国名老中医弟子的结业考核工作。

5. 参与组织、筹备全国名老中医高层论坛，促进全国名师、高徒之间的学术交流，共同探讨多元师承教育模式，分享师承教育、学习的成功经验。

6. 充分利用省政府专项经费，积极启动研究型继承工作：2006 年广东省中医院示范性名中医工作室的建设被广东省政府列入"广东省建设中医药强省规划"重点项目，并给予专项经费支持。

7. 开展岭南医学精髓的继承工作：现已完成对岭南医学主要学术流派、代表医家的生平及主要学术观点、代表著作等基本信息的梳理工作。

第五节　就医信息

在医疗市场竞争日趋激烈的今天，作为一所中医医院，应该更加注重就医信息的有效和广泛传播。

一、就医信息传播的方式和途径

就医信息的受传者大致可以分为两类：一类是可能来院就医的患者，另一类是已经来过或者正在就医的患者。前者可称为医院的潜在顾客，一般所指就医信息的传播就是针对这一群体进行的。针对潜在顾客就医信息传播的方式有两种：大众传播和公众传播。

（一）大众传播

大众传播是特定社会集团利用报纸、杂志、书籍、广播、电影、电视、网络等大众媒介向社会大多数成员传送消息、知识的过程。大众传播具有受传者多、传播快等特点；缺点是传播为单向性，受传者无法反馈信息。医院通过大众传播方式传播就医信息的主要形式有新闻和广告宣传。

1. 新闻宣传　依托新闻的真实性、时效性，以及公众媒体的权威性和公正性，使得通过新闻来传播医院就医信息具有极佳的效果。如 2010 年 12 月 2 日《中国中医药报》一篇题为《中医药成为中国友谊名片》的新闻，报道了作为广州亚运会定点医院的广东省中医院，利用中医药传统疗法治愈众多前来参赛的外国官员、教练员和运动员的事情。该篇报道无疑为广东省中医院及其传统疗法中心等科室做了很好的免费宣传。广东省中医院设立专职岗位负责联络新闻媒体，并在官方网站上开辟了"媒体报道"专栏，这些都起到了很好的传播就医信息的作用。

2. 广告宣传　以医疗广告的形式在媒体上将医院的就医信息或特色服务等向大众发布。这种传播形式易于操作，随时可以进行，但是费用较高。将在后面做专节讲述。

（二）公众传播

公众传播是个体对群体的传播活动，无需专门的传播媒介，一般在流动人群大的公众场合进行。公众传播类似人际传播，但更强调传播的环境是公众场合。公众传播的特点是受传者相对大众传播要少，但传播双方是面对面的接触，具有互动性。医院通常采用的公众传播形式有义诊、咨询、科普讲座和展览。由于传播中群众眼见为实，就单个受传者而言，其效果大于大众传播。

1. 义诊及咨询　指医务人员义务为患者诊察疾病，解答疑惑，有时包括施以简单的治疗，属于公益行为。一般在院外进行，有时也在院内举办。义诊不受地域限制，能够为社区、厂矿、农村、山区等患者不易就医的地方送去医疗服务，对于贫困人群而言意义尤大，能够体现医者"仁心仁术"的本色。义诊一般由医院优势科室组织进行，大型的义诊往往还会辅以新闻宣传，可以通过大众传播和公众传播两种方式传播就医信息，给广大群众留下良好的医院和医者形象。

2. 科普讲座或展览　值得一提的是，广东省中医院在每个月底都在官方网站上发布下一个月的"义诊、健康讲座时间表"，还联合省内多家媒体，在报纸上提前几天预告即将举行的义诊和健康讲座。

二、广东省中医院就医信息传播经验

广东省中医院的就医信息，主要是通过专科专病、名医工程和特色诊疗三个交叉的方面来立体展现。

（一）专科专病

广东省中医院在建设专科专病方面花大力气，下真功夫，在注重中医特色的基础上，着力提高临床疗效，提出"院有专科、科有专病、病有专药、人有专才"的方针，形成了医院的根本优势——疗效优势，吸引了大量的各地患者，包括许多港澳台同胞、海外侨胞及一些著名外籍人士，从而产生了大量的正面新闻。例如，世界著名科学杂志 *Nature* 编辑菲利克斯·程被持续性的病痛折磨了很长时间，辗转治疗效果不佳，后来因为一个偶然的机会走进了广东省中医院，经过针刺、艾灸、拔火罐、刺血等一系列具有中医药特色与优势的传统疗法的治疗，使他背部的疼痛得到了较大的改善。临行前，他还带走了几服中草药，甚至萌发了"加入到该院打'八段锦'的群众队伍中，以此来强身健体"的想法，最终他在该权威学术杂志上以《现代中医走进临床》为题，长篇报道了杂志编辑到该院体验针灸、拔火罐等中医药疗法的独特感受，为广东省中医院在世界范围内的就医信息传播起到了助推作用。这样的例子在广东省中医院不胜枚举。

（二）名医工程

广东省中医院的"名医工程"具体已在前面做专节讲述。对于医院来说，"名医"是一杆旗帜，领着全体医护人员昂扬向前；对于群众来说，名医是一块巨大的磁石，吸引着他们前来就诊咨询；对于媒体而言，名医本身就是新闻。在广东，不论是西医界的钟南山，还是中医界的邓铁涛，只要他们一在公共场合露面，媒体必穷追不舍，其一言一行都可能形成文字见诸报刊。如2010年2月24日《广州日报》新闻《和大师一起练八段锦》，就报道了在该院中庭广场前，一群中老年市民会集在LED大屏幕前通过医院的视像系统与著名国医大师邓铁涛老教授一起练习中华传统养生八段锦保健操的场景。广东省中医院不仅自身拥有大批名医，还引进了若干国内其他名中医来进行师带徒，并因此建立名医工作室，来系统整理、研究、传播名中医的学术经验。名医不论在任何场合都可以不间断传播就医信息。

（三）特色诊疗

广东省中医院的"治未病中心"和"传统疗法中心"本身就是优质的就医资源，也是就医信息的优秀传播者。在这里，传统的中医药疗法治愈了太多的患者，也制造了太多的新闻。不少领导干部和著名人士都慕名前来治疗，他们也在一定程度上传播了该院的就医信息。不仅如此，广东省中医院还很善于抓住特殊事件来进行就医信息传播。"非典"肆虐的当年，广东省中医院在全国率先用中医药来治疗，取得了良好的疗效，随即派两位医师进驻香港指导诊疗，各地报刊争相报道，为中医界增光添彩，也为该院赢得了声誉。2009年"甲流"横行，广东省中医院更是大胆采用纯中药治疗，新华网、南方日报等主流媒体争相报道。

从广义来说，就医信息不仅包括技术信息，也包括服务信息等。以上方式和途径，也可以起到传播服务信息的作用。

第六节 医疗广告

国家工商总局和原卫生部联合颁发的《医疗广告管理办法》规定："医疗广告，是指利用各种媒介或者形式直接或间接介绍医疗机构或医疗服务的广告。"

一、医疗广告的分类

医疗广告可以分为硬广告和软广告两种。所谓硬广告是指直接介绍商品、服务内容的传统形式的广告，一般通过刊登报刊、设置广告牌、电台和电视台播出及网络上自动弹出等进行宣传。硬广告具有传播速度快、受传者广、可以反复播放等特点；同时缺点也很明显，互动性弱、商业味道浓、时效性差、投入成本高、传递内容简单、时间短等。

软广告并不直接介绍商品、服务，而是通过在报纸、杂志、网络、电视节目、电影等宣传载体上插入带有主观指导倾向性的文章（特定的新闻报道、深度文章、付费短文广告、案例分析等）、画面、短片，或通过赞助社会活动、公益事业等方式来达到提升广告主企业品牌形象和知名度，或促进广告主企业销售的目的。从这种意义上来说，第五节中所讲的就医信息的传播方式、形式等，除广告宣传为硬广告外，其余均可视为软广告。

二、医疗广告存在的主要问题

近年来，随着市场竞争的加剧，医疗广告活动日益活跃。医疗广告和宣传对医疗卫生行业和医院自身发展的作用日渐突出，存在的问题也日趋严重，主要表现为医疗广告含有大量浮夸医疗效果的内容，甚至"新闻报道式"和"电视短片式"的虚假广告大行其道，使消费者在身体、经济利益上饱受损失。中医医疗广告在这方面的问题尤为突出。2009 年国家中医药管理局公布了首批全国部分报纸虚假违法中医医疗广告监测情况，发现中医医疗广告违法率竟高达 97.1%！

就目前情况来看，医疗广告的违法问题主要体现在五个方面：第一，宣传医疗机构的治愈率、有效率等治疗效果，或宣称保证治愈。第二，利用专家、患者形象作证明。第三，使用军队和武警部队的名义发布广告。第四，以新闻形式发布医疗广告。第五，利用电视短剧等带有故事情节的节目播放医疗广告。而以上这些都是与《医疗广告管理办法》第七条相抵触的。

三、中医医院发布医疗广告注意事项

1. 要实事求是，不打虚假广告 中医自古喜用"祖传""秘制""神丹"等玄乎和夸大的词语，在广告中用得更多。中医很讲传统，祖传多代的中医往往技艺超人，却有不少秘而不宣之方，轻易不肯示人。然而，一些江湖游医、庸医利用中医的保密性，也打出"祖传秘方"的幌子来进行招摇撞骗。2012 年 3 月 20 日，国家药监局发布《保健食品命名规定》和《保健食品命名指南》后，"祖传""秘制"等 11 类词语已被禁止用于保健品命名。中医药对于某些疾病确有很好的疗效，但也不是包治百病的。中医医院在制作和传播医疗广告的时候，一定要实事求是，严格遵守相关法律法规，做到不夸大疗效，更不故弄玄虚。

2. 要适可而止，重在提升内涵 好的广告对于宣传品牌、推广服务的作用是不言而喻的，在市场激烈竞争的时代，"酒香不怕巷子深""皇帝的女儿不愁嫁"已经失去了原来的意义，即使是好酒和公主，也要积极推介，努力传播。然而，广告不是打得越多越好，当我们处在广告的包围中，时刻被广告"轰炸"，难免感到烦躁不安。根据一项调查发现，群众中认为医疗广告完全可信的人只有 10%，认为大多数信任的比例为27%，半信半疑的受访者为40%，还有 14%的受访者认为完全不能信任；同时调查中发现大多数信任医疗广告的受访者特别指出主要针对公立医院的医疗广告。所以，中医医院传播信息的基础关键在于提升内涵，再辅以适当真实的医疗广告，方可达到传播与收益的最佳效果。

3. 要科学规范，注重自身形象 医疗广告不是吹得越响越好，也不是打得越多越好。中医之所以屡遭质疑，被指不科学、不严肃，很大程度上是被形形色色的虚假医疗广告所害。中医医院的医疗广告（不管是硬广告还是软广告）一定要提升法律意识、规范自身行为，要站在维护中医药和中医医院形象大局的基础上，做到科学规范、遵纪守法。

第七节 医学科普

医学科普是把深奥的医学理论、研究成果，转化成通俗易懂、易为大众接受的医学知识、卫生常识的过程。

一、医学科普的意义

1. 医学科普是医疗服务的重要组成部分和有效治疗手段。患者有了解自身病情的权利，医生有责任和义务将患者的病情预后及相关的医学知识用浅显易懂的话语告之。当患者因此清楚自身病情并懂得如何更好地配合医生治疗和自我保健康复时，我们亦可以说医学科普是一种有效的治疗手段。

2. 医学科普可以增长人们的医学常识，增强人们的健康意识。医学科普潜移默化地帮助人们建立科学、文明、健康的生活方式，积极主动地参与防病治病、自我保健活动，消除危险因素，全面提高人们的健康素质。

3. 医学科普是医学模式转变和实现医学目的的需要。当前，医学已经由纯粹的生物医学模式转变为生物－心理－社会医学模式，医学的对象是活生生的人，而人是具有社会属性的，其心理因素和社会因素无时无刻不在影响着患者的康复。

4. 医学科普还有助于密切医患关系、减少医疗纠纷，以及提高医务人员自身素质和医院医疗服务水平。

二、中医医院传播中医药科普知识的媒介和形式

中医学是中华民族千百年来智慧的结晶，为中华民族的繁衍生息做出了巨大的贡献。然而随着西方现代科学技术的不断引入，中医药博大精深的理论很难被科学地解释与证明，从而遭遇了信任危机。如何在西方科学思维模式占主导地位的今天，让更多的老百姓尤其是青年人更好地了解中医、接受中医，给广大中医药工作者特别是临床中医（药）师提出了新的更高的要求。

中医医院作为中医（药）师聚集和患者聚集的机构，在传播中医药科普知识方面责无旁贷。中医医院可通过以下媒介传播中医药科普知识。

（一）中医医院传播中医药科普知识的媒介

在院内，中医医院可以通过宣传栏、健康手册、画廊、电子显示屏、官方网站、官

方微博或综合健康网站等传播中医药科普知识。在院外，中医医院可以施展的空间更大，可以组织院内专家定期到电视台、电台做健康养生节目，在报纸、杂志上设立中医科普专栏并撰写文章，或编写健康养生书籍。

（二）中医医院传播中医药科普知识的形式

1. 医患对话 医患对话是最直接的一对一的中医科普形式。医生应当想方设法地用通俗易懂的语言将中医药理论和患者病情告之患者。医患对话首先要求医生态度要和蔼，语言要平实，在运用中医药理论和西医学知识讲解患者病情时，要面带微笑，在语言上多运用打比方等修辞手法，要时刻提醒自己面对的是一个非医学专业的人，要注意每说一句话都要使对方明白，就像白居易作诗要念给不识字的老妇人听一样。我们常常发现，医院里最受患者欢迎的医生也许并不是医术最厉害的，而是对患者态度最好、最善于讲解病情的医生。与患者面对面地讲解病情，实际上就是一个传播中医药科普知识的过程。

2. 科普讲座和展览 科普讲座和展览是最集中的医学科普形式，既可以在院内进行，也可以在电视台或社区、老年大学等场所进行；既可以不定期举行，也可以配合多种健康日（如睡眠日、戒烟日）、专科专病或特殊病种（如"甲流"）来进行。科普讲座时最注重形象和口才，不论是在电视台还是公共场所，受传者面都比较大，要注意选派形象气质佳、医学功底扎实、临床经验丰富且善于言辞的医师进行主讲；科普展览要精心策划，精选场地，应注重图文并茂、浅显易懂且具有教育作用，必要时可设讲解员，形同展览与讲座合为一体。

3. 健康教育和咨询 健康教育和咨询是最常见的医学科普形式，多在医院的慢性疑难病专科如糖尿病专科、肾病专科等进行。这些疾病的特性决定了患者需要在治疗的前前后后掌握相当程度的专科知识特别是自我护理与养生的知识，也就需要专家在全过程中深入浅出地讲解疾病的防治与调理。医院除了在专科定期对患者进行健康教育外，也可通过设立咨询专线的形式接受出院患者或其他人员的电话咨询，还可在官方网站设立"医患互动"专栏，或者直接通过官方微博与患者进行互动。

三、对中医医院医学科普的要求

1. 要做到科学性与生动性的统一 医学科普知识首先要具有科学性，不科学的东西是会害人的。有些所谓的科普专家，通过写书或讲座的方式把自己塑造成为"神医"，通过大量发售书籍或光碟而牟取暴利，严重违背了科学精神。目前，国家已经规范医学科普和养生图书市场，通过严格审查著者、内容和出版社资质而严防上述现象的再现。科学的知识并不一定是枯燥的，通过语言艺术的合理运用可以做到生动有趣，从而使群众喜闻乐见。

2. 要做到广泛性与针对性的统一 科普就是科学知识的普及，就是要使最广泛层面的人们都可以接触到、学到科学知识。医学工作者有责任和义务进行医学科普宣传，从而提高广大人民群众的身体素质。同时，身处医院的医生应该使前来就医的患者接受医学科普知识，医患在科普知识上的交流有利于疾病的治疗。

2005 年，我国正式设立了科普的科技进步奖。现在，很多科普文章跟医学科研一样，也可以获奖。各医疗机构的医务人员应该行动起来，多写科普文章，多做科普宣传，以此提高全民健康知识水平和身体素质。

第八节　医患关系

医患关系是医务人员与患者在医疗过程中产生的特定人际关系。著名医史学家西格里斯曾经说过："每一个医学行动始终涉及两类当事人：医师和病员，或者更广泛地说，医学团体和社会，医学无非是这两群人之间多方面的关系。"在现代社会中，"医"已由狭义的医疗机构中的医务人员，扩展为各类医务相关工作者（包括医务人员、卫生行政管理人员和医学教育工作者）；"患"也由单纯求医者扩展为与之相关的每一种社会关系，包括患者亲属、单位乃至除"医"以外的社会群体。

一、医患关系研究分类

医患关系是人际传播的重要研究领域，也是健康传播的核心内容之一。传播学对医患关系的研究分为微观与宏观两个层面：微观层面的医患传播研究主要关注诊疗室里的医患对话、决策制定等；宏观层面的医患传播研究则主要关注医患关系的情境对医患传播效果的影响等。

二、医患关系的基本模式

1976 年，美国学者萨斯和霍伦德根据医患双方在医患关系中的不同地位，将医患关系划分为三种基本模式。

1. 主动与被动型　医师完全主动，病员完全被动。医师的权威性不受任何怀疑，病员不会提出任何异议。此种模式被比喻为婴儿-父母关系。

2. 引导与合作型　医师和病员都具有主动性。医师的意见受到尊重，但病员可有疑问和寻求解释。此种模式被比喻为青少年-父母关系。

3. 共同参与型　医师与病员的主动性等同，共同参与医疗的决定与实施。医师此时的意见常常涉及病员的生活习惯、方式及人际关系调整，病员的配合和自行完成治疗显得尤为重要。此种模式被比喻为成人-成人关系。

三、当前医患关系紧张的传播学原因

近一二十年来，医患关系急剧恶化。随着经济社会的飞速发展，人们生活水平和受教育水平都不断得到提高，人们对健康的要求越来越高，权益意识也越来越强烈。患者前往医院就诊，往往对医院和医生期望很高，希望"药到病除"。一旦没有达到预期的治疗效果，患者及其家属就会产生失望、不满甚至敌对情绪。

中国医师协会的调查发现，在逐年递增的医患纠纷中，因为医生技术原因引起的医疗事故不足 20%，80%的医患纠纷是源于医生和患者沟通不够或医疗服务过程中的不足，如医生的服务态度、语言沟通和医德医风等问题。一项有关医患关系紧张的调查表明：48%的医生认为医患关系紧张的原因在于沟通太少，50%的患者认为原因是缺少沟通（医生看病时间太短）。信息交流不足、不告知患者相关信息、不尊重患者都是最影响患者满意度的行为，而与患者沟通不足是导致患者提出投诉、造成医患纠纷的主要原因之一。

四、构建和谐的医患关系

要构建和谐的医患关系，医生和患者都要注意医患沟通的方式和技巧。医患沟通有两种模式。

一是以患者为中心的沟通，它包括以下三个方面：①关注患者的需要、思维方式和个人经历。②给患者参与治疗的机会。③增加医患之间的合作和理解。

二是以医生为中心的沟通，这种沟通方式关注的是疾病而不是患者，在沟通中表现为：淡化患者个人的想法、思想情感和与患者相关的社会信息，由医生制订治疗方案等，之所以选择这种相对被动的医患关系是因为考虑到要"防止危险的发生"。例如，当患者身体出现某种状况时，医生认为是危险的或是不好的，就会直接阻止，而不是任由患者去冒险。同时，医生的权威性能使患者增强信心，使医疗信息的传递更加清晰。

在对两种模式的比较中可以发现，以"患者为中心"的医患沟通方式更有利于建立和谐的医患关系。

广东省中医院遵循"患者至上，真诚关爱"的医院宗旨，把"一切以患者为中心"的观念灌输给所有员工，倡导在沟通中"把对让给患者"的做法，收到了良好的反馈效果。该院医务人员的医德医风广受赞誉。

中医药文化所蕴含的医德观，对医者和患者都提出了不同的要求，对于处理医患矛盾、建立和谐的医患关系，也具有极大借鉴和现实指导意义。

第九节　危机公关

医院公共危机事件是指在医院管理、临床医疗行为或医疗服务过程中发生的有损医院形象和美誉度的危机事件。医院公共危机事件主要包括：因领导层管理失误导致的运作危机；因不当医疗行为引起的医疗事故；因恶劣服务态度或服务质量不合格引起的医患纠纷；由医院外部环境，如社会舆论、其他与医院相关的危机事件所引导的，使医院形象受质疑的各种事件。

一、医院危机公关产生的原因

1. 医患矛盾增加，医患关系紧张，是医院面临的最大的危机。医患矛盾主要集中在医疗事故、服务态度，以及不必要的医疗检查及收费问题。

2. 新闻媒体的宣传及社会舆论导向使医院经受着残酷的打击。随着媒体机构定位倾向于民生的现实问题，医疗事故、医疗纠纷成为媒体追究的热点。

3. 医院面临着严重的经济危机。国家财政对医院的差额拨款只占医院各项必要的经营管理支出的 10% 左右。但又为了抑制医疗价格上扬、严格控制医疗收费价格，政策的导向基本是沿袭计划经济时代国家全额拨款的价格管理体制，国家财政的经济补偿政策与医院所需的必要成本相去甚远。

二、危机公关中信息传播的重要性

危机事件中的群体传播主要以政府或组织传播为主，是指由新闻发言人出面，通过记者招待会、见面会等形式，对事件做出解释说明的一种信息传播活动。大众传播在危机事件中的表现主要是指通过报纸、广播、电视、网络等大众传媒渠道，传递危机事件的一切信息。在新闻传媒的关注下，有关危机信息的传播速度、范围和影响有时甚至超越了危机事件本身的发展。危机管理的实质是信息传播的管理，其核心是危机信息的公开化和透明度。危机管理的过程实际上就是传媒对信息传播和交流的过程。

三、医院危机公关中的媒体应对策略

在危机公关时，医院应对媒体应该把握四个关键时期，即危机潜伏期、危机爆发期、危机扩散期和危机恢复期。

1. 危机潜伏期的媒体应对策略 在该期，潜伏的危机信息主要集中在院内，反馈也来自院内成员，医院向大众传媒发布的信息量少，主要以医院内发布信息为主。通过媒体发布的信息是有利于提升医院及医务人员正面形象的新闻信息，可以策划新闻事件吸引大众媒体的主动报道，目的旨在提升医院的知名度和美誉度，树立白衣天使的良好形象，在社会大众心中先入为主地形成良好的印象，为医院处理危机事件建立良好的铺垫。

2. 危机爆发、扩散期的媒体应对策略 在医院危机爆发期、扩散期，院内成员（包括医务人员、患者及患者家属）和社会大众都对危机信息有着极大的渴求，医院要充分运用媒体保障院内成员和社会大众的知情权，保证院内外信息的通畅和信息的对称。在此阶段，媒体的信息量也最为活跃和丰富，结合不同媒体的特点发布不同体裁性质的信息，如报刊媒体可以从专业角度进行危机事件的深度报道、电视媒体可以进行专题报道，而广播媒体可以进行新闻式报道等。针对社会大众的信息需求有针对性地发布信息，信息内容涉及危机事件的原委、事态的进展、院方处理态度等，平息社会恐慌。在此阶段需注意：应对一定要快速、真实，同时要关注舆论的反应，适度调整应对策略；另一方面，要通过策划新闻事件吸引媒体和公众的眼球，以转移对此次危机事件的持续关注。

3. 危机恢复期的媒体应对策略 此期的应对策略以修复医院形象，使社会大众和院内职工重拾对医院的信心为目标。媒体可能仍在进行追踪报道，医院可以继续配合，以彰显积极应对的信心和勇气，从而求得原谅并赢得赞誉。同时，可以邀请大众媒体宣传医院新开展的技术或项目，推出的便民惠民新举措，以及涌现出的先进典型事迹。成功抢救的案例、帮助贫困患者的爱心行动，甚至领导的视察，都可以作为危机事件的后续报道题材。

【思考题】

1. 在建筑风格、室内装饰等外观设计上，中医医院与其他医院有哪些不同？

2. 工匠精神对树立中医医院品牌有什么意义？

3. 中医医院如何宣传和推广中医特色诊疗方式？

第十四章　中药企业传播

第一节　企业传播概述

一、企业传播的概念与类型

传播是人类社会中普遍存在的社会现象，传播过程是信息交流的过程，其目的是信息传递、接收、交流、分享与沟通。企业传播，是指企业成员基于工作需要，以企业为基础，通过企业的联络渠道与其他成员相互传递信息、交换意见，借以建立共识、协调行动或满足需求，进而完成企业的目标。

企业传播可以分为对内传播和对外传播两种。对内传播是企业传播的基础，对外传播是对内传播的有力延续，是企业传播的重心所在。企业对内传播有三种类型：思想沟通、情感沟通和工作沟通。企业对外传播可以分为企业宗旨、目的和社会意义的传播，企业自身形象的传播和企业业绩的传播。

企业传播按企业结构来分类，可以分为正式传播和非正式传播：正式传播是以完成企业的整体目标为前提，所传播的通常是来自官方的例行的且安排好的信息；而非正式传播不受企业层级的限制，所传播的是可以满足不同需求的相关信息。

二、企业传播的功能及效果

（一）企业传播对于企业发展的作用

1. 企业传播是企业赖以生存和发展的必要条件　企业离不开传播，没有企业传播就没有企业的产生和发展。美国政治学家、传播学的先驱拉斯韦尔认为，传播有三个社会功能，其中之一就是"使社会各个部分相关联以适应环境"。对于企业来说，为了"适应环境"也必须在企业的内部和外部建立联系，进行企业传播，才能维持企业的正常运转。美国传播学者小约翰也认为"随着人们为完成个人和共同目标发生相互作用，组织通过传播而构成"。

2. 企业传播是企业内部各项管理职能之根本　企业的生产经营离不开管理，因为管理是为了完成企业目标所进行的活动。管理手段多种多样，但任何管理手段本质上都属于信息交换行为。1916 年，法国杰出的管理学家法约尔在其管理学巨著《工业管理与一般管理》中提出了著名的管理五项职能：计划、组织、指挥、协调和控制。这五种管理职能在其本质上都属于信息交换行为。例如，在进行计划时，管理者接收、存储、监控和传播信息；在进行组织时，管理者所做的就是联络，他们在人和活动之间建立联系，做出相应的资源配置。因此，企业传播是企业存在和发展的前提和基础。在进行指挥时，管理者应用自己的职权实施领导，以达到目的；信息和沟通也是这项工作的两项重要内容，所以协调是必不可少的；控制是基于既定的目标信息而做出有关矫正行为的决策。总之，法约尔提出管理的每一项职能都与传播密切相关，企业若是离开了传播，管理的任何一项职能都不可能发挥作用。因此，在很大程度上可以说，管理的过程就是企业传播的过程，没有企业传播就没有企业管理。

3. 企业传播有助于企业文化的形成与传播　企业传播可以创造一个重要的机制来使企业全体成员了解企业整体的内涵，促进企业成员对企业使命和价值观的深刻理解，帮助企业进行组织学习。而企业文化的形成是企业员工对企业所传达的共同愿景、企业使命及价值观的认同，企业成员通过企业传播过程来了解企业的动态。由此可见，企业传播对企业文化的形成至关重要。

企业传播可以增加企业的外部声望，强化企业成员对企业文化的认同。通过企业传播，企业在社会公众心目中树立良好的企业形象，进而提升企业的知名度，增强社会公众对企业价值观、企业哲学、企业使命、企业愿景及企业经营理念的认同。因此，企业传播有助于企业文化的传播。

（二）企业传播对于企业形象的作用

企业有目的、有计划地开展对外传播，其主要形式有公关宣传、广告宣传和企业标识系统（CIS）宣传。这些宣传活动都是企业为了与所处的社会环境建立和保持和谐关系而进行的。企业对外传播能使外界公众了解企业的宗旨、目的和社会意义，树立良好的企业形象，防止和解决企业与周围公众发生的矛盾和冲突。例如，企业在生产过程中可能会发生噪音、辐射及其他扰民问题，会引起周围社区居民的不满。企业在致力于消除各种扰民问题的同时，如果能做好各种公关工作，便可以有效地防止矛盾激化。因此，企业开展好对外传播能广泛取得社会的支持与理解，能降低企业运营成本，创造出可观的经济效益，为组织的生存和发展创造一个有利的外部环境。

（三）企业传播对于危机管理的作用

企业危机是一种客观存在，在企业生产经营过程中的每一个阶段都有可能发生。企业危机由企业内部或企业外部的不稳定因素变化而引起。企业危机对企业的发展产生重要的影响，甚至给企业带来灭顶之灾。因此，加强企业的危机管理至关重要。

企业危机爆发时，企业员工迫切想知道企业目前的状况、企业解决危机的措施等，特别是涉及员工自身利益时，往往由于信息的不对称，企业员工并不了解企业的状况。这时候信息的沟通与传播变得非常重要。通过企业传播，企业员工可以详细、准确地了解企业危机的情况，并且可以为企业解决危机献言献策，发挥每个成员的主人翁精神，增强企业的凝聚力，提高企业应对危机的能力。此外，企业危机会使公众对企业的生产经营状况产生种种猜测，而新闻媒体的竞相报道或许会扩大事实或失真。如果企业依然不采取任何措施，不进行企业传播，只能导致对企业的负面报道越来越多，公众对企业的不满情绪蔓延，给企业危机的处理带来更大的难度。企业传播可以很好地解决这种信息不对称的问题，通过企业传播将企业真实的信息传递出去，可以让公众看到企业处理危机的态度和诚意，减少公众对企业的负面看法，赢得社会公众的信任和支持，有助于企业危机的解决。

第二节　中药企业产品传播

一、企业产品传播的概念

企业产品传播是企业传播的一种形式，产品中蕴含着企业的信息，产品本身成为企业外部传播的良好媒介。理解企业产品传播的概念，可以从以下几方面入手。

1. 产品固有信息　产品固有信息是指有关产品本身和企业各方面的组织信息，包括质量信息、价格信息、包装信息等。这些信息是产品本身固有的，是企业产品传播的基础和必要条件。

（1）*产品质量信息*　质量是产品最为重要的固有信息之一，是产品在满足消费者使用需求方面具有的主要特征。质量信息包括产品性能、寿命、可靠性和安全性等方面的信息。产品质量是影响企业产品传播的最重要因素，可以反映企业的技术水平、经济实力、管理水平等方面的信息，产品所携带的质量信息对企业形象的树立及企业知名度的扩大具有重要作用。

（2）*产品价格信息*　产品价格也是产品的一个固有信息，产品价格信息包括单价、价格升降、比价等信息，这些信息往往通过消费者的购买行为进行传播。产品的价格信息可以反映企业的管理水平、成本情况及经营状况等方面的信息。

（3）*产品包装信息*　在商品市场中，包装已经成为产品的一个有机组成部分。产品包装除了传达产品的信息之外，还可以向消费者传达企业的品牌标识、品牌宣言及经营理念。因此，产品包装在企业产品传播中有着重要的影响。

2. 产品推销　产品推销不只是一种卖方向买方提供信息的行为，还包括企业向社会公众展示企业形象、加强企业与公众的关系、吸引潜在消费群的行为。产品推销能够促进企业产品传播，其主要形式包括人员推销和非人员推销。

（1）*人员推销*　人员推销是指推销人员与目标顾客直接交流，宣传介绍产品知识，使目标顾客采取购买行为的一种促销方式。人员推销可以实现信息的双向传递，在产品传播方面具有一定的针对性和有效性。但是，人员推销的费用支出较大，而且对于推销人员的素质要求较高，是一种昂贵的促销手段。

（2）*非人员推销*　非人员推销是一种间接的产品传播方式，这种推销包括广告、公共关系和销售促进等多种形式。其中，广告是非人员推销的主要形式之一。非人员推销不受时间、区域的限制，能够保证企业产品快捷、广泛地传播。非人员推销主要适合在消费者数量多而又比较分散的情况下进行。

二、以中药材为承载形式的传播

中药材是来自自然界的天然药物，目前常用的中药材包括植物药、动物药和矿物药，绝大多数中药材是我国历代诸家本草收载的药物，因此，中药材是我国几千年来医药宝库中的历史产物。中药材既可切制成饮片，供调配中医处方煎服，或磨成细粉服用或调敷外用；又是供中药企业生产中药成方制剂或制药工业提取有效化学成分的原料药。

三、以中成药为承载形式的传播

中成药是我国历代医药学家经过千百年医疗实践创造、总结的有效方剂的精华，它以中草药为原料，经制剂加工制成各种不同剂型的中药制品，包括丸、散、膏、丹各种剂型。中成药有广义和狭义之分，狭义的中成药主要指由中药材按一定治病原则配方制成、随时可以取用的现成药品，如中成药中的各种丸剂、散剂、冲剂等，这是生活中人们常说的中成药；另一种是广义的中成药，它除包括狭义中成药的概念外，还包括一切经过炮制加工而成的草药药材。

四、以中医药保健食品为承载形式的传播

中医药保健食品是以中医药理论为指导，在天然食物中加入国家卫生健康委员会颁布的既是食品又是药品的可食药材，经过适当加工而成为具有某些调节人体生理功能、有益于健康的保健食品。

五、以中药非处方药为承载形式的传播

非处方药是指使用时不需要医药人员监督、指导，不需要医生处方，消费者可直接从药房或药店购买，并可以按标签或说明书的指导使用的药物。

第三节　中药企业品牌传播

一、企业品牌标识

（一）企业品牌的概念

企业品牌是企业产品的内在质量和外在特征的综合反映，通过名称、术语、标志或者设计表现出来，从而使企业的产品和服务与竞争对手区别开来，是社会公众对企业的组织或产品或服务认知的总和。

在现代营销理念中，品牌作为营销的核心和灵魂，在一定程度上可以缓解中医药产品核心功能不可视的缺憾。作为吸引消费者购买的重要因素之一，品牌应该全面简洁地向消费者传递其本身所代表的独特形象和吸引力。

品牌是企业一种重要的无形资产，是整体药品概念的重要组成部分。这种无形资产创造的经济效益往往使有形资产得以充分发挥价值。因此，医药企业应努力争创品牌和保护品牌，并进行企业的品牌传播。

（二）企业品牌标识的概念

品牌标识是一个品牌的视觉和语言的表达。标识对一个品牌进行支持、表达、传播、整合及视觉表现。你可以看到它、触摸它、拿到它、听到它。它开始是一个品牌名称和商标，但会逐渐进化为一系列的手段和交流方式。当某种品牌深入人心时，品牌标识就能打动我们。品牌标识强化着消费者对该品牌的认识。

品牌标识承载着企业的无形资产，是企业综合信息传递的媒介。品牌标识与品牌名称一起构成完整的品牌概念。品牌标识自身能够创造品牌认知、品牌联想和消费者的品牌偏好，进而对品牌体现的质量与顾客的品牌忠诚度产生影响。品牌标识作为一种"视觉语言"，通过一定的图案、颜色向消费者传达一定的信息，以获得消费者的认同和起到宣传企业品牌的作用。

（三）企业品牌标识的设计原则

1. 简洁明了　最好的品牌标识应该是好记、可信、富有意味、与众不同、便于使用、不断增值、能够跨越文化和习俗的界限而迅速为人们所熟知。因此，品牌标识最好是能简洁明了，能将所蕴含的品牌信息迅速传达给消费者。

2. 准确表达品牌特征　品牌标识归根到底是为品牌服务的，标识要让人们感知到这个品牌是干什么的，它能带来什么利益。例如食品行业的特征是干净、亲切、美味等，房地产的特征是温馨、人文、安稳等，药品行业的特征是健康、安全等。品牌标识要很好地体现这些特征，才能给人以正确的联想。

"M"只是个非常普通的字母，但是在许多小孩子的眼里，它不只是一个字母，它代表着麦当劳，代表着美味、干净、舒适。同样是以"M"为标志，与麦当劳（McDonald's）圆润的棱角、柔和的色调不一样，摩托罗拉（Motorola）的"M"标志棱角分明、双峰突出，以充分表达品牌的高科技属性。

3. 设计有美感　品牌标识的造型要优美流畅、富有感染力，保持视觉平衡，使品牌标识既具静态之美，又具动态之美。百事可乐的圆球标志，是成功的设计典范，圆球上半部分是红色，下半部分是蓝色，中间是一根白色的飘带，视觉极为舒服顺畅，白色的飘带好像一直在流动着，使人产生一种欲飞欲飘的感觉，这与喝了百事可乐后舒畅、飞扬的感官享受相一致。

4. 适用性与扩展性　品牌标识的设计要兼具时代性与持久性。如果不能顺应时代，就难以产生共鸣；如果不能持久，品牌标识经常变化，就会带给人一种反复无常的混乱感觉，也造成传播费用的浪费。

作为杀虫剂产品的枪手，其品牌标识是"青蛙+手枪"，青蛙是专吃害虫的，用在这里非常贴切，但考虑到将来枪手品牌要向非杀虫剂产品延伸，品牌标识就显得有些束缚。因此，新的标识是一个枪手的形象，很好地解决了这一问题，并有可能使这一新的标识成为企业品牌的象征符号。

5. 字体与色彩运用讲究策略 字体首先要体现企业产品的特征，例如食品品牌字体多用明快流畅的字体，以表现食品带给人的美味与快乐；化妆品品牌字体多为纤细秀丽，以体现女性的秀美；高科技品牌字体多为锐利、庄重，以体现其技术与实力；男人用品字体多为粗犷、雄厚，以表达男性特征。其次，字体要容易辨认，不能留给消费者去猜，否则不利于传播。再次，字体要体现个性，与同类品牌形成区别。

在色彩的运用上，首先要明白不同的色彩会有不同的含义，给人不同的联想，适用于不同的产品。当然，作为个体的人，对于色彩的感觉有时会差异很大。由于人们的生活经历不同，红色也可以联想到暴力和恐怖，白色也可以联想到生病、死亡等。其次，相同的颜色也会因为地区、文化、风俗习惯的差异而产生不同的联想。因此，进入不同的国家和地区，有时需要对色彩因地制宜来进行调整。

（四）企业品牌标识的作用

企业将具体的事物、事件、场景和抽象的精神、理念、方向通过特殊的图形、文字、符号、色彩表达在不同材料载体上，使人们在看到企业品牌标识的同时，自然地产生联想，从而对企业产生认同。

1. 品牌标识能够引发人们对品牌的联想，尤其能使消费者产生有关产品属性的联想 例如汽车品牌 PEUGEOT 的标识是一个狮子，它张牙舞爪、威风凛凛的兽中之王形象，使消费者联想到该车高效率、大动力的属性。美国普鲁登舍尔公司产品上的直布罗陀岩石标识，给人以力量、稳固的感觉。

2. 品牌标识能够促使消费者产生对产品或服务喜爱的感觉 风格独特的标识能够刺激消费者产生幻想，从而对该品牌产品或服务产生好的印象。例如米老鼠、快乐的绿巨人、康师傅方便面上的胖厨师、凯勃勒小精灵及骆驼牌香烟上的骆驼等，这些标识都是可爱的、易记的，能够引起消费者的兴趣，并使他们对其产生好感。而消费者都倾向于把某种感情（喜爱或厌恶）从一种事物上传递到与之相联系的另一事物上。因此，由于品牌标识而使消费者产生的好感，在某种意义上可以转化为积极的品牌联想，这非常有利于品牌经营者开展市场营销活动。

3. 品牌标识是公众识别品牌的信号灯 风格独特的品牌标识是帮助消费者记忆的利器，使他们首先有一种视觉效果。例如，当消费者看到三叉星环时，立刻就会想到奔驰汽车；他们会到有黄色大写"M"的地方去就餐；在琳琅满目的货架上，看到"两只小鸟在巢旁"，就知道这是他们要购买的雀巢咖啡（Nestle）等。检验品牌标识是否具有独特性的方法是认知测试法，即将被测品牌标识与竞争品牌标识放在一起，让消费者辨认。辨认花费的时间越短，就说明标识的独特性越强。一般来讲，风格独特的品牌标识会被很快地找出来。

二、企业品牌广告

（一）企业品牌广告的内涵

广告是指商品经营者、服务提供者以促销为目的，以目标市场公众为对象，以承担、支付费用方式，有计划、有控制地通过一定的媒体和形式，公开、广泛地推介自己的商品和服务，传播自己的观念、形象等信息的非人员自我宣传活动及手段。

市场经济时代，"好酒不怕巷子深"的营销理念略显保守，再好的企业品牌如果没有很好的宣传，也不会被公众所熟知。企业品牌的打造离不开公关，更离不开广告。广告有助于建立消费者对品牌的认知，加强顾客对产品质量的体验，增强顾客对企业品牌的认知度。

企业品牌广告以树立企业产品品牌形象、提高企业品牌的市场占有率为直接目的，突出传播品牌在消费者心目中确定的位置。

（二）企业品牌广告的特点

1. 吸引注意　一份广告被读、视、听的时间很短暂，因此企业品牌广告在设计上必须别出心裁、富有吸引力，才能在短暂的时间里吸引消费者的眼球。

2. 通俗易懂　品牌广告必须能被消费者理解，才能在吸引注意力的基础上，进一步刺激消费者，以达到在消费者心中留下深刻印象的目的。因此，品牌广告在设计过程中需要通俗易懂，才容易被消费者理解。

3. 具有号召力　企业品牌广告传达给消费者的是企业的品牌理念和文化，进而使消费者联想到企业的产品或服务。消费者对企业品牌广告首先判断广告是否对其有益，并作为评估企业产品和服务的先决标准。因此，企业的品牌广告必须有号召力，才能吸引消费者的注意，获得消费者的认同和肯定，并被消费者接受和记忆，从而使消费者产生购买的心理需求。

（三）企业品牌广告传播

品牌传播从字面理解就是品牌信息的传播。从当前的情况看，传播品牌信息最直接、最主要、最普遍、最大量的形式就是广告，也就是说，广告是企业品牌传播最有力的形式。广告作为企业品牌传播的主要手段，是指品牌拥有者委托广告经营部门通过传播媒介，以策划为主体，以创意为中心，对目标受传者所进行的以品牌名称、品牌标识、品牌个性、品牌定位等为主要内容的宣传活动。

三、企业品牌传播

（一）企业品牌传播的概念

企业品牌传播是指企业以品牌的核心价值为原则，在品牌识别的整体框架下，通过新闻报道、广告、报纸杂志、公关、人际交往、产品服务销售等传播手段，将特定品牌推广出去，以建立品牌形象，提升品牌在目标受传者心中的知名度、美誉度和和谐度，促进市场销售。品牌传播是企业满足消费者需要、培养消费者忠诚度的有效手段。

（二）企业品牌传播的特点

1. 信息的聚合性　企业品牌传播是动态的，其信息的聚合性是由静态品牌的信息聚合性所决定的。菲利普·科特勒认为"品牌是一个名称、术语、符号、图案，或者是这些因素的组合，用来识别产品的制造商和销售商。它是卖方做出的不断为买方提供一系列产品的特点、利益和服务的允诺"。我国学者韩光军则认为"品牌是一个符号概念，它是由品牌名称、品牌认知、品牌联想、品牌标志、品牌色彩、品牌包装以及商标等要素构成的"。他们所说的品牌名称、符号、图案、色彩所包含的信息含量是有限的，但是品牌认知、品牌联想、利益与服务的允诺却蕴含着丰富的信息，正是这些构成品牌传播的信息源，决定了品牌传播信息的聚合性。

2. 受传者的目标性　品牌传播作为传播的一个门类，其对象也是受传者。从营销角度上看，品牌的经营者最关注的是目标消费者，因为品牌获得消费者的认同，从而推动销售。然而，从传播学的角度看，品牌传播者最关注目标受传者，因为接收品牌传播信息的是受传者，然后受传者对品牌做出反应，不仅仅带动销售，可能还有其他间接的行为。因此，在品牌传播过程中只有明确了目标受传者，才能根据目标受传者的特点制定相应的满足受传者需求的传播策略。

3. 媒介的多元性　现今时代是传播技术得到革命性变更的时代，新媒介的产生与传统媒介的新生共同打造出一个传播媒介多元化的新格局。这为企业的品牌传播创造了机遇，也对传播媒介的多元化运用提出了新挑战。传统的大众传播媒介，如报纸、杂志、电视、广播、路牌、海报、DM、车体、灯箱等，对现代社会的受传者来说，依然魅力犹存；对它们的选择组合本身就具有多元性。而新媒体的诞生，则使品牌传播的媒介多元性更加突出。因此，品牌传播在新旧媒介的选择中，就有了多元性的前提。

4. 操作的系统性　品牌传播中，其系统的构成主要为品牌的拥有者与品牌的受传者，其传播过程包括特定信息、特定媒介、特定传播方式、相应的传播效果（如受传者对品牌产品的消费、对品牌的评价）和相应的传播反馈等信息的互动环节。由于品牌传播追求的不仅是近期传播效果的最佳化，而且追求长远的品牌效应，因此品牌传播总是在品牌拥有者与受传者的互动关系中，遵循系统性原则进行操作。

（三）企业品牌传播的作用

1. 传播企业品牌的信息，帮助企业做决策　传播媒介是为满足社会对信息日益增长的需要而产生的，不管是通过新闻报道、报纸杂志，还是通过网络、公关活动传播的各种品牌信息都是为了向社会传递和扩散企业品牌变动的信息。企业既是企业品牌传播的发出者也是接收者。从传播者角度看，传递和扩散企业的品牌信息首先需要广泛地收集和整理信息。从接收者的角度看，接收到企业品牌信息也需要搜集、整理和转化信息，加工转化后的信息才能被用来指导企业做出决策。离开企业的品牌传播，企业决策的制定就失去重要的参考依据，企业的投资、生产和经营就会失去方向。

2. 树立中药企业品牌形象，提高品牌知名度　在大众媒体传播时代，特别是互联网时代，信息传播变得更加方便快捷。通过大众传播媒体，企业品牌信息可以在经过铺天盖地的宣传后被广大公众所熟知。于是很多企业开始投资做品牌传播，将品牌信息的宣传诉诸广告，目的是在公众面前塑造良好的企业形象，扩大自己的知名度。企业形象好、知名度高是企业成为名牌的首要条件。品牌传播是品牌和消费者之间沟通的桥梁，是提高品牌知名度和美誉度的重要手段。

3. 促进消费，提高中药企业经济效益　一个新品牌的延伸往往附带新的消费观念，而一旦这种新的消费观念在市场上被消费者认可，会带来新的消费潮流。一个中药企业通过多种形式向消费者传播企业的品牌信息，树立良好的中药企业形象，扩大中药企业品牌知名度，树立新的消费观念，引领新的消费潮流，创造新的消费市场，增加中药企业产品和服务的销售，带来中药企业经济效益的提高。

4. 传播中药企业理念，传承中药企业文化　中药企业的品牌传播同时也是一种文化传播，在传播品牌信息的过程中，它也传播中药企业的文化理念及独特的中药企业文化。品牌传播媒介总是按照特定的文化来传播品牌信息，并通过这种传播来强化和扩展这种特定的文化。中药企业作为特殊的行业，蕴含着独特的中医药文化，中药企业品牌传播也为中医药文化的传播开辟了新的路径。

第四节　中药企业文化传播

一、中药企业文化

（一）企业文化的概念

企业文化是企业生存发展中形成的被组织内成员共享和共同遵守的基本理念、认知和行为的概括。企业管理先后经历了古典管理、科学管理和现代管理，正在向现代化管理过渡。企业文化也是促使企业现代化管理中充分发挥人的要素的新型管理模式。

企业文化是一个由"外显文化"和"内隐文化"两部分构成的复合概念。外显文化是指企业的文化设施、文化教育、技术培训和文化娱乐、体育、联谊活动及公司标志等。内隐文化是指企业内部为达到总体目标而一贯倡导、逐步形成、不断充实并为全体成员所遵循的价值标准、道德规范、工作态度、行为取向和生活观念，以及由这些要素凝聚而成的整体精神意识。

企业文化主要是一种观念形态，它以企业的价值体系为基础，与企业的管理哲学、管理行为产生紧密的联系。企业文化可分为广义和狭义两方面。广义上讲，企业文化是社会文化的一个子系统，企业文化通过企业生产经营的物质基础和生产经营的产品及服务，不仅反映出企业生产经营的特色、组织特色和管理特色，更反映出企业在生产经营活动中的战略目标、群体意识、价值观念和行为规范。从狭义上讲，企业文化是以企业价值观为核心的企业意识形态。

企业文化与企业的生存和发展息息相关。优秀的企业文化可以为企业塑造良好的文化氛围，对企业全体成员有吸引力、感召力并被接受作为共同的价值观，起到凝聚和激励企业全体成员的作用。

（二）中药企业文化与传播的含义

中药企业文化是中药企业在长期生产经营活动中形成的具有中药企业特色的精神财富和意识形态，被全体员工认同并共同信守的企业群体的理想目标、价值观念和行为准则的综合。

中药企业文化传播是企业通过各种媒介向内部员工和社会大众传递自己企业文化的过程。企业文化的传播与一般文化的传播有一定的共性，但也有自己的特殊性，无论传播内容还是传播方式、传播媒介、传播目的都有很大的不同，因此不能照搬或套用一般文化的传播，而是要研究发现其特有的规律。文化的优势扩散原理告诉我们，越是先进、发达、文明程度高的文化，越容易得到传播和扩散。企业文化的传播半径、影响深度与该文化的质量密切相关，是优质文化还是劣质文化，是强文化还是弱文化，决定着企业文化的传播效果。

（三）中药企业文化的构成

1. 物质文化　中药企业的物质文化即中药企业文化的物质层，是由中药企业全体员工所创造的产品和各种物质设施所构成的器物文化，它以物质形态表现出来。中药企业生产的产品和提供的服务是企业生产经营的成果，构成物质文化的首要内容。其次中药企业物质文化还包括企业的生产环境、企业容貌、企业建筑、企业广告、产品包装与设计等。

2. 行为文化　中药企业的行为文化是指企业全体员工在从事中药企业的生产经营活动及自身的学习娱乐活动过程中产生的活动文化，包括企业行为的规范、企业人际关系的规范和公共关系的规范。

企业行为的规范是指围绕企业的经营目标、企业社会责任、保护消费者利益等方面所形成的基本行为规范。企业行为的规范从人员结构上分为企业法人行为规范、企业家行为规范、企业模范人物行为规范和企业职工行为规范。

企业人际关系分为对内关系与对外关系两部分。对外关系主要指企业经营面对不同的社会阶层、市场环境、国家机关、文化传播机构、主管部门、消费者、经销者、股东、金融机构、同行竞争者等方面所形成的关系。对内关系主要指企业内部人员的关系。

3. 制度文化　中药企业的制度文化是指企业为实现自身目标对企业员工的行为进行规范和限制的文化，具有共性和强有力的行为规范的要求。中药企业制度文化的内容包括企业产权制度、企业组织制度、职业福利制度等。

4. 精神文化　中药企业的精神文化是中药企业文化的核心内容，是指在企业长期的生产经营活动过程中受一定的社会文化背景、意识形态影响而形成的一种文化观念和精神信仰。它是企业意识形态的总和，包括企业精神、企业价值观、企业道德、企业经营哲学、企业风貌等内容。

二、企业制度文化

（一）企业制度文化的概念

制度是任何一个组织正常运转必不可少的因素之一，它是组织为了达到特定目的所制定的行为规范，即一种人为制定的程序化、标准化的行为模式和运行方式，是人们的行为规范和标准。它规定了哪些行为应该得到肯定和赞扬，哪些行为应该被禁止和批评，从而带有鲜明的强制性。企业制度一般是指企业的规章制度或管理制度，是企业为了维护生产、工作和生活秩序而制定、颁布和实行的书面的规划、程序、条例及法度的总和。它直接影响员工的行为模式，是企业文化的重要组成部分。企业制度代表企业运作的规范系统，其中包含着方方面面的管理规范，是企业各种管理规范的有机统一体，是企业管理思维的具体化。企业制度科学与否能够直接表现企业管理水平的高低。

企业制度文化是人与物、人与企业运营制度的结合部分，它由一定物的形式所构成，是人的意识与观念形态的反映。同时，企业制度文化的中介性，还表现在它是精神和物质的中介。企业制度文化既是适应企业物质文化的固定形式，又是塑造企业精神文化的主要机制和载体。正是由于企业制度文化的这种中介的固定、传递功能，它对企业文化的建设具有重要作用。

企业制度文化是企业为实现自身目标对员工的行为给予一定限制的文化，它具有共性和强有力的行为规范的要求。企业制度文化的规范性是一种来自员工自身以外的、带有强制性的约束。

（二）企业制度文化的内容

企业制度文化主要包括领导体制、组织机构和管理制度三个方面。

1. 企业领导体制　企业领导体制是企业领导方式、领导结构、领导制度的总称，其中主要是领导制度。企业领导体制，受生产力和文化的双重制约，生产力水平的提高和文化的进步就会产生与之相适应的领导体制。不同历史时期的企业领导体制，反映着不同的企业文化。在企业制度文化中，领导体制影响着企业组织结构的设置，制约着企业管理的各个方面。所以，企业领导体制是企业制度文化的核心内容。卓越的企业家就应当善于建立统一、协调、通常的企业制度文化，特别是统一、协调、通常的企业领导体制。

2. 企业组织机构　企业组织机构是指企业为了有效实现企业目标而筹划建立的企业内部各组成部分及其关系。如果把企业视为一个生物有机体，那么组织机构就是这个有机体的骨骼。因此，组织机构是否适应企业生产经营管理的要求，对企业生存和发展有很大的影响。不同的企业文化，有着不同的组织机构。影响企业组织机构的不仅是企业制度文化中的领导体制，企业文化中的企业环境、企业目标、企业生产技术及企业员工的思想文化素质等也是重要因素。组织机构形式的选择，必须有利于企业目标的实现。

3. 企业管理制度　企业管理制度是企业为求得最大效益，在生产管理实践活动中制定的各种带有强制性义务，并能保障一定权利的各项规定或条例，包括企业的人事制度、生产管理制度、民主管理制度等一切规章制度。企业管理制度是实现企业目标的有力措施和手段。它作为职工行为规范的模式，能使职工个人的活动得以合理进行，同时又成为维护职工共同利益的一种强制手段。因此，企业各项管理制度，是企业进行正常的生产经营管理所必需的，它是一种强有力的保证。优秀企业文化的管理制度必然是科学、完善、实用的管理方式的体现。

三、员工文化教育

"逆水行舟，不进则退"。企业要想在日趋激烈的市场竞争中求得生存与发展并不断前进，就必须具有相应的竞争能力。而企业的竞争能力不单指企业具有足够的经济实力，更需要有一支高素质的员工队伍。员工文化教育是提高员工自身素质的有效途径，是创建学习型组织的客观需要，是提高团队精神和创新能力的重要手段。

【思考题】

1. 在中药企业的制度文化建设中，如何有效地融入中医药传统文化？

2. 你知道哪些中药知名品牌企业？谈谈它们在企业文化传播方面的特色。

3. 为了增强市场竞争力，中华老字号中药产品的品牌视觉形象应该注入哪些时尚元素？

4. 在中药企业产品传播中如何做好产品推销？

第十五章 中医科教机构传播

中医科教机构门类众多、规模大小不等，按照我国惯常的分类方式，一般将其分为国家级、省（直辖市、自治区）级、市级、县级等。除此之外，各种民营和企业主办的中医科教机构数量正呈现逐步增长态势，标志着中医药的社会传播责任越来越需要这些科教机构来共同承担。科教机构是按照现代科学发展的需要设置的，中医科教机构的设置也基本上是仿例而行，但由于中医药对现代科学而言是个例外，因此中医药科教机构应具有自己的特色和优势。中医科教机构需要转变其科教和传播方式才能更好地承担其社会责任，其中最重要的是对中医药的原创性及其人文性的深入领会。同时，要进一步加强其传播能力建设，只有做到以恰当的方式传播中医药文化，才能使这一古老传统转变成为促进现代社会可持续发展的健康资源。

中华人民共和国成立前开办有不少中医药学校，但规模都很小。现代中医药教育始于 1956 年，北京、上海、广州、成都最早成立了中医学院，随后全国各地相继成立，目前已有二十多所中医药高等院校，共同承担着中医药学术传承和中医药文化传播的重任，为国内外培养了大量中医药高级人才。

第一节 专 家

一、中国文化语境下的专家

韩愈曾写道："闻道有先后，术业有专攻"。在一个"术业"上精进不懈，遂成"专家"。虽然学有专长，但中国文化很早就认识到"专家"的局限性，称其为"一曲之士"，《庄子·天下》和《荀子·解蔽》也都曾专门论述各家之长短。其中《荀子·解蔽》指出："墨子蔽于用而不知文，宋子蔽于欲而不知得，慎子蔽于法而不知贤，申子蔽于势而不知知，惠子蔽于辞而不知实，庄子蔽于天而不知人。故由用谓之道，尽利矣；由欲谓之道，尽嗛矣。由法谓之道，尽数矣；由势谓之道，尽便矣；由辞谓之道，尽论矣；由天谓之道，尽因矣。此数具者，皆道之一隅也。夫道者，体常而尽变，一隅不足以举之。曲知之人，观于道之一隅，而未之能识也。故以为足而饰之，内以自乱，外以惑人，上以蔽下，下以蔽上，此蔽塞之祸也。"

"专家"自恃其"专"，则有可能给社会带来危害。尽管如此，中国文化并没有歧视专家的传统，而是在看到其不足的同时指出了解决这个问题的方法，提出应当由"技"进"道"，才能超越具体专业给个人发展所带来的可能限制，达到"通于神明""游于艺"的自由境界。至此境界的"专家"，由于能够超越自身的局限性，自然能够成为本行业内的标杆人物，不仅其人生目标已经非常高远，而且即便成为公众人物也常常是以社会责任为重，体现出"人能弘道，非道弘人"的中国文化传统及精神。可以说，中国文化的源远流长本身就是一个"传播学"的典型案例，而其根本要旨是使人"归本于道"。"专家"有"道"，才能有利于传播，才能使传播超越小技小艺的局限，达到最佳效果。

二、中国古代的中医专家及其启示

中国古代的中医专家有专门从医者，也有以医为业余爱好者。唐代孙思邈《千金要方·诊候》说："古之善为医者，上医医国，中医医人，下医医病。"此论一出，遂成经典。但后世对这句话的理解并不太一致，有的人以为"上、中、下"有褒贬之义。其实按照孙思邈的看法，无论"上医""中医"，还是"下医"，皆"古之善为医者"，即都是好医生，他们的分别仅在于所服务的具体对象不同。不过虽然对象不同，但他们论治的道理是相通的，治国、治人和治病都要遵循一贯之道。这种中医传统不仅具有浓厚的中国古代文化特色，而且给现代人留下了非常广阔的遐想空间和启示：从理论上的可能性和实践上的有效性出发，中医专家应当参与对当今世界的治理。

事实上，中医专家的"入世"特征一直很突出，其在文化上的表现可用"身国同构"来概括，即治身之理能够外推应用于治国。如何治身？首先在于预防。《国语·晋语八》记载："平公有疾，秦景公使医和视之。出曰：'不可为也……吾子不能谏惑，使至于生疾。'文子曰：'医及国家乎？'对曰：'上医医国，其次疾人，固医官也。'"医和认为"上医"本来就是医官，他的预防之道就是"谏惑"，使领导人远离各种不良爱好，为专心治国奠定坚实的健康基础。在《素问·灵兰秘典论》中，人体各脏腑都被称为是"官"。"官"也可称为"官长"或"长官"，其本义就是具有主宰和领导能力者，随其地位而分大小高低。《内经》特别看重"心"的功能，称其为"君主之官"，认为"主明则下安""以为天下则大昌"；反之，"主不明则十二官危""以为天下者，其宗大危"，故强调"戒之戒之"。那么，如何才能"戒之"呢？仍然需要重视预防之道，从养生做起，懂得养生就能够长寿，不懂养生则活不长，即便得了天下也不会统治得太久。可以说，自从唐代王冰次注《素问》之后，《内经》的养生和预防思想就更显突出。《素问·四气调神大论》强调"圣人不治已病治未病，不治已乱治未乱"。《素问·八正神明论》也说"上工救其萌牙""下工救其已成"。之所以反复说和反复讲，其原因就在于只有从预防做起，才能做到投入少而产出多，达到"至功之成"，直至形成了中医学"简便廉验"的现代特色。

由上可见，要成为中医专家，一定要懂得预防之道。如果对预防和养生没有研究，就难以成为高明的中医专家。从目前社会的发展态势来看，已有越来越多的中医专家"自觉"起来，开始从文化的层面传播中医，并逐渐形成催生中医精神的社会氛围。坚持不懈，中医的发展前景将会越来越光明。

三、当代中医专家应当主动参与社会建设

长期以来，中医界的讨论基本上限定在怎样做一个"良医"的范围，一般着眼于

中医专家的养成与具体专业知识的关系方面。通过上面的引述和分析，我们看到了中医能够在更高层面对促进社会发展做出积极贡献，加深了对中医的认识。《内经》中黄帝和岐伯的对话就是一个典型的人际传播案例，其例就本自于中国古代的文化和政治传统，不是非要"托名"于黄帝以自高，因为古代的文化人对名利的要求比现代人低得多，甚至于不求名。正因为如此，他们才能做到"明"而名至实归。在《汉书·艺文志·方技略》中，中医专家依然是"论病以及国，原诊以知政"，即通过临床诊断能够推及国家政治之得失，其对治之策在理论上也和治国之道相通，充分体现出了中医专家参与现代民主社会建设的潜力和可能。

从现实情况看，中医专家囿于名利者多，积极参与社会建设者少；从事临床医疗者多，参与预防体系建设者少；从事科研工作者多，文化担当者少。正因为如此，中医专家多是知识型的而不是通识型的，从而或多或少受困于专业之狭窄，不能从根本上充分发挥中医的原创潜力及其影响力。可以说，现代中医专家普遍受制于上述困境，国家对中医药的扶持和促进发展政策能够有助于脱困，但是真正的突破之道是对中医传统的心领神会及其创造性的发展，进入中国文化的智慧境界而从根本上提升自己的生命境界。从文化意义上讲，中医专家就是载道之器，更具体地说，这个道就是预防之道。当前国家也在提倡"治未病"，但是和衡量中医专家的标准一样，有关做法比较偏重于专业技能，没有特别强调标准中的文化内涵。国家中医药主管部门提出中医药发展的医疗、保健、科研、教育、产业、文化"六位一体"模式，非常重视中医药的文化发展，但在中医药教育中尚未将中医药文化作为基础课和必修课贯穿于各个环节，在中医药行业中也没有专门的中医药文化工作者的岗位。因此从一定程度上说，中医药文化仍然处于缺失状态。要尽快改变这种状态，就需要采取各种有效措施激发中医专家的文化潜能，使之成为"中国优秀传统文化的忠实传承者和弘扬者"，并成为未来健康社会的中坚力量。

四、现实课题：如何走出中医界

如果中医专家能够成为中医药文化的传承者和弘扬者，那么中医药发展所受到的种种制约将从根本上得到解决。古人有言："苟非其人，道不虚行。""道"因"人"显，此"人"不一定非是中医专家，但中医专家应当成为这样的"人"。在我国古代社会，中医专家的来源非常广泛，其所以如此，是因为中国传统文化虽然门类很多，但相互之间可以会通，从而使中医专家不必限定于中医界本身，而且当时也没有一个非常固定的中医界。因此可以说，无论从理论上还是实践上讲，"中医"遍存于社会的方方面面，中医药文化和人们的日常生活紧密相关。由于特殊的历史原因，中医在近现代的发展脱离了中国传统而经历了长时期的转型，被现代教育培养出来的"中医专家"被另一种文化熏染太久，不免与传统产生隔阂，虽在专业上精益求精，但其影响多难及于专业之外。如今的社会发展需要中医智慧，能否基于专业基础传播中医药文化，这是当代中医专家不得不思考的专业命题。

第二节　科研成果

我们需要对中医科研成果有一个整体上的认识和把握。当前社会上的一种看法认为：中医药是中国的第五大发明。这样讲自然有助于凸显中医药的地位和价值，但却将中医药纯技术化了，这在一般意义上似乎也没有太大危害，但深究起来，这样说仍然遮蔽住了中医药文化的本质特征，使人误以为中医药仅仅是一个技术发明。其实，从其来源上看，中医药是一种文化特征很强的对人体与自然认识方面的综合成果。所谓的"发明"，也应当是一种"自明"，是对生命的觉悟。这种"技术"的实质是"道术"，不明其"道"，仅仅凭借应用新的工具可以产生科研成果，但很难产生新的中医药科研成果。人们大多重视科研仪器和设备的缺失所带来的障碍，但对思维上的障碍却很少认识。近年来中医药科研成果的影响力没有显著提升，主要原因就在于思维障碍。思不由"道"，就不利于成果的创造和传播。

一、国内外期待中医药的原创科研成果

随着我国科技界提出"自主创新，重点跨越，支撑发展，引领未来"的新时期科技方针，人们对中国科技发展的过去和未来就产生了新的理解。一般来说，自主创新包括原始性创新、集成创新和引进消化吸收再创新三个层面，其中最薄弱的就是原始性创新。因此，加强自主创新必须首先要加强原始性创新。特别是自 2007 年党的十七大报告把"加强自主创新，建设创新型国家"作为国家发展战略的核心原则以来，中医药的重大战略地位更是得到逐步提升，已经被认为是我国最具原始创新潜力的理论体系和知识体系。那么，中医药理论和知识体系的特殊性是什么？在何种意义上可以说中医药也是一种科学？为了回答诸如此类长期存在的理论难题，学术界逐渐提出了"中医原创思维"的命题。在 2017 年颁布的《中华人民共和国中医药法》中，也明确提出要"坚持继承和创新相结合，保持和发挥中医药特色和优势"。

中医原创思维在性质上是一种哲学思维而不是单纯的技术性思维，国家重点基础科学研究计划能够支持此类研究，说明中医药科研确实具有其特殊性。回看历史，从否定中医药的科学性到承认其具有特殊性，这个转变来之不易。在 20 世纪关于中医药性质的争论中，人们基本上都是以科学的普遍性标准来衡量中医药，而且也是基本上把中医药的特殊性归类于"不科学"之列。可以说，以往中医药科研成果的立项及其界定是从证明它的科学性和疗效开始的，这种"研究中医"的方式在那个特殊的时代是合理的。我们看待和评价那个时代，只能说上述研究中医的方式是历史合理的，不能说其在理论上是合理的，因为我们是以"想象的西方"作为研究指南的，即我们感觉需要向西方及其科学和医学体系说明中医药的合理性，而且认为这种说明需要以西方的方式，否则的话，对方是不理解和不接受的。不过事实证明，这种以中医药的现代化和国际化为导向的科学研究并没有达到预期目标。当我们在西化的道路上陷于不可自拔地步的时候，才发现我们向西方展示的已经"现代"的中医药在西方并不受欢迎，西方世界反

而认为原汁原味的中医药才是有魅力和有价值的。

二、借助于文化才能回归"中医原创思维"

中国社会科学院研究员刘长林把中医原创思维的认识论基础概括为"立象尽意""以时为正"和"道法自然"三个特征，这些特征源自中国传统文化，并基本上是"易道"思维的高度体现。有学者认为，《易经》《老子》和《内经》是三本西方科学解不开的中国经典。也就是说，应用当今流行的科学思维方式和方法难以认识上述经典中蕴涵的科学性。事实上，为了认识中医药的科学性，学术界曾经采用"剥离"的方式，即抛开中医药的人文性质，使之呈现出纯粹科学的一面。当然，这样做肯定有其不足之处，因为"剥离"只是抽象的想法，一旦具体做起来就会产生对中医药的破坏。另外，也有学者提出，能否找到一条主线把许许多多中医药的"珍珠"串起来？经过探索之后，其结果也是找不到这样的"金线"，使中医药在整体上看起来能够价值连城。在从物质基础到理论体系都找不到的情况下，人们想到中医药应该"回归"到自己的基础，于是学术界就提出了"中医原创思维"的命题，认为若不是从"原创"入手，"回归"也是一句空话。但是眼前的困难恰恰就是找不到回家的路，因为在经过长年的现代教育之后，人们的思维已经很难进入中医之门。

很多人都问起这样一个假设性的问题：如果没有西方科学和医学的推动，中医药的现代发展将会是什么样？事实上，这个问题与"李约瑟难题"具有同样性质，基本上也是借助于想象推理才能勉为作答。要回答这个问题，我们应当从已经发生的事实出发。就在西方科学和医学进入中国之后，中医药的影响力经过了慢慢降低后又逐渐增加的发展过程。我们看到，前一个阶段是被同化的阶段，后一个阶段则是需要向自己的传统回归的阶段。上述前后两个阶段的最大不同在于：前者以自然科学为主导，而后者将以人文社会科学为主导。总体来看，我们现在的中医药科研成果基本上属于自然科学类型，从人文社会科学视域出发的成果少之又少，这种格局的出现很明显是受科学影响的结果。因此，我们可以说，在西方科学与医学传入之后，中医药的发展形态改变了，但是中医药学术并未得到实质性的进步，未来中医药的发展必须回归中医原创思维，这是唯一的出路。

三、期待中的中医药文化的研究成果

我们看到，以往学术界多致力于中医药的自然科学研究，没有重视对中医药文化的科学研究，导致无论在思维上还是在方法上都存在视域性的缺失。由于这种缺失的长期存在，不仅造成中医药科研领域的"误传播"，而且造成人力、物力和财力的极大浪费，科研成果很难适应中医药和社会发展的根本需求。要促进这些关键问题的解决，需要加强对中医药文化的研究。即便是开展中医药的自然科学研究，也需要在文化视域的指导之下，这是中医药的特殊性所决定的。中医药的文化及其理论正是这样的一个"宝库"，其中所蕴藏的也正是指导未来发展的基础性视域。长期以来，这样一种视域被忽视，或者说被另一种视域所遮蔽。如果要开启这样一种视域，就需要中医原创思维。因此，从此出发，我们才能期待有分量的中医药科研成果，中医药的影响力才能真正形成。

<h1 style="text-align:center">第三节　技术转让</h1>

与科研成果一样，中医药的技术也具有自己的特殊性，每一种技术背后都直接受中医药理论的影响，因此其技术的传播离不开理论的指导。这种理论与技术的不可分离性使得中医药技术不同于一般性的工业技术，它不是一个单纯的物化性的技术，而是和使用者本人及其经验的"活态"密切相关的技术。很多德高望重的中医药专家都曾经说过，经过临床实践总结出来的有效方剂，一旦将其转化为大批量的工业产品，其疗效肯定会低于原来的预期。造成疗效降低的原因有很多种，其中最主要的应当是针对性不强，不能达到"一人一方"的水平。正视这种差别，分析"小众"与"大众"的关系，才能开辟中医药技术传播的正当途径。

一、"传承"与"转让"

从传统的眼光来看，中医药技术又称为"技艺"，即每一种技术的实践过程及其表现皆具有艺术性。而从艺术创造的要求来看，其技术的实现过程是不可复制的。艺术流派的传承和发展主要是"心传"及其基于原创的当代发展，讲究技法而又不囿于技法，并以"外师造化，中得心源"为其圭臬。上述艺术的发展规律也同样适用于中医药。我们看到，中医药技术基本上可以分为非药物疗法和药物疗法。受西方制药工业发展的影响，长期以来我国比较重视药物疗法，新药创制成为国家支持的重点领域，认为这是中医药现代化的必由之路。可以说，人们一般所说的技术转让大都围绕着制药业这条主线，凡是不符合这个发展方向的技术都很难得到国家政策的扶持。很多有识之士都把上述做法看作是"废医存药"，认为这样做的长期后果并不利于中医药事业的全面发展。事实说明，中医药制药业的规模化发展并没有促进当代社会对中医药的认同，人们越来越认同的反而是长期以来不被重视的和被遗忘的，此即北京同仁堂坚持的原则："炮制虽繁必不敢省人工，品位虽贵必不敢减物力。"而在上述原则之后则是对中国传统的敬畏。我们看到，"修合无人见，存心有天知"，其精神实质与"外师造化，中得心源"并无不同，都是传统"内圣外王"，亦即内外合一原则的体现。

我们考察现代的技术转让，发现其转让的前提并没有特别强调"修德"，而对道德的重视则是中国传统的精髓。《灵枢·本神》认为："天之在我者德也。"中国俗语也讲道："谋事在人，成事在天。""天"的权威性是不可替代的。基于这样的认识和信念，《素问·离合真邪论》认为"绝人长命，予人夭殃"。反过来说，中医药技术的转让及其传播必须要保证最大限度地正当利用，使之真正造福于社会。因此，中国传统技术的转让应慎之又慎，受让对象必须首先要通过道德考验，经济因素不起决定性作用。如果没有道德作为保障，那么作为中医药理论和技术基础的"天地之大德"就会失效。我们观察中医药的现代发展，其最大的失误就是放弃了对道德重要性的强调。如今在工业化的时代发展中医药，仍然需要保持中医药的传统。以往对传统的看法总是限于先进落后之分，没有看到传统中蕴涵的普适性的一面。正是由于传统的逐渐式微，中医药在寻找传播和发展新路的过程中虽然费尽周折、吃尽苦头，但是并没有太大起色。值得注意的是，人们在痛定思痛之后，也逐渐意识到"传统""道德"和"人格"等是不能"转让"和"交易"的，中国"师道尊严"的传统仍然具有自己的时代价值。换句话说，在技术转让之后，我们仍然要追溯技术的源头，做好保障"转让"有效的基础工作。

二、重新定位中医药的技术性质

随着知识经济时代的到来，中医药的现代传播和发展也将出现新的形式。通过对中医药知识性质研究的深入，人们逐渐认识到中医药知识属于意会知识（tacit knowledge），其在本质上不同于作为一般科学知识的明晰知识（explicit knowledge）。由于知识性质的差异，中医药的知识传播和技术转让路径也会不同于科学技术，通常意义上的"科普"对中医药来说效果不大。而要寻找新的传播方式，需要加强对意会知识传播规律的学习和深入了解。一般来说，学习和掌握运用意会知识需要口传心授，需要学习者的"慧然独悟"和反复揣摩，其最好的方式就是师徒之间的传承。在经过规模性的中医药现代教育实践之后，人们发现有效的中医药教育仍然是"师承教育"。因此，探索"师承教育"的规模化发展规律应当成为下一步中医药发展的基础课题。

与上述知识性质的分类相适应，学术界也逐渐认识到中医药技术并不是硬技术，而是"软技术"。金周英教授指出，长期以来，人们围绕着技术创造了一种神秘的气氛。实际上，技术就是解决问题的手段和工具。当今社会"解决问题"的方案有两个途径：一个是有形的方案如产品，一个是无形的方案如规则、程序、过程。前者是硬技术，后者则是软技术。按照金教授的理解，硬技术是以"物"为载体，其知识多来自自然科学的可操作知识体系，而软技术是以"人的心理、思维和人的行为"为载体，其知识来自非自然科学及非（传统）科学的可操作性知识体系。对技术新的分类方式既有助于人们从整体上把握中医药知识与技术之间的关系，也有助于人们从中探索新的现代中医药传播途径。可以想见，新的途径肯定不是经过被动改造以适应社会发展的旧途径，而应当是当代和未来社会大胆启用中医药，并在应用中医药"解决问题"的过程中逐步开拓出来的。

第四节 院校教育

一、传播者

传播者主要指在中医药高等院校从事教学、科研、临床工作的在职和部分已退休的中医药专家，这是中医药教育机构传播工作的主要骨干力量。他们主要承担着面向大学生的中医药学术传承和中医药文化传播等工作，同时还通过临床诊疗活动及在电视等媒体上直接面向患者传播中医药科普文化知识。

二、受传者

中医药院校的受传者就是中医药大学本科生、硕士研究生、博士研究生、进修生、成教学生等。其中，在中医药院校本科学习的大学生都有较好的现代科学文化知识基础，学习能力强，接受力和领悟力都比较高，他们在大学主要接受系统的中医药理论和临床技能的教育。研究生则侧重于在某方面得到进一步的深造，成为更高级别的中医药人才。成教学生一般都是在职人员，在本专业有一定的经验积累，更渴望通过进一步的学习提高专业技术水平，成为能适应中医药事业发展的专业人才。

三、传播方式

1. 课堂教学　课堂教学是中医药教育机构最普遍的传播手段，是教师通过有声语言和肢体语言，并适当运用媒体工具，将中医药知识传授给学生的过程。课堂教育传播是根据学科知识体系进行系统的知识传播。在知识传播过程中，传播者不是简单输出信息，受传者也不是被动地接收信息，而应当是两者动态的和互动的知识交流，即所谓的教学相长。

2. 网络教学　随着继续教育和终身教育的普及和日益受到重视，中医药教育机构利用计算机网络作为主要手段进行远程教学，目前已成为一种重要的知识传播形式。网络教学相比传统教学模式，彻底改变了"学校"的概念，使中医药教育机构成为开放、虚拟、社会化的机构，学生在任意有网络连接的地点报读中医药教育机构开设的课程，极大地增加了学习的方便性，同时不乏现场教学中的互动和交流。目前实现网络教学的主要手段还有视频广播、WEB 教材、视频会议、多媒体课件、BBS 论坛、聊天室、E-mail 等。

3. 临床实习　中医药学是一门实践性极强的学科，从实践中学习是培养中医药人才的重要途径和教学方式。到医院进行临床实习与到药厂进行生产实习是提高中医药大学生综合素质和实践技能的重要环节。

临床实习是课堂教学的深化和延伸，而临床实习是医学生理论与实践相结合的桥梁。通过临床实习，不仅可以使中医大学生能够将书本知识用于实践，而且可以从老师给患者的诊疗过程中了解中医的治病方式和效果，从而培养出对中医药的兴趣。由于很多带教老师是知名专家，其患者多、诊疗时间紧，无暇给学生详细讲解，所以学生自己要学会多观察、多思考、勤提问，一般老师都会给予解答，而且还会身体力行、以身示教。

四、学术传承

学术传承包括理论与实践技术两部分。在医学活动中，一般地说是由"理"指导"术"，由"术"检验"理"，二者虽非"同一"，却可"统一"。神农"尝百草之滋味，水泉之甘苦"，不仅在于他勇于探索、勇于实践的精神，而且在于"尝"之后，

"令民知所避就"，这就使得获取的自然信息成为了经验和知识，并通过传播促进了大众的健康。

1. 学术理论　中医药文化博大精深，中医药学术理论深奥复杂，中医药各家学术流派纷呈。中医药学术理论很多借用中国哲学思想和概念来阐述人体的生理、病理状况及疾病的发生、发展过程。后世医家，又不断从儒家、道家、佛家的哲学理论中汲取营养，应用于中医药研究和临床应用之中，由此使得中医药文化历经千年不衰，至今仍然生生不息。可见，中医药学术传承中最重要的就是中医药学术理论的传承。

2. 诊疗技术　中医药诊疗技术包括望、闻、间、切四诊，方药、针灸、推拿、正骨等临床治疗技术。旧时医生以行医为其职业，借此赚取糊口之资，因此形成父子相传的秘技，他们多以言传身教、手把手地师带徒的家传方式向受传者（徒弟）传授诊疗的关键点。自从1956年开展现代中医药高等教育后，在中医药教育中引入了西方现代教育的办学模式，在保证批量人才培养的过程中，却难以对一些临床诊疗的关键点、核心技术和临床经验教训等进行传授和传承。

3. 临床经验　中医学是一门实践性很强的应用性学科，需要中医师具有丰富的临床经验。临床经验和心得很多都属于隐性知识，而不能像显性的学术理论、诊疗技术那样容易用文字进行表达和传播，在很多时候都还必须靠受传者自己去逐渐体会和用心领悟，需要大家通过观察、模仿和体验，进而获得更深层的认知。

【思考题】

1. "技术转让"的内涵是什么？如何做好中医药技术的传承与转让工作？

2. 从专业技能和文化内涵看，中医专家的评判标准是什么？

3. 中医孔子学院或海外中医中心，如何在域外弘扬中医药文化？

第十六章　中医药政府传播

第一节　中医药政府传播概述

一、中医药政府传播的概念

政府传播是国家权力机关的执行机关运用语言、文字等符号，借助新闻媒介、新闻发布会等新闻手段，向目标公众传递、交流信息的过程，是"政府基于自身的使命和价值理念，通过公共信息的有效供给来履行政府职能的活动与过程"。政府传播伴随着政府的出现和演变而产生、发展。政府传播既是一种传播行为，也是一种政治活动，整个政府体系的正常运转离不开传播活动的开展。政府形象传播是政府传播的目标之一。国家行政机关在相当有利的组织传播条件下，充分利用政府传播的条件，掌握最符合现代社会受传者心理的沟通和传播方式，客观地传播信息，从而达到影响公众、树立正面政府形象的目的。

中医药政府传播主要是指各级中医药行政管理部门对中医药政策法规、政务信息、重点工作、重大活动、工作信息等的传播；也就是中医药管理机构利用各种有效的传播媒介，将政府机构的信息和其他属于公共领域的信息传递给公众的过程。中医药政府传播具有权威性、准确性、有效性等特点。中医药政府传播对于民众了解中医药行业发展思路、重要信息和工作动态，从而形成全社会关心、理解和支持中医药事业发展的舆论环境有积极的意义。

二、中医药政府传播的类型

依据不同的分类标准，中医药政府传播划分的类型也不一样。

1. 以传播范围为划分标准，中医药政府传播可以分为人际传播、组织传播和大众传播三类。

（1）人际传播　指两个或两个以上的人之间借助语言和非语言符号互通信息、交流思想感情的活动。中医药政府传播中的人际传播可以是面对面的信息传播，如交谈、交往、约谈、讨论、对话等；也可以是借助传播工具进行的传播，如写信、打电话、发传真等。

（2）组织传播　指组织成员之间或组织与组织之间的信息交流行为。中医药政府传播中的组织传播的目的在于稳定和密切政府成员之间的关系，协调行动，减少摩擦或内耗，维持和发展政府的生命力，疏通政府内外渠道，应对政府外环境的变化。

（3）大众传播　是中医药政府传播中规模最大、可调配媒介资源最多的一种传播类型。传播者有时是中医药行政部门有关人员亲自出马，可以个人的名义出现，或以机构的名义出现；有时是通过新闻工作者来实现；核心受传者是政府直接管理下的民众，受传者更为广泛，有时可以达到全世界的范围。传播目的主要是介绍中医药政策法规、弘扬中医药文化、普及中医药知识、树立中医药行业良好的自身形象。

2. 以信息传播的流向为划分标准，中医药政府传播可分为对内传播和对外传播。

（1）对内传播　指针对国内受传者的传播。一般指中医药的政策法规、重要信息、重大活动等的传播。通常可借助新闻媒体、政府网站等进行传播，针对不同的受传者群体，中医药政府传播的方式也有所不同。

（2）对外传播　又称为对外宣传，简称外宣，指的是针对本国以外受传者的传播活动。这种传播有较明显的政治倾向性，是主权国家控制下的传播，受到政治权力的制约，强调国家安全和国家利益。甚至对不同的国家，政府传播的方式也会不同。选择的原则包括国家之间的亲疏远近关系、外交的需要、国家间意识形态差别等。经过选择后的传播信息，与原始信息相比，已经有了或多或少的差别。

3. 以行政区为划分标准，政府传播所特有的传播类型是中央-地方模式。

我国是一个单一制国家，只有一个中央人民政府。国务院是最高国家权力机关的执行机关，也是最高国家行政机关；地方各级人民政府是地方各级人民代表大会的执行机关，也是地方各级国家行政机关。地方各级人民政府执行本级国家权力机关的决定和上级国家行政机关的决定和命令，规定行政措施，发布决议和命令。

在中医药行业，国家中医药行政机构由国家中医药管理局和各地中医药行政管理部门构成。这种政府结构决定了中医药政府传播也具有中央-地方模式的性质，是一种自上而下的传播。国家中医药管理局处于信息传播的源头，地位和传播的级别高于地方中医药管理部门；地方则是信息的接收者和再传播者，同时也承担着向中央反馈信息的职责，地位和传播的级别低于中央，但是作用不可忽视。

三、中医药政府传播的目的

中医药政府传播的目的主要包括以下几个方面。

1. 下达政令，实施管理　行政是指国家和其他履行行政职能的公共部门依法行使公共权力，对社会公共事务进行组织和管理的活动。政府实施对国家的管理还需要依靠政府的公信力。政府公信力是公众对政府的一种良好印象和评价，是政府取信于民的核心要素，也是政府落实政策、实现施政目标的良好基础。公信力的建立也离不开政府传播。因此，中医药政府传播的首要目的是为中医药行政管理服务。政府制定的政令要公布，让民众理解并接受，进而自觉服从并支持，配合政府对中医药事务实施管理，从而推动中医药事业不断发展。

2. 宣传观点，主导舆论　舆论是"显示社会整体知觉和集合意识、具有权威性的多数人共同意见"。舆论具有"近期发生""为人们普遍关心"及围绕"某一争议的社会问题"等特点。通常能够成为舆论话题的都是一些焦点、热点问题，而且人群中对问题的看法往往不一。有关中医药的敏感、热点问题处理是否得当，关系到百姓对中医药的认可度和接受度。因此，中医药政府传播主导舆论尤为重要，要将政府的思想观点通过媒介传播，使之内化为民众思想观点，主导舆论；同时疏通反馈渠道，收集民众思想观点，进而再优化政府决策，实现下情上达。通过双向沟通，中医药政府传播就有能力将社会舆论引导到促进中医药事业发展、提升人民健康水平、推动经济健康发展的方向上来。

3. 塑造形象，构建环境　中医药政府传播，有助于国际社会认可中华民族优秀传统文化，树立良好的政府形象。拥有良好的政府形象有助于政府得到公众的拥护和支持，协助政策推行，使执政基础得到巩固，从而实现国家的可持续发展。在当今世界上，良好的政府形象已成为一种越来越重要的无形资产和财富。基于当前我国所处的局势，在国际舞台上塑造良好的中国政府形象，培育有利于中国发展的国际舆论环境，已成为提升和确立中国政府国际地位和保持持续发展的重要手段。

第二节　中医药政府传播的内容与特点

一、中医药政府传播的内容

1. 政策法规　政策法规是指党政机关制定的关于处理党内和政府事务工作的文件。一般包括中共中央、国务院及其部门制定的规定、办法、准则及行业的规范和条例规章等。

中医药政策法规是中医药政府传播的重要内容，主要包括与中医药有关的医疗、保健、教育、科研、产业、文化、对外交流等方面的法律、法规和规范性文件等。

2. 管理信息　中医药管理信息是中医药政府传播的又一重要内容，主要指与中医药有关的医疗、保健、教育、科研、产业、文化、对外交流等方面的行业信息，包括中医药的重要会议、工作进展、重大活动和事件等的相关信息。

3. 文化科普知识　中医药文化科普知识也是中医药政府传播的重要内容之一，主要指向民众传播有关中医药的历史文化知识、防病治病的知识和基本养生观念等，不断树立民众对中医药知识的正确认识，提高民众健康素养。

二、中医药政府传播的特点

（一）政府传播主体拥有强势地位

中医药政府传播主体是社会中享有国家权利和权威的各级中医药管理部门，掌握着制定政策、执行法律、管理社会的权力职能，具有强大的宏观调控力量。中医药政府传播主体的强势地位使其在传播中往往处在发出信息的方位，扮演传播者的角色。所以，中医药政府传播具有操纵性、强制性和主动性，持有信息和信息渠道的控制权，对受传者具有一定的言行控制能力，拥有更多的传播机会和传播手段，控制和主导着传播过程，使受传者往往处于传播的被动状态。

（二）中医药政府传播内容控制严格

为了传播内容的权威性，中医药政府对传播的信息内容进行把关、筛选和过滤。一方面，政府从公共行政需要出发，对传播内容进行取舍，以保证传播的质量和秩序；另一方面，中医药政府传播的社会性规定了政府的职能是保证完成社会公共事务的管理。出于对社会责任的考虑，对危及社会安全、社会稳定之类的信息，在中医药政府传播中也会予以防范和隔离。

（三）政府传播通道高度整合

为保证信息传播的畅通无阻，中医药政府传播需拥有一套统一、畅通、简捷、有效的传播机制。组织传播是中医药政府传播的主要通道。中医药政府传播的组织渠道比较严密，其信息传播的准确性、及时性、有效性都能得到一定的保证，这使中医药行政管理部门具有收集信息的优势。由于组织传播是依托行政机构来进行的，因此，各级中医药行政组织成为政府内向正式传播的唯一通道，任何信息都必须纳入此通道才能得到认可。此外，大众传播及其他传播亦是中医药政府传播必不可少的通道。政府本身拥有数量众多的各种类型的传播媒介，可以利用大众传媒广泛的渗透力进行各种宣传，以弥补组织传播影响面小的不足。另一方面，由于中医药政府传播的公共性使政府的一举一动都处于公众的评价之中，所以任何一个中医药行政部门和工作人员都是政府传播的媒介，都是政府形象的生动载体。政府任何一个政策失当、行为失范、传播失误都会导致对政府形象的冲击。中医药政府传播以公众的利益为根本，公众心目中对中医药信息和服务的目标也应是中医药政府传播的最终目的。

第三节　中医药政府传播的方式

一、中医药政府传播的主要方式

（一）新闻发布

新闻发布是以政府为主体的、在整合传播渠道中进行的信息传播活动，它是政府传播系统中的信息发布子系统之一。中医药新闻发布是指各级中医药管理部门通过新闻发言人及其他信息传播途径，向媒体和公众公布有新闻价值的信息。

1. 中医药新闻发布的内容　凡对中医药事业的发展有重大影响的状况和事件，需及时向国内外介绍的，可通过新闻发言人举办新闻发布会对外发布。这些内容包括中医药法规、规章的执行情况，中医药规范性文件和重要的行业技术标准，中医药改革与发展的相关政策和重大举措，重大中医药工作的最新进展和重要业务活动信息，与中医药有关的重大突发事件的相关信息等。

2. 中医药新闻发布的形式　一般常用的有召开新闻发布会、新闻通气会、媒体沟通会等多种形式。

中医药新闻发布会，可以由国家卫生健康委员会、国家中医药管理局或各级卫生行政部门及中医药管理部门组织召开；也可根据工作需要，申请以国务院新闻办公室的名义召开；如果发布的内容涉及其他行政管理部门的职能，也可以与其他相关行政管理部门联合召开。

3. 发布人和受传者　一般而言，新闻发布会的主发布人为新闻发言人，也可以请相关部门的负责人作为主发布人。现在不少中医药行政管理机构设有专职或兼职的新闻发言人，如国家中医药管理局的新闻发言人由办公室主任和国际合作司司长担任。

新闻发布会的受传者为新闻媒体，通过广播、电视、报纸、期刊和网络等新闻媒体的报道，使发布的中医药信息让更广泛的社会民众知晓。

4. 中医药新闻发布会的流程　新闻发布会一般分为三个议程：首先由主持人介绍出席会议的主发布人和发布主题；主发布人介绍发布中医药新闻信息，一般为 15 分钟左右；主发布人就发布主题回答记者提问，一般答问时间为 30~45 分钟。

（二）接受新闻采访

通过接受新闻媒体的采访，传递政务信息、介绍工作进展、发表观点看法等也是中医药政府传播的一种重要方式。一般中医药行政管理部门都设有专门的宣传处或新闻办公室负责接待媒体采访。如国家中医药管理局新闻办公室负责接待并组织安排新闻媒体对国家中医药管理局机关的采访。新闻采访包括日常采访、人物专访、集体采访等多种方式。具体的有以下几个环节。

1. 采访前的准备工作　在接受新闻采访前，应当做好充分的准备，要与拟采访的新闻记者进行充分的沟通，了解媒体的基本情况及播发的主题、时间、内容、目的等。可以先请记者提供采访提纲，根据采访提纲的内容确定由相关业务部门的负责人接受采访，同时可以依据拟采访内容准备相关素材或回答口径，这样才能有的放矢，收到最佳的采访效果。

2. 接受媒体采访　确定具体采访时间、地点、人物和内容后，就可以开始正式采访。一般来讲也有现场采访和电话采访的区别。现场采访能够与记者见面沟通，面对面地进行交流，相对来说效果更好，能够使记者更准确地理解和把握采访主题。电话采访相对来说更方便、快捷，用于问题比较简单或时间较紧的情况。

3. 采访稿件播发　现场或电话采访结束后，由记者根据采访内容撰写采访稿件，为保证政府传播的客观、准确和权威，确保采访内容撰写能正确表达被采访的中医药政府部门的声音，必要时可在采访稿播发前进行审阅核实。特别是对一些敏感问题进行表态，可以由新华社进行独家专访，权威发布。

（三）会议或活动报道

有关中医药的重要会议和重大活动，是传达政府声音、传递政务信息、推行管理措施的重要平台，做好会议和活动的宣传报道是中医药政府传播的一个重要方面。因此，中医药行政管理部门都非常重视重要会议和重大活动的报道，如全国中医药工作会议等以国家中医药管理局名义召开的重要会议，由国家中医药管理局新闻办公室组织宣传报道，相关部门配合，共同完成。一般而言，包括以下几个方面。

1. 宣传报道策划 在重要会议或活动举办前，中医药政府宣传部门要全面了解会议和活动的有关情况，与相关部门共同策划宣传报道方案，明确需要进行宣传报道的重点内容和报道方式，准备好相关的新闻稿件、背景资料等报道素材。

2. 新闻媒体邀请 要根据会议和活动内容及新闻报道的要求，邀请相应的媒体参加。一般来讲，邀请媒体尽量包括报纸、广播、电视、网络等不同类型，这样宣传报道的覆盖面会更广一些。另外，也要有针对性地邀请，例如会议是有关农村中医药服务的，就可以多邀请《农民日报》等反映农村和农民生活的媒体参加。

3. 现场采访安排 在会议和活动的现场，要接待和安排好记者的采访报道工作。一方面，要根据不同媒体记者的需要，提供尽可能详细的报道素材；另一方面，也要根据记者希望深入了解某方面情况的要求，及时安排相关负责人接受现场采访，必要时可安排集体采访。另外，对于一些报道中应该注意的问题，也要向记者说明，以免报道中出现误解和偏差。

（四）提供新闻稿件

直接向媒体提供新闻稿件，也是中医药政府传播的一种重要形式，多用于一些比较简单明确的新闻信息和事件的宣传报道。一般由中医药相关业务部门撰写新闻稿，经审核无误后，再由负责新闻宣传的部门提供给新闻媒体播发。

二、突发事件和敏感问题报道

（一）突发事件的概念

突发事件是指突然发生，造成或者可能造成严重社会危害，需要采取应急处置措施予以应对的自然灾害、事故灾难、公共卫生事件和社会安全事件①。突发事件是影响社会稳定和公共安全的重要因素。在中医药突发事件的应急处置中，相关中医药行政管理部门及时发布与传播信息，对满足公众知情权、引导社会舆论、化解危机、普及中医药知识、指导民众运用中医药防病治病的理念维护健康有积极的意义，同时对树立中医药政府的形象能够起到举足轻重的作用。

（二）突发事件和敏感问题的报道要求

1. 快速反应原则 中医药突发事件的报道，首先要把握时效性。一旦事件发生，就会成为社会关注的焦点。要启动应急工作机制，请有关中医药部门搜集并提供信息资料，共同研究并提出应对工作方案，及时研究确定发布口径，采取召开新闻发布会或在

———————————

① 这一定义源自2007年全国人民代表大会通过的《突发事件应对法》。

政务公开网上发布的形式，第一时间回应媒体与社会的关注。

2. 客观准确原则 对中医药敏感问题和突发事件的报道，应注意保持社会安定，使之有利于中医药事业的改革和发展。报道中涉及的重要数字、重要情节，一定要核实清楚，方可对外公布。

3. 全程关注原则 对于突发事件不仅在事发之初要高度敏感，及时发现苗头，尽快处理；在事件发生后要及时进行进一步跟踪，研判舆情发展，制定对策，有策略地进行报道。

4. 借机宣传原则 在中医药新闻突发事件或热点、焦点、敏感问题发生时，也是社会民众高度关注中医药的时候，是宣传普及中医药知识和理念的好时机，应当借势大力宣传中医药事业发展的大好形势。

三、新媒体环境下的政府传播

（一）新媒体的概念

所谓的新媒体，是指一定历史时期内新出现的承载和传播信息的载体。新媒体是一个相对概念，相对于旧而言。就目前来看，将互联网和手机称为新媒体是大多数人共同的看法。另外，还有一些研究者认为，数字电视等也是新媒体。

新媒体的信息传播具有公众分散性、网络开放性、言论自由权、交互性、传播速度快、传播范围广、自组织性、非线性（网状式传播、聚合效应）等特点。

（二）新媒体环境下中医药政府传播面临的挑战

在以互联网和手机为代表的新媒体日益成为大众表达意愿、聚合观点的阵地以后，中医药政府传播更是受到前所未有的冲击，其传统优势明显削减。尤其是新媒体的信息技术和信息内容相结合，给中医药政府传播带来了严峻的挑战。

1. 信息技术的挑战要求政府快速发布信息 新媒体的信息技术提供了一种非线性的网状传播模式，改变了传统媒体的辐射式传播模式，使人们的全世界性的交互性和自组织性成为可能。在这样的传播模式中，任何个人或组织机构既是信息传播者又是信息接收者，传播者与受传者角色变换的时间非常短暂，受传者接收到信息后又可以立即成为传播者，这样就会使信息传播具有连锁效应，一个小角落里发生的事情在数秒之间全世界都能知道。为了不让负面信息产生这种连锁效应，政府就必须快速地、广泛地传播信息。

2. 信息内容的挑战要求政府准确发布信息 新媒体网络开放性的信息传播特点使人们能够充分地发表意见，但同时也使网络的信息内容复杂化，其中可能有欺骗性的信息、虚假性的信息，以及公众个人的非理性化、情绪化的观点，甚至是国外敌对势力在意识形态方面的有害信息。在新媒体的网络开放条件下，控制这些信息的难度非常大，但政府传播可以引导舆论。因此，政府就必须发布准确可靠的信息，用引导的方式来解决网络信息的复杂性问题。

例如，2012年5月22日，甘肃省卫生厅（现甘肃省卫生健康委员会）网站发布了一条有关"甘肃省医务人员真气运行学骨干培训班"的消息，介绍了经过9天的培训后47名学员中有41人打通了任督二脉的情况。该消息经微博转发后，引起网友的强烈关注，24小时内，媒体原发及转载报道量共计13639条。由于广大群众对中医任督二脉缺乏正确的认识，引起了广泛的质疑，负面新闻占据报道的主流；后经过正面引导和解疑释惑，正面评论才逐渐增多。

（三）新媒体环境下中医药政府传播的应对措施

1. 对新媒体要有足够的重视和了解 新媒体的实力不容小觑，政府部门不能因为觉得它鱼龙混杂而轻视、不用它，也不能因为它有极强的舆论聚合力、对权威的消解力，就害怕它。应该对新媒体好的、坏的一面通通认识，掌握它的规律。

2. 加强立法和对新媒体的监管 对新媒体的监管并不是对传播内容根据传播者的价值判断来做筛选，留下对自己有利的，删除对自己不利的；而是对散布在新媒体环境中的有害信息、谣言、不良行为等进行监管。

3. 主动参与到新媒体传播活动中 应及时更新政府网站的信息，通过论坛了解民意走向，及时回答网民提出的问题，加强主流网站的建设。另外，还可以开设博客、微博与网民进行互动，积极探索政务微博在新闻宣传工作中的应用。如甘肃省组织千名中医建立微博群，在网上为群众答疑解惑，受到了群众欢迎。

4. 应形成完善的突发事件处理机制 当突发事件发生时，不知所措或者置之不理，都会给谣言的兴起制造机会；而规范化的应对措施，将把损失降至最小。政府机构应迅速出动，按照处理机制很快为公众带来权威信息，稳定住社会情绪，控制住舆论。

第四节 政府国际传播

国家《中医药国际科技合作规划纲要（2006—2020年）》提出："建立多渠道、多层次、多模式的中医药国际传播体系，展示中医药的发展成就和成果，促进中医药更广泛地走向世界，服务人类健康。"

一、中医药国际传播的现状

中医药自古以来就是我国政府传播的重要内容。隋唐时期，中医药就是日本、朝鲜等国"遣隋使""遣唐使"学习的重要内容。明代郑和下西洋时携带的中医药，也为促进中医药在东南亚地区的发展与繁荣做出了不可磨灭的贡献。这些都是古代中医药政府传播的成功事例。

中医药学是中华民族的传统瑰宝，同时具有医学科学的特色。由于其独特的理论体系和卓越的临床疗效，不仅为中华民族的发展作出了重要贡献，而且对世界文明的进步产生了积极影响。中医药自身的科学价值和强大的生命力，是中医药学在国际上广泛传播的基础。20世纪80年代以来，在我国改革开放政策的指引下，中医药走出国门。在西方医学占据统治地位的欧洲、美洲、大洋洲、非洲及亚洲一些国家，中医药如涓涓溪流，持续地流向全世界，融入当地社会，为当地人民的医疗保健服务，并且赢得了当地政府的理解和支持。主要表现在：①中医药已经传播到世界一百六十多个国家和地区，在一些国家迅速普及，成为各国医疗保健的一个重要选择。②外国对中医药的认可增加。中医针灸已在大多数国家取得了合法的地位，中医针灸服务已经由世界卫生组织权威认可并发布相关技术性指南，也被联合国教科文组织列入人类非物质文化遗产代表作名录。此外，中医服务先后在澳大利亚、奥地利、加拿大、新加坡、越南、泰国、阿联酋和南非等国家确定了法律地位，还有一些国家和地区通过建立行业组织对中医药服务进行自律管理，并将中医药治疗纳入医疗保险体系鼓励使用。③政府之间的中医药合作逐渐加强。截至 2016 年底，我国与相关国家和国际组织签订了中医药合作协议 86 个，中医药传播到世界上 183 个国家和地区。

中医药这种国际传播的热象，一方面是由于我国改革开放后呈现的历史性发展的影响；更主要的是中医药学客观上顺应了世界医学发展的趋势，满足了世界人民医疗保健的需求，弥补了西方医学的不足，因而受到世界卫生组织和各国政府的关注。

二、中医孔子学院

中医孔子学院是我国在海外设立的以传播中医药文化为宗旨的非营利性公益机构。近年来，学习中医药知识和中医药文化成为世界各国的迫切要求。据统计，截至 2019 年 12 月，全球已建有 15 所中医孔子学院和孔子课堂，78 个国家 240 多所孔子学院开设了中医、太极拳等课程，18.5 万人参加相关体验活动，3.5 万人成为注册学员。他们的服务对象已经从以华人华裔为主到以本土居民为主"。中医孔子学院是在"中医热"全球升温的背景下建立的。因此，中医孔子学院的建立必将推动中西医学文化的交流与融合，为建设一个持久和平、共同繁荣的和谐世界而服务。作为中医药文化传播的平台，中医孔子学院最重要的任务是向国外民众介绍中医药知识和中医药文化，向世界展示中华民族的认知方式、价值取向和审美情趣，增强中医药文化的国际竞争力和吸引力，提升国家文化软实力。

中医孔子学院是国际中医药文化推广和传播的重要基地。它以中医药为切入点推广中国文化，进而推动中医药学的发展，力求在国外以汉语言学为载体，普及中医知识、中国文化。中医孔子学院的成立是将中医学科与对外汉语教育相结合的一项创举。不仅开创了孔子学院办学的新模式，也为外国人了解中国文化打开了新窗口。习近平同志在澳大利亚皇家墨尔本理工大学中医孔子学院揭牌仪式上的讲话指出："把传统和现代中医药同汉语教学相融合，必将为澳大利亚民众开启一扇了解中国文化新的窗口。"

第五节　政府传播的发展趋势

近年来，人民群众对中医药健康知识的需求越来越广泛，维护健康权益的意识不断增强。当前医药卫生体制改革深入推进，深层次矛盾逐渐显现，及时化解矛盾的任务十分艰巨。特别是随着信息化社会的发展，以互联网为主要媒介的新兴媒体已经形成，信息传播和舆论形成的渠道更加多样化。所有这些，对中医药政府传播工作提出了新的挑战。同时，中医药政府传播也不断获得发展变革的契机和政策空间，其总的发展趋势可以概括为：中医药政府传播的渠道越来越丰富；中医药政府传播的信息越来越广泛；中医药政府传播的效率越来越高；中医药政府传播的效果越来越具有亲民性、接近性。

一、传播信息的公共产品化

中医药政府传播的信息今后将日趋公共产品化，实现信息的分类提供，部分公共信息后台服务外包化，非核心领域的公共信息适当适时引入市场竞争机制。现代意义上的新闻发布会就是公共服务型政府为全社会提供的一种非物质的信息公共产品和服务。因此，政府也应当像企业组织提供差异化、市场化的高质量商业产品那样，对公共信息进行市场"细分"并实现分类提供，将公共信息产品的采集、加工做细做精。同时，为了提高公共信息的流转和共享效率，还可适当引入"外包服务机制"和信息产品非核心领域的竞争开放，允许社会性组织来提供一些公共信息服务。

2008 年以来，国家中医药管理局在全国 31 个省、自治区、直辖市组织实施了中医药知识宣传普及项目，开展了中医药文化科普巡讲活动，就是通过邀请行业内的知名中医药专家组建中医药文化科普巡讲团，用通俗易懂的语言向百姓讲述中医药科学知识，提升百姓健康意识，为群众提供中医药信息产品。这是一种很好的公共传播方式。

二、从宣传鼓动向公共传播转变

中医药政府传播的公共信息职能今后要从宣传鼓动型向公共传播型转变，包括新闻发言人制度、政府信息公开制度等在内的公共传播导向的制度建设，将使我国政府传播的机制、效果和服务水平不断改善，为民众提供科学、准确的中医药信息服务。在政府传播活动中，新闻宣传是中国政府传统的传播方式，依靠党报及各电视台、电台等大众媒体对政府的方针、政策、法律、法规等公共信息进行传播。而"在新时期下，应由传统的'宣传'概念转变为'传播'理念，才能更有效地进行传播，这是政府传播的一大课题"。中立性、制度性、常态化将成为今后政府传播的基本发展趋向。

2007 年，国家中医药管理局联合中宣部、原卫生部等 22 家单位，组织开展了"中医中药中国行"活动。第一阶段以城市大型现场公益活动为主；2016 年进入第二阶段，以"进乡村、进社区、进家庭"为主，为展示中医药特色优势、传播中医药健康文化知识、营造中医药事业发展良好氛围，发挥了积极作用。此项活动宣传了党和国家的中医药政策，展示了中医药悠久的历史，弘扬了中医药优秀的文化，树立了中医药良好的社会形象，收到了很好的宣传效果。

三、信息技术的影响日益明显

信息技术对于中医药政府传播的影响今后将日益明显，互联网技术的普遍应用将使得政府传播与电子政府、电子政务一道成为我国公共服务领域的增长亮点。当前及今后一个时期，以政府上网、网络传播为代表的政府传播方式将成为发展的主流，而手机传播、移动电视传播等新型政府传播方式也将层出不穷，关键在于从国民"生活者"的信息需求和接受习惯出发，才能找到信息技术与政府传播有机结合的增长点和创新点。近年来，各级中医药行政管理部门高度重视政府信息网站的建设，通过互联网传播中医药政务信息、弘扬中医药文化、普及中医药科学知识。

在互联网环境下，中医药政府传播的角色发生了本质的变化，政府传播的角色从信息的发布者更多地转换为信息的阐释者。信息发布的职能在很大程度上被互联网新媒体所分担，而对相关信息进行及时、准确、充分的阐释则成为政府在信息传播过程中担当的重要角色。

适应以上这种趋势，中医药政府管理部门今后应努力做到以下几点。

一是通过召开新闻发布会、发布新闻通稿、组织记者采访、专题政策解读等形式，及时发布中医药政策和措施，宣传中医药工作进展和成效。应按照"及时准确、公开透明"的原则，发布突发事件信息，引导公众科学应对。

二是善待善用媒体，客观传递信息，提高自身公信力，实现合作共赢。建立与媒体沟通的工作机制，增强与媒体交往的积极性、主动性，提高与媒体打交道的能力，争取主动权和话语权。正确对待舆论监督，及时发现问题、解决问题，改进工作。熟悉并有效运用互联网等新兴媒体。

三是主动加强与大众传媒的合作，结合重大政策出台、重点工作宣传和突发事件处置等工作，加强中医药相关健康知识传播，创新传播形式。有计划地树立一批科普专家队伍，鼓励广大中医药工作者通过传统和新兴媒体，采用多种形式传播中医药科普知识，倡导健康文明的生活方式，提高广大人民群众的健康水平。

四是通过开展多种形式的宣传活动，以百姓喜闻乐见的方式，如科普讲座、专家义诊、信息咨询等，传递中医药信息，普及中医药知识，弘扬中医药文化。

【思考题】

1. 简述政府传播的意义。怎样理解传播信息的公共产品化？
2. 你认为中医立法的原因有哪些？
3. 在新媒体环境下，政府如何更有效地进行中医药传播？

第四篇 中医药的其他传播

第十七章　中医学术语言的现代转化

　　人类语言文字不是简单地使用字、词和发音的问题，而是体现了一种独有的文化特征。不同时代、不同地域、不同国家的语言文字，反映的是其时其地其国的观念、认知思维和行为方式等文化现状。任何一门学问所使用的学术术语，作为一种语言现象，均与当时所处场景的文化有着密切关系。因此，我们在研究形成于古代的学问时，必须回到当时的语境中对其学术语言进行理解和解读。

第一节　中国语言的变化

一、语言本体的变化

　　一般将我国古代语言的发展史分为远古、上古、中古和近古四个时期：远古指的是殷商时期，上古指的是周秦两汉时期，中古指的是魏晋南北朝隋唐宋元时期，近古指的是明清时期。

　　上古时期的口语与书面语较为接近，但当时的文字没有注音，所以很难听到准确的发音。从秦汉开始，直到魏晋南北朝时期，通过联姻、通商和战争，汉人与少数民族的接触日益频繁，当时中原的华夏正统语言开始发生变化，出现大量的卷舌音、儿化音。在隋唐时期，北方语言被胡族同化，大量古汉语所特有的音韵消失，不过这时候的官方语言依然是南方吴音，这从现存的唐诗韵脚中可以得到验证。到了明代，由于朱元璋定都南京，江淮官话成为中国当时的官方语言。从清代开始，以北京话为基础的语言成为了中国的强势语言，从而奠定了现代普通话为国语的基础。有专家认为素有语言化石之称的闽南语、吴语及粤语、客家话和潮汕话，可能保留着很多与古语相同的语法和发音。

　　在语言系统中除了口头语的发展以外，还有一个重要的符号体系，这就是中国文字。中国文字起源于新石器时代的仰韶文化时期，在殷商时期形成了系统的文字体系。经过长达数千年的发展，从原始古朴的甲骨文、金文、大篆，到精致规范的小篆、隶书、楷书，再到随意自在的草书、行书，经历了复杂的演变过程。但这个过程并非简单地从初级到高级的发展过程，而是字体根据社会文化发展的需要而逐渐丰富和多样化的发展过程，不同的字体有不同的功用，也有不同的审美。它一旦产生后，就丰富着后世的文化生活，并未因为某种新字体的出现而淘汰另一种旧字体。每种字体的产生，都离不开当时的历史文化背景。

中国文字最早属于表形的象形文字，后来才逐渐演变成兼表音义的意音文字，成为一种音、形、义三位一体的表意文字。从早期的甲骨文、金文、大篆等字体的造型上，可以让人直接联想到字义，或很容易就能推断出字义。但在经过隶变、楷化之后，字形与所表达的意思上已有一定的距离，已很难从字想到义。在中国字与发音之间，并非一一对应，有的是一字多音，有的是一音多字。字与音的关系并不密切，字与义的关系更为紧密。从秦以后，中国文字和语法得到统一，虽然还有不同的地方语言，同一个字有不同的读法，但不论怎样发音，都能在文字的书写表达上保持统一。

仅仅有了文字和发音，还不能进行有效的交流和记录。要完整准确地表达意思和有效地传递信息，就必须按照语法的规定或约定俗成的用法，将字词有机地组织起来，才能表达完整的意思，达到人与人之间相互交流的目的。语法是研究字词的用法和组词成句的规则，主要有词法和句法。词法指词的构成、变化和分类规律，句法指短语和句子的构成和变化规则。

二、语言文体的变化

目前人们认识到的中国古代语言，主要是古代的书面语。而我国古代的书面语又以文言文为代表。文言文是以先秦时期的口语为基础形成的一种书面语。由于当时记载文字主要使用的是竹简、木简及丝绸等物，简类载体笨重，丝绸又很昂贵，所以迫使文字记录必须尽量精简。而中国文字又是一种典型的表意文字，一词多义，每个字有着丰富的意思，处于不同的语境则表达着不同的意思。受中国文化的尊祖崇古及追求自然和谐的审美趣味的影响，在文章中还特别注重引用典故、句式工整、不使用标点。文言文中还常使用通假字，以及不同于现代汉语的文言文句式，更增加了今人的阅读困难。这些因素重叠在一起，就形成了一种表面简约、内涵深刻古奥的文体风格。例如，询问别人吃饭没有，用口语表达就是"吃饭了吗"，而用文言文就是"饭否"。

文言文从先秦诸子开始，延续了两三千年。两汉的辞赋、史传、散文，唐宋的古文，明清的八股，这些都属于文言文。这种文风一直延续到20世纪初。新文化运动以后，以口语化和通俗化为特征的白话文开始流行，并很快成为社会的主流，但需要指出的是，白话文并非这个时期所创。

东汉发明造纸术和宋代发明活字印刷术以后，人们的书写及文字记录已不再受竹木简和丝绸材料所限，不必再刻意去精简字数，可以将文章写得长一些了。这种当时的信息技术革命，为白话文的产生提供了必要的物质条件。在魏晋以后，就已经开始出现口语化倾向的文字。而唐代的变文、禅宗语录标志着古白话的萌芽，这也是现代汉语的源头。宋、元、明、清的话本和小说的出现，以及清末开始的文体改革，都为新文化运动的全面推行，积累了深厚的文化资源和基础。在清末最后十余年间，曾出现过上百种白话文报刊，但仍属于古代白话文。"五四运动"以后推行的白话文，广泛吸收和借鉴了西方的词汇资源、语法结构，在语言形态和内容上全面革新，具有浅显通俗、生动活泼、自由时尚、极具表现力等特点。这种风格的白话文与文言文包括古代的白话文相比，在表现形式和文体风格上有着本质的区别，也体现出明显不同的价值观和思维模式。

三、语言受到思维的影响

语言是思维的表达和记录工具，首先有思维，才有表达的意愿，最后才通过语音文字进行表达。可以说语言的发展变化，在很大程度上反映了思维的发展变化。人类语言文字是在不断应对生存环境和构筑精神世界的过程中逐渐起源和发展的，不同时代的人，在认知思维上的不同，也必然会在说话、用字、用词、造句上反映出来。

作为在现代白话文教育下成长起来的现代中国人，要想读懂在古代文言文甚至更古老的文体下创作的古代医学文献，或者要想准确地传播古代医学智慧，没有任何捷径可走。首先就必须回到当时的语境之中去理解和领悟，只有在此基础上，才有可能尝试将其容易理解的部分转换成为"现代话"。而要转换那些更深层次的、需要有相当悟性的部分，则并非易事，不可能纸上谈兵。只有自己有较深刻的心得体会，才能真正地领悟，也才可能将其向受传者正确地转述出来。而受传者如果没有进行类似的体验，仍然难以理解。所以说有些深奥部分甚至是不可能用语言传播的，也即老子所说的"道可道，非常道"之意。

第二节 中医学术语言的形成

中医药学历史悠久，博大精深，具有丰富而深厚的中华文化底蕴。早在远古时期，中华民族的祖先在长期艰苦的生存抗争和与疾病做斗争中积累了医药经验和健康常识，并逐渐形成了早期的中医药知识。到了春秋战国时期，《内经》的成书，不仅标志着中医药学理论框架的基本形成，也意味着中医学术语言体系的产生。

一、春秋战国时期的文化标志

春秋战国时期，经历了一次社会大变革，新兴地主阶级取代了旧的奴隶主阶级，新的制度和意识形态取代了旧的制度和道德伦理观念，是先进的封建生产关系取代了落后的奴隶制生产关系的时代。社会的变革促进了思想的活跃和文学艺术的繁荣，这一时期的文化发展取得了以下成就。

1. 文字体系形成 殷商时期以来创造的甲骨文、金文、大小篆，到春秋时期已经形成为较为成熟的文字体系。

2. 学术思想活跃 开创了诸子蜂起、百家争鸣的新局面，出现了儒、墨、道、法、阴阳、名、纵横、杂、兵、小说等各种学派。

3. 教育成熟 形成了以孔子为代表的中国教育思想体系和实践准则，并且影响至今。

4. 技术进步 主张以阴阳、五行学说来解释以前被神明化的自然现象，形成了天文历法、医学、建筑等专门学问。

二、中医学术语言产生的背景

中医药理论知识不是在具有若干附加条件的实验室中产生的，而是来源于长期的大量的临床实践的总结和提炼，并受到各个时期的观念、认知思维、文化习俗、哲学、宗教的深刻影响。早期的中医药曾被当时盛行的祖先崇拜、巫术和宗教观念所利用，甚至巫医不分，这在殷商时期特别突出。殷商甲骨文中的医药文献显示，当时很多医疗活动都是采用了占卜祈祷祖先神鬼的方式，还通过卜问了解疾病的愈后。

在春秋战国时期，虽然还普遍存在着鬼神观念和浓厚的鬼神信仰，巫及巫医仍然存在，但在思想和知识领域已经开始寻求从自然客观规律上去认识和解读世界的倾向，中医基本理论正是在春秋时期的文化大背景下产生的。在此时期问世的《内经》，通过对临床诊疗经验的总结，结合当时的哲学、自然知识领域的最高成就，形成了对人体解剖、生理、病理、诊断、治疗及养生等方面的系统的理论认识，并提出相应的解决方案。因此，我们将春秋战国时期确定为中医药学术体系正式产生的时期。

《内经》已经基本上摆脱了巫医的色彩，例如该书中提出了"拘于鬼神者，不可与言至德"。稍后的汉代著名史学家司马迁在《史记·扁鹊仓公列传》中就记载了春秋战国时期名医扁鹊提出的病有六不治，其中有一条就是"信巫不信医"。再如，春秋战国时期有学者认为"气"是构成世界的物质基础。医学家将这一哲学认识引入到中医理论体系中来解释人体的生理病理现象。在《内经》对气已有了全面系统的论述，涉及正气、邪气、阴气、阳气、营气、卫气、清气、浊气等。此时，还出现了解剖学，开始采用望、闻、问、切"四诊"，临床上进行了分科，常用的治法已有砭石、针刺、汤药、艾灸、导引、布气、祝由等。

东汉时期的著名医学家张仲景在总结前人的医学成就和自己的医学实践经验的基础上，编写了一部系统介绍多种外感疾病及杂病的《伤寒杂病论》，临床思路严谨，理法方药俱全，为中医药"辨证论治"的特色提供了最早的最权威的理论构架和临床诊疗标准。

虽然后世医家也有创新发展，并形成了多种医学学派和各家学说，但其最基本的中医药学术概念、术语、病名、经络、穴位等，都是在春秋战国时期和秦汉时期确立并沿袭下来的。

三、影响中医学术语言形成的因素

语言是人类思维的表达形式，而人的任何思维模式都要受到世界观的影响，甚至可以说是世界观决定了思维模式，有什么样的世界观就会形成什么样的思维模式。

1. 核心观念　"天人合一"整体观思想是中国文化中最具本质意义的一大观念，这也是中国人最基本的世界观。整体观思想认为，个体是整体的有机组成部分，但整体并不是个体的简单拼装或叠加。要了解个体必须将其放在整体大背景中去认识，必须注意个体存在的外环境及各种关系，而要认识整体则不能靠切割个体来实现。人与大自然不是主客体的对立关系，而是相互包容、相互联系和相互协调的一体化关系。人依靠大自然而生存，因此人首先必须敬畏大自然；反过来，大自然才可能给予人更多的舒适的生存环境。

中医学认为人的生命活动与天地自然宇宙之间有着非常密切而不可分割的关系，也具有共同的构成基础，即都是由气所组成，而且也都是按照阴阳消长、五行生克的关系运行。对此，《素问·咳论》就特别强调："人与天地相参。"也就是说，人与自然相通相应，无论春夏秋冬、昼夜、不同的地域环境变化，都会对人体的健康和疾病产生不同程度的影响，《灵枢·本神》认为："智者之养生也，必顺四时而适寒暑，和喜怒而安居处，节阴阳而调刚柔，如是则邪僻不至，长生久视。"《素问·疏五过论》也说："圣人之治病也，必知天地阴阳，四时经纪。"就是说无论养生还是治病，只要能够顺应四季气候等自然环境的变化，人体生理功能就能正常协调地运行，治疗也能取得更好的疗效。

2. 核心思维 在"天人合一"整体观影响下，中医主要采取了围绕着象信息进行思维的方式。中医象思维就是通过观察人体所表现出来的征象，运用联想、比喻、比对、象征、类推及阴阳、五行等推理模式进行演绎，以揣测分析体内的生理病理状况的一种思维方法。在这个思维过程中，其核心是对"象"进行分析并概括成各种"证"，即确定辨证施治的"证"，并围绕"证"进行"施治"。因此，可以说辨证施治的核心其实就是对"象"的认知、把握和应对。

中医象思维在利用象进行思维的过程中，为了揣测分析机体内部的变化情况，必然会或多或少地带有医者的主观色彩。因此，我们在谈到中医思维时都会提到《后汉书·郭玉传》所载的"医之为言意也"。此言后来被精简为"医者，意也"。这个"医"在此仅指中医；这个"意"很多人都理解为意会的意思，据此认为中医只可意会而不可言传，进而就在无意中给中医戴上了一顶玄奥难懂、模糊不可信的"帽子"。

其实，这个"意"除了有"意会"这层含义之外，还有意境、意念、意象、创意的意思。就是说中医师在面对复杂多变的疾病时，不能仅仅满足于对症状、体征等客观事实和数据的收集和简单分析处理，而且还要进入到那个特定的疾病境界中去，要用内心去领会，尽量发挥创意和想象力去分析处理临床事实和数据，并"创造性"地提出和实施灵活的治疗方案。这个过程实际上也增加了相当的主观色彩，需要中医师从心灵深处去认识和"体悟"，很显然这就具有了一定的创意色彩，与直接地、简单地反映现实拉开了距离，所以我们认为这种思维方式具有艺术性。

《素问·五运行大论》指出："天地阴阳者，不以数推，以象之谓也。"《周易·系辞传上》也说："书不尽言，言不尽意……圣人立象以尽意。"这反映了象在解决复杂问题时的特殊作用和意义，利用象进行思维的目的就是"尽意"，即达到一定的更高的认识意境。

中国古代文化最重要的认识论基础就是"有诸内者，必形诸外"。早在先秦时期，人们就发现事物的内部与外部之间存在着必然的联系，例如《管子·地数》书中就记载："上有丹砂者，下有黄金；上有磁石者，下有铜金；上有陵石者，下有铅、锡、赤铜；上有赭者，下有铁。此山之见荣者也。"这反映了地质深层与地表的关联性，由此可以地质表层的状况为据进行开采。《素问·五运行大论》中也论述了事物内外之间的关联："形精之动，犹根本之与枝叶也，仰观其象，虽远可知也。"

中医基础理论中利用"象"进行思维的一个最具代表性的学说，就是藏象学说。唐代王冰在疏注《素问》时说："象，谓所见于外，可阅者也。"明代张介宾在《类经》中这样解释道："藏居于内，形见于外，故曰藏象。"

"藏"指的是藏于人体内参与生命活动的五脏、六腑和奇恒之腑等基础构成。在此需要指出的是，它不同于西医解剖学所认识的器官、肌肉、骨骼、组织、细胞、分子等物质实体，而是以阴阳属性和五行关系进行划分的功能体系。也就是说，功能体系所对应的并不局限于解剖意义上的单一物质实体，可能涉及多个物质实体。此外，经络等功能体系至今尚未发现其"确切的"物质基础，现在我们只能以人体内存在的经络现象作为思维对象。

"象"的本义指动物大象，延伸为形象、现象、象征的意思，后来成为了中国古代哲学和中医学的基本概念。韩非子在《解老》中谈到，由于当时人们很少见到活的动物大象，只能面对死象的尸骨进行回忆，在内心中构想大象生前的样子，这就引出了一个重要的概念——"想象"。以后，大家就将在内心中构想出的事物形象，或有主观参与的形象思绪，称为"象"。中医的象也可以说是人体精气神的综合表现，有诸内必形诸外，中医的阴阳、五行、五运六气等学说都蕴含着气与象的信息。

中医学藏象的"象"指的是人体五脏、六腑和奇恒之腑在正常与非正常状态时，所表现出来的具有生理或病理意义的现象，这也是中医在分析病因病机、做出诊断、辨证施治等临床思维中所依据的重要物象。它反映了中医学并不从解剖上去寻找"物质基础"的变化，而是注重动态地关注机体不同的功能状态所表现出来的不同的"象"，因此特别强调它的整体性和时间性。

中西医的根本区别之一就是认知思维模式，西医以物质实体解剖学为基础，中医则以"象"为中心，从整体、关系和背景等角度对客观事物进行认知。具体来讲就是，中医对人体生理病理的认识，并非以物质实体为"直接"依据，而是构建了一个"间接"与物质实体联系的系统——脏腑经络气血系统，其核心就是"象"。中医的藏象概念包括了藏于体内的脏腑功能体系和表现于外的生理病理现象两个方面。

中医象思维包括观物取象、取象比类、象数等具体操作方法，其核心就是司外揣内。《灵枢·本脏》指出："视其外应，以知其内脏，则知所病矣。"《素问·阴阳应象大论》则进一步介绍了透过外表现象认识疾病本质的方法："善诊者，察色按脉，先别阴阳；审清浊，而知部分；视喘息，听音声，而知所苦；观权衡规矩，而知病所主；按尺寸，观浮沉滑涩，而知病所生。以治无过，以诊则不失矣。"这就是中医司外揣内法，它是通过观察人体外在的表现，即"象"，以揣测分析其体内的健康状态或病理变化的一种思维方法，可以说是"透过现象看本质"的认识过程。

中医诊断疾病不像西医那样，需要将人体解剖开来看清楚发生病变的组织器官，或借助仪器检查清楚病理变化情况，然后才能据此做出诊断和给予治疗，而是通过类似现代控制论的"黑箱理论"的方式来认识人体和疾病。所谓的"黑箱"是指不能打开直接观察其内部状态的系统，通过对"黑箱"进行一定的信息刺激，观察其输出的信息，分析出内部的变化状态。

中医从长期的临床实践中认识到了人体体表与体内脏腑经络存在着相对应的生理关联，因此可以从体表的异常变化推导出体内的病理变化。这种对应关系尽管不能十分精确地反映客观实际的情况，也存在着一定的模糊性，但却仍然能够从属性上反映出体内处于正常或异常的状态。

将各种相关的或看似不相关的"象"整合起来可获得新的认知。司外揣内这种认知方式的核心就是"象"，就是通过观察人体所表现出来的征象，以揣测分析体内的生理病理状况的一种思维方法。

中医主要通过望、闻、问、切四诊获得临床"象"信息：望诊主要观察神气、舌象、肤色、体形等；闻诊主要是听声音和嗅气味；问诊主要了解患者的主观感受；切诊通过中医师的手指对患者体表某些部位进行触摸按压从而获得脉象。

由于四诊所得都是"象"信息，因此，望、闻、问、切所收集的临床信息可分别被称为面象、舌象、心象（患者的主观感受）、脉象等。可见，由体内显示于外的各种象，就成为了中医认识健康和疾病本质的最重要的依据。元代朱丹溪肯定了这种认知方式："欲知其内者，当以观乎外；诊于外者，斯以知其内。盖有诸内者必形诸外。"那么，中医是怎样发现司外揣内这种认知方式的呢？

一是认识上的发现　中国古代医家在长期的临床实践中发现，人体内脏腑经络气血功能异常而发生病变后，就会相应地出现某一个症状或某一组同时出现的有一定关联的症状，而这些症状消失后又可恢复正常的生理功能。这样就直接从人体上发现和总结出了生理与病理、体内与体外征象之间存在着的"对应关系"，从而创造了司外揣内这种认知方式。

二是控制上的实践　仅仅了解体内变化与体表象之间相关联是不够的，还必须能够通过收集病理象信息，对病理状态的机体进行调控，这才是诊疗的目的。中国古代医家通过大量的人体试验和观察发现，在患者出现某一种症状或某一组症状（证型）时，通过给予一种药或一组药（处方）就能够消除这些症状，最后总结出了药物与症状或证型之间的"对应关系"。它虽然不像现代药理学那样去分析药物产生疗效的机理，但却在实践上获得了巨大成功。通过对"象"的把握，利用与症状相对应的药物，调整体内异常的病理状态，取得了较好的甚至是神奇的疗效。

既然不依据对解剖物质实体的认识，也能获得临床疗效，中医自然就放弃了走解剖这条路，逐渐走上了以"象"为核心的认知思维之路。由此，最终形成了今天我们所见到的与西医认知相对应而又相互补充的中医学。经过上千年的临床检验，早已充分证明了中医象思维的正确性、可靠性和可操作性，具有极高的学术价值。

第三节　中医学术语言的特色

秦汉时期的语言学、文字学、哲学等方面的成就，深刻影响着中医学术语言体系的形成。当时的书面语要求文字简练、含蓄，文体优美、生动，立论宏大、高深且富有想象力，这些文风在《内经》中不难发现。

中国文字的象形性反映了文字与自然事物形象的关联性和整体性，这与中医强调整体观、取象比类的认知思维方式有着异曲同工之妙。中国语言文字与中医学都属于中国文化范畴，相互之间存在共同性和互相影响也是完全可能的。同时，还因为受到中国传统文化习俗、文学、天文学、历法、农学、军事、宗教的影响，使中医学术语言更加丰富，但也增添了一些神秘的色彩。

当然，这其中也不乏屡屡出现的生僻字、艰涩的用词、复杂的句式、大量典故和隐喻、玄奥难懂的语义和哲学思想，这些都给现代人阅读理解造成了严重的困难。唐宋明清各朝代虽然有些注释性的解读，但这些解读即使是最近的清代所使用的语言，也已属于一种古代语言，与现代语言明显不同，所以对这些后世医家进行的注释性的解读，如果现在需要学习研究，已经又需要进行再次注释整理了。

一、模糊性

中医学术的形成受到了"天人合一"整体观的深刻影响，这种观念认为人与大自然不是主客体的对立关系，而是相互包容、相互联系和相互协调的主客一体化，并采取了以象信息为主要的思维方式。因此，特别强调从整体认识和把握人体的健康和疾病，这就必然会忽视对局部的、细节的、精确的认知，由此形成了模糊的认知特点。

模糊性就是具有不确定性，如物体的轮廓不清、事物类属的划分不分明，从而引起判断上的不确定。例如阴与阳、虚与实、冷与热、早与晚、快与慢等，这些概念虽然在一定程度上可以给予定量，能够让人对其进行区分，但总体上还是一种模糊的状态。国学大师季羡林先生认为"模糊能给人以整体概念和整体印象"。这也从一个侧面反映了模糊是从整体角度来认知世界的一种方法。

二、相对性

相对性是一个物质或整体与另一个物质或整体，进行相互比较而产生的。中医认为客观世界的事物和现象都是相互依存、互为存在的前提和必备条件，而其属性、关系都是在某一特定情况下相互比较得出的结论，并随着环境条件的变化而变化。

例如：寒属阴，热属阳，寒与热是两种不同的温度状态，对人来说也是两种不同的感受。但这种状态是相对的，例如 8℃ 相对于 38℃ 来说偏凉，但与零下 5℃ 相比较则偏热。

再如：上属阳，下属阴，上与下的空间认识需要有一个明确的坐标为比较点。上之所以为上，是因其与下的位置相比较而得出的。没有上就没有下，没有下也就没有上。

三、生动性

中医通过用大量日常生活的事例和自然现象进行比喻，以方便人们的理解，这也使中医语言更加生动。中医最主要的认知方法就是取象比类，运用直观的形象、事物的属性及特定的抽象符号，通过比对、象征、模拟等方式，得出对主体的认识结论的一种思维方法。从语言学的角度来看，这是一种常见的修辞方法，即比喻法，就是用跟甲事物有相似之点的乙事物来描写或说明甲事物。比喻包括了明喻、隐喻、借喻等多种方法。

1. 明喻 明喻就是将至少存在一处以上相似的事物进行比较，以此说明本体的特征。它们在形式上是相似关系，本体、喻词和喻体同时出现。常用的喻词有"像""好像""好似""犹""如""有如""如同"等。例如，《用药如用兵论》中的"古人好服食者，必有奇疾，犹之好战胜者，必有奇殃"。其中"犹之好战胜者"的"犹"就是用的明喻。

2. 隐喻 隐喻就是用边界清晰、属性分明的事物，去解释一个相对模糊的事物。如将两种完全不同概念的事物，以其中人们熟悉的事物作为喻体，将其功能、特征、性状、性质、过程、状态，通过含蓄、映射或婉转的表达方式，将喻体的特征映射到本体上，以此说明本体与喻体具有相似性，达到形象比喻的言语目的，从而让受传者能够更容易理解和把握。它们在形式上是相合关系，本体、喻体同时出现，但不用"像"一类的喻词，常用的喻词为"是""成""成为""变为"等。常用喻体如下所示。

（1）实物隐喻 参照人、手、脚、石头、树木、花草等自然界的物质实体形成的一种隐喻。例如，用木、火、土、金、水五种形象鲜明的物质去象征比较抽象难懂的五行学说。

（2）现象隐喻 用风、寒、暑、湿、燥、火来表示六种致病外因。

（3）社会隐喻 用君、臣、佐、使来表示方剂学中的组方原则。

3. 借喻 借喻就是用喻体来代替本体，本体和喻词都不出现，直接将 A（本体）说成 B（喻体）。中医"提壶揭盖"的治法，就是将宣通上焦气机、促使下焦腑气通畅的方法，直接用生活中的打开壶盖，使空气大量进入后增加压力，以加速壶中水从壶嘴流出来形容。

四、简洁性

中医语言具有简约、简洁、精致的美感，常常采用整齐的、格式固定的结构，文字简约，内涵丰富，其中四字格尤具代表性。四字格有着多种组字方式。

1. 表示治疗目的 此类四字格术语的前部分词语表示治疗手段，后部分词语表示治疗效果，例如理气止痛、宣肺平喘、活血消肿等。

2. 表示因果关系 此类四字格术语多用于表示病机变化中的因果关系，例如肾虚水泛、阴虚阳亢、肝郁气滞等。

3. 表示并列关系 此类四字格术语多用于表示具有前后独立并存的联合关系，例如头晕目眩、补气益血等。

4. 表示转折关系 此类四字格术语的前部分词语表示一种意思，后部分词语不是顺着前面的意思说下去，而是转换成与前部分的意思相反，或是对前部分进行修改补充的意思。例如滋而不腻、温而不燥等。

此外，中医语言还常常用一个字代表一种思路、治疗原则，例如用"汗""吐""下""和""温""清""消""补"8 个字，代表了中医的八大治疗原则。简洁明了，直截了当，生动易记。

五、韵律性

中医古文献所记载的医理和临床案例，并非都是抽象枯燥之言。古时医者多具深厚的文史功底，从中医古文献的文风即可证明。例如，《内经》在阐释深奥的理论时，十分注重遣词造句，恰当地使用一些韵律和谐的韵文，这就使文辞精美之中，更显一种节律之美。如《素问·四气调神大论》说："春三月，此谓发陈，天地俱生，万物以荣，夜卧早起，广步于庭，披发缓形，以使志生。"这段经文，四字一组，均衡有致，文词生动，步步推进，将春天的气息和养生要诀生动地展示出来。《灵枢·终始》说："和气之方，必通阴阳，五脏为阴，六腑为阳。传之后世，以血为盟，敬之者昌，慢之者亡，无道行私，必得夭殃。"其中的"方""阳""亡""殃"都符合押韵的要求。

第四节　中医语言现代话的原则

中医经典著作成书于古代，其文字精简、术语表达多用隐喻，当时的通俗语言到了现在，也会让现代人感觉不知所云。古人的认知思维方式与现代人不一样，所以现代人难以很快进入古人的思维境界中去。

中医药要在现代以西方科学文化为主导的话语背景下生存和发展，必须与现代社会进行有效的交流、沟通和传播。要做好这项工作，首先我们必须解决的是中医语言现代话问题。著名科学家钱学森曾提出中医药要"用现代科学语言表达"。近年来，原卫生部有关领导也要求"用现代语言把中医理论解释清楚，即是讲'现代话'。也就是把中医药量化、客观化，具体说来，包括中医理论通俗化、统一化，临床诊断仪器化，科研计数标准化，临床用药依照西医用药流程实验化，中医教育的专业化等诸多方面"。

中医药现代话不是一个简单的语言学意义上的古语今译工作，也不是抱着颠覆现代人业已形成的观念和认知思维方式的心态去强行传播，更不是简单地用现代科学对中医进行解释，而是要在全面而深入地研究中医药文化核心和科学价值的基础上，根据现代人的知识结构和容易接受的说理方式，对中医古老的学术语言进行准确的、恰当的现代转换，要以现代人能够看得懂、听得懂、理解得到的现代语言方式，向现代人介绍中医，向现代患者分析病情，向现代中医药学生传授中医药学。

现代患者和现代中医药大学生在中小学阶段都受过现代西方科学文化知识教育，遇事喜欢从物质基础、结构和运动规律等角度询问为什么，这是现代科学以微观的还原论为核心的认知路径。而中医坚持的是以宏观的整体论为核心的认知路径，强调从关系、属性、动态的角度解读健康和疾病，因此就难以或根本就不可能按现代人习惯的方式回答问题，这既是中医药的学术优势，也是中医药在现代生存极易丧失话语权的尴尬。因此，要实现中医药现代话，我们不应排斥在某些方面直接借鉴现代西医药的一些语言表述和逻辑分析方式。中医药即使采取的是宏观的认知路径，但仍然可以尝试多回答几个带有量化的和具有逻辑意义的为什么。

中医药讲"现代话"是完全可能的。在历史上很多时候，中医始终坚持开放的态度，广泛吸收外来文化的有益部分，加以学术语言改造后增加到自身的知识体系中来。中医药知识很多都来源于生活，也善于使用生动的修辞语言和事例进行象征性解释。因此，经过适当转换之后，能够创造出让更多的现代人听懂中医的现代话。在讲现代话时首先要从语言角度，注意语义真实、用词准确、语言通俗、条理清晰，并注意遵循以下几个基本原则。

一、坚定信心

东西方科学文化代表着人类的两大认知方式。西方科学文化强调从"物质空间"的角度认识世界，认为事物的构造是由部分构成整体，因此，可以将整体分解成部分来逐一认识；事物的运动是由物理、化学等低级运动组成的高级运动，则可以将高级运动还原为低级运动来认识。这就导致其在方法论上更侧重于对物质"实体"的基础和结构的认识，对人为可控制的状态进行分析和研究，由此形成了以物质"实体"为中心的追求客观实在的评价体系。而东方科学文化则避开了对"物"的追求，认为宇宙是一个对立统一的不可分割的有机整体，万事万物之间存在着相互联系、相互协调、相互制约的关系，以保持生存发展的可持续性和资源的共享性。因此，只能从宏观整体上动态地对客体所表现出来的各种"现象""形象"及功能状态进行记录、描述和分析，并从关系、背景、属性和功能态的角度去把握世界，即对"象"的把握，常常能出其不意地解决西方科学解决不了的难题。

由于在最近几百年间西方现代科学取得了巨大的成功，促进了人类社会的进步，在其成为全世界主流知识体系的同时，却压制了从宏观整体角度认识世界的东方认知方式，也使坚持东方科学文化理念的人信心受损。百年来，西方医学在借助现代科技成果的基础上，再结合了强势的西方文化价值观、资本和市场运作模式，夺取了中医独占上千年的我国医疗市场上的大片领地，由此很多人将西方医药视为唯一可靠的诊疗方式，而逐渐放弃了对中医药的选择。然而，大家对西医药带来的严重的医源性疾病和化学药品带来的不良反应却认识不足。其实，直到现在也没有一种医药学能够包治百病，更不可能以一种方式解决一切临床问题。中医与西医是两种不同的医药知识体系，它们在认识疾病和治疗疾病的问题上各有千秋，只有特色和优势之分，而没有高低对错之别。中西医只有优势互补，才能为患者提供更加优质的医疗服务。

有疗效就是硬道理。患者不管中医还是西医，求医的目的就是希望"有疗效"。因此，在面对广大患者时，不能因为还不能完全从西方现代科学知识的角度，对中医药治病的机理进行完全解析就以此否定中医药。其实，中医药按照自己的认识和语言早已对治病机理做了解释，长期大量的临床实践也验证了这些解释是合理的，否则就不会取得临床疗效。中医药对很多常见病和疑难重病不仅有可靠的疗效，而且还可能有神奇的疗效。

因此，我们必须站在人类认知的高度，从中医药临床取得显著疗效的伟大实践中寻求事业的信心，只有这样才能不畏惧西方现代科学的强势，树立坚定的事业信心，在进行中医药语言向现代话转换和传播中医药文化时不迷失方向，避免简单、草率地利用西医来解释和考评中医，从而更加自信地、大胆地表达中医药的健康智慧。

二、真实可信

真实就是与客观事实相符，让人感受的不是虚幻的假象，而是客观的真实存在。真实是真理的一个重要特性，但还不能完全代表真理。真理既是客观存在的反映，但也是人的一种认识，一种对客观事物的本质、现象及其规律的正确认识。事物的真实客观性不依赖于人的主观意志而存在，检验真理的标准是人类的社会实践。但由于对真理的认识属于人的认识范畴，也就具有了人为的因素，这就必然会在对真理的认识形式和结论上不可避免地具有一定的主观性。因此，人类对真理的认识，在很大程度上只能更接近真理，很难达到绝对的一致，但必须能够在一定程度上真实地反映客观世界。

科学是在否定之否定中发展的。人们对客观世界的认识，完全有可能在今天是正确的，在明天就被否定了；或是在今天不被更多人理解，而认为是错误的，但在明天则被肯定。可见科学对真理的认知常常处于动态的变化之中，因此，我们不能盲目地将当前的科学认知结果等同为真理。

很多年来人们对真理的认识，常常以西方科学认知方式为唯一正确的方式，过分强调从微观对客观事物的物质本质的认识，而忽视从宏观整体上对客观事物的现象、存在关系及属性的认识，甚至还将其中有些用单纯从物质角度解释不了的认识打入唯心主义的冷宫。其实，客观事物的"真"并非仅仅体现在物质层次，而其表现出的现象、属性和关系都是一种"真"。

需要特别说明的是，中国古代医学家在中医药知识创造中，除了取得了大量能够为一般人容易理解的医学知识和临床经验以外，还获得了一些象信息和直觉、顿悟的思维成果，而且还有些是"用心"去领悟得来的更深层次的认知，甚至是在一种特殊的心灵修炼状态中的智慧结晶，所以有些是难以用语言表达的，只能用心、用意去悟，这也会让没有这种体验的现代人感到玄奥难解。但这一切只要是真实可信的客观存在，我们就应客观地描述和表达。

三、表述准确

中医语言的现代话不是文学性的转述，而是必须尽量准确地基于中医古代语言和临床实际的客观的现代转化，因此必须重视信息内容的真实性，在正确理解语义的基础上，用合适的词汇和语句准确地表述出来。一般来说，一种语义可以有多种句式和段落表达形式，可在保持古文献信息源表达顺序的基础上，按照现代人接收信息的思维习惯进行适当的调整，但应尽量保持信息源的完整性，最好不要将自己暂时不能理解的地方当作糟粕草率地淘汰，避免使用"大概""可能""也许"等缺乏明确判断性的词语。

中医学术文献中常常使用比喻等修辞语言，这是一种非常生动和形象的语言表述方式，容易被大家理解。这种表达方式在进行中医的现代话转化中仍然可以继续运用。

鸦片战争后，大量西医书籍传入中国，到 19 世纪末翻译出版的西医书籍已有五十多种。西医书在翻译成中文时，一般是在两种语言中寻找"对等的""对应的"词汇进行相互沟通，一般首先从相关学科知识中去选择比对。如果找不到意思绝对一致的则选择接近的，连接近的都还找不到，就会音译以保全本意。由于中国已有中医，因此，西医术语很自然地就从中医学中去选择相关的术语。例如，对症状的描述很容易就能找到相关的词汇：fever 指体温升高超出正常范围，这很容易找到与之相对应的中文"发热"或"发烧"。pain 指身体的不适感，可表现为肌肉痉挛和紧张，也很容易找到与之相对应的中文"疼痛"。

中医与西医虽然同为医学，但其医学理论完全不一样，因此，在翻译中常常将看似"对等"的词汇进行沟通，结果最后反而造成了混乱。例如西医的脏器与中医的脏腑虽然有部分意思相近或可以大致对等，但还有一部分含义则完全不一样。例如，"心"：①西医称为 heart，位于胸腔，是由心肌构成的循环器官，维持血液循环。②中医也认为"心"居于胸腔，其功能主要是"主血脉"，负责将新鲜血液推动到全身，发挥濡养的作用，这与西医学所认识的心脏的功能相类似；但中医还认为"心主神志"，起着主宰生命活动的作用，这就与西医的认识大不相同了。

可见，西医在翻译上借用了很多中医的术语，这就使中医与西医有很多术语使用了同样字或同样词汇，但其概念和内涵不都完全一样。因此，在进行中医语言现代话转换中，要注意使用中医的概念和内涵来阐述中医的术语，要避免按照西医的概念进行解读和转换。

四、语言流畅

由于古代语言表达方式与现在已有很大区别，在转化成为现代语时，如果完全按照原来的句式或语言逻辑表达，虽然真实但有可能很不通顺，让现代人感到别扭、艰涩难懂，也达不到有效传播的目的。因此必须按照现代人的语法、表达习惯和语言逻辑进行转化，使其更加流畅自然、通俗易懂。当然，如果简单地追求通俗流畅，而歪曲了原文的风格，甚至篡改了原文的内容，则丧失了现代话的意义。

为了更好地表达事物的客观性，在使用语言时要避免使用感性的描述，尽量保持源文献的语言风格，多采用无人称的、中性的和质朴的语言，少用夸张的形容词。

五、准确定位

中医语言的现代话并不是所有人都需要，要根据不同的受传者人群，进行不同程度、不同方式的转化，或者不予转化，直接通读、背诵和领悟源文献，或制定新的术语规范。

1. 面向大众——要通俗易懂　随着社会经济的高速发展、生活水平的迅速提高，人们在解决了温饱之后，更加关注自己的健康。全国热销养生健康图书的现象，充分说明了老百姓对中医药文化和养生诊疗具有极大的需求。老百姓渴望学习中医药知识，希望中医药给他们带来健康的生活。他们中的大多数感兴趣的是通俗易懂、简单实用的中医药知识，特别是那些操作方便的养生和康复方面的药方、药膳和技能。大众学习中医药知识不可能都去阅读古代文献原文，这就要求中医药传播者在面向大众传播中医药文化科普知识时，不能用古人"之乎者也"的语言方式来讲中医，必须讲现代话。在讲述中还要尽量做到通俗化、形象化、生活化、趣味化和故事化。中医师在临床上面对患者时，除了语言要注意通俗性以外，还应根据具体病情，进行既具有严谨性的、又具有一定说理的语言表述，否则现代患者很难理解和相信。同时，还应当注意使用一些适当的心理宽慰的语言。

2. 人才教育——要直读原文　中医药最主要的学术著作和临床经验总结都是用中国古文写成的，如《内经》《伤寒论》《金匮要略》《神农本草经》等医著。虽然现代中医药教育应当提供一套使用"现代话"来表述的中医药教材，让现代学生能够很容易就看懂、读懂、学懂。但是，中医药大学生要想真正学好中医药学，就不能满足于阅读古文今译的白话文版，而是应当直接接触古代源文献。必须对中医经典著作多阅读、勤思考、深理解，通过"熟背"中医经典中的名篇、名段和名句，尽量深入中医经典著作的"语境"中去，学会像中国古代医学家那样"思考"，只有这样才能更好地养成中医的思维方式，迅速地进入中医所特有的思维状态中去。

由于时代的变迁，当时的通俗语言，现在却成为深奥难懂的古文。因此，首先就必须具备能够直接阅读古代医学文献原文的能力，也就是要熟练地掌握有助于学习中医的语言工具，这就是中国的古文字学，在中医领域称其为医古文。要像对待外语学习那样，来努力学好医古文。学好了医古文就掌握了一把打开中医宝库的钥匙，不仅可以更加容易理解中医古代文献中深奥的医理，使学习者能够更方便地跨进中医药学术殿堂之门，而且还可以让传播者在面向大众传播中医药文化科普知识时，能够更加准确地在深刻理解的基础上，将古代的医学知识转化成为现代话。

3. 学术交流——要严谨规范　如果没有共同理解的术语界定，不仅不利于学术交流，而且更不利于知识的创造和学术的发展。在现代学术交流中，中医药既不可能都使用古代语言，也不能用完全通俗化的大众语言，这就要求中医药必须逐渐制定一套完善的现代术语体系，使用既符合中医古代术语内涵、又具有现代清晰界定的新概念。

西医及现代科学的认知都是以看得见、摸得着、可分割的物质空间为基础，反映的是物质的物理运动和化学变化的情况。通过这种方式认识人体，即使肉眼看不见的地方，也能借助于仪器"看"得一清二楚。由此产生的理论就直观易懂，说理方式也层次分明。而中医学对人体的构成和功能的认识，是从整体的角度，以可感知、但不可分割的时间为基础，依据人体所表现出来的各种现象，从整体上认识和把握人体的生理和病理状态及变化规律，而且很多认识都是从属性、关系的角度进行描述。如阴和阳、寒与热、虚与实、表与里等都是一种属性上的概念，五行学说中的木、火、土、金、水的相生相克则是一种关系上的描述。中医的这种"说理"方式，虽然理解起来并不太难，但毕竟不很直观。因此，在利用这种"说理"方式时，如果能够借助一些现代的成果，进行适当的比喻、分析和说明则更容易进行交流。

第五节 中医语言现代话的方法

中医语言现代话的目的就是为了让现代人更好地听懂、学懂中医药学术和科普知识。要实现中医现代话，必须在正确反映源文献的内容、语义和文风的基础上，创造出具有时代性的流畅的语言形式。从源文献的资源情况看，中医语言现代话主要包括古文今译和术语新解两大部分。

一、古文今译

古文今译就是将中医药的古代文献翻译成为现代话，也可以说与医古文翻译类似，它们具有一个共同点，即这种翻译都要实现现代话的表述。但其目的和要求又有所不同，通常意义的医古文翻译主要是为中医药的学习和专业研究服务，而中医语言现代话涉及的古文今译，不仅要面向专业人员，而且还要面向大众。也就是要针对不同的受传者进行不同程度和不同方式的现代话转换。以下是常用的古文今译的转换方法。

1. 直接转换法 直接转换法就是尽量回到源文献的语境中，既能保持源文献的语言特点和表达方式，又能忠实于源文献的语义，还要保持一定的文化内涵，并将其原汁原味地转换出来，让受传者能够更全面地接近原作者的思路和原文的风格。也可以说是将受传者直接带入到传播者的语境之中，这种方式转换的语言严谨而少遗漏，但要完全做到这点也是非常困难的。

（1）逐词转换 逐词转换就是以词为单位，紧扣原文，不轻易增减字词，在选词与语法结构上尽量与源文献保持一致或接近。但这种方法如果过分追求源文献的风格，有可能显得深奥、晦涩。因此，如果处理不好的话，仍然难以达到现代话的目的。

（2）整句转换 整句转换就是在句式上要与源文献的句式保持一致，不改变句子的前后关系，使转换出来的句子与源文献能够相互对应。

2. 创意转换法 创意转换法就是针对源文献深奥晦涩的部分，在采取直接转换法困难的情况下，可在深刻理解的基础上，创造性地运用接近源文献意思的更加自然流畅的语句，或者加入新的比喻修辞方式进行表达。这种方法将放弃对细节一致性的要求，不采取逐字逐句转换，也不绝对忠实于原文的语句结构和段落顺序，还可采取淡化、增强、释义、替代、添加等多种方式，进行必要的渲染和发挥，因此这种方式转换出来的语言将更加生动可读。

（1）词语转换 词语转换以词为单位，但将舍弃字面含义，将其内在含义转述出来。这可能与源文献的词汇语义、词性和结构的表层上有所不同，但所表述的意义可能一致，甚至更具风采。如《左传·庄公十年》中的"肉食者鄙，未能远谋"，其中的"肉食者"直接转换成"高官"，这句就转化成了"高官卑鄙则不能深谋远虑"。

（2）句子转换 句子转换指在翻译时调整句子前后顺序和结构，使其表达更通顺流畅，更符合现代人的阅读理解习惯。《三国志·华佗传》中的"佗脉之"。如果按原文来直接转换就是"华佗诊脉他"，与现代的语言表述方式不一致，此时应将原来的

"主+动+宾"结构，改变为"主+状+动"结构，即转换为"华佗给他诊脉"。

（3）隐喻转换　隐喻转换就是直接使用与现代相当的或相近喻体表达源文献中的喻体。隐喻必须建立在具有共同文化背景或文化背景不同但具有一定共享观念和概念的基础上，也就是说能够对喻体产生共同的理解和认知。古今文化背景发生了巨大的变化，古代使用的喻体不一定都能被现代受传者理解，因此可将源文献的语境直接带入到现代受传者的文化之中，这种方式转换出来的隐喻更容易理解，还具有时尚感和亲切感。

常用的隐喻转换方法有：①在现代话中采用与源文献相同的喻体。②用现代语言中的合适喻体代替源文献中的喻体。③现代话中用明喻代替隐喻，保留喻体。④现代话中用明喻与喻体结合转换隐喻。

（4）增减转换　增减转换就是通过适当增加补充或减少词句使语句更加流畅通顺的一种方法。古文在使用字词时都非常节省，如果按原来的语句直接转换，就可能缺乏流畅性。为了使转换出来的语句更加通顺，就需要适当地增加字词。由于在古文中还大量使用一些虚词，而在现代语言中又少有可对应的词，则可以在不影响内容表达的情况下进行删除。

（5）保留不转　保留不转就是将古文中的专有名词、古今使用用法基本一致的词汇，在现代话的转换中可以继续保留不变。

二、术语新解

术语新解是将中医药在古代形成的学术术语，进行现代意义的解析。主要包括以下方法。

1. 遵循古义法　遵循古义法就是严格遵照古代文献中专业术语的含义和文采，原汁原味地表达出原来创造者的本义。

2. 现代新解法　现代新解法就是在现代语言和文化背景下，以现代人容易理解的方式，将古代文献中专业术语的含义重新进行解析和转达。

【思考题】

1. 中医学术语言的特点有哪些？如何将中医传统语言现代话？
2. 请谈谈中医语言与中医思维、中华文化之间的关系。
3. 中医语言现代话的原则有哪些？它们之间有什么联系？

第十八章　跨文化传播

随着世界经济一体化的发展，不仅促进了各个国家之间的交流与合作，而且也促进了不同文化之间的相互影响和渗透。正是那些跨越地域、种族和文化边界的传播活动，丰富了人类社会的生活形式，促进了人类的进化和文明，从而使全世界既保持文化的多样性，也使不同文化在相互学习借鉴中不断完善自我、超越自我，更使优势文化成为推动全人类进步的榜样。

第一节　跨文化传播的概念

跨文化传播指具有不同文化背景的个体、群体、组织及国家之间进行的学习和交流活动，即某一文化领域的具有特征性的价值观、道德、思维、智慧成果、习俗、行为方式等文化信息，向另一文化领域流动和渗透，并形成互动、共享和接受的过程。跨文化传播活动存在于人类社会活动中，将不同地域、种族、国籍的人群联系起来，推动着社会的发展和进步。

跨文化传播是具有不同文化背景的人际交往与互动过程。跨文化传播的传播者与受传者之间存在着明显不同的文化背景，不同语境的文化信息可通过信息编码、译码、象征符号进行表达和交流。不同文化之间在观念、思维方式、行为方式、性格等方面既有共同性，也有一定的差异性。这种差异越大，被误解的可能性也越大，如果全部都是差异也就没有交流的可能。有学者认为，跨文化传播的信息重叠率应在70%以下，如果达到70%以上则属于同文化传播。由于这些差异使传播存在着不同程度的难度，因此才更能显出跨文化传播的价值，如果没有差异也就不存在跨越的意义。在这一过程中彼此之间都必须注意尊重对方的文化传统和认可交流的意义，否则这种传播就难以进行甚至根本就不可能进行。

文化是民族的灵魂，也是凝聚力和创造力的源泉。文化作为软实力有助于增强国家的核心竞争力。当世界进入全球化时代后，人类的社会交往范围日益扩大，社会的发展进步需要跨文化传播，这必然导致不同文化背景产生出的信息交流更加频繁而丰富，促进了不同地域、种族和国家的文化在世界范围内传播，文化发展在保持各自文化传播的基础上，也呈现出一种新的高度融合的趋势，正改变着人类社会的生活，必将导致一种全新的、具有全球意义的新文化的产生。这种大同的趋势，有其积极的一面，但同时也有可能深刻地影响和动摇着一些处于弱势的文化，甚至灭杀文化的多样性而导致文化的"同质化"。

第二节 跨文化传播的现实背景

人类在进入工业文明时代后，西方文化成为了世界的主流，促进了世界科技、经济和社会的高速发展，但随之而来的却是人口逐渐增加、资源不断消耗、环境污染日益严重。目前，生态环境、可持续发展、经济危机等问题，已成为国际上备受关注的全球性问题。在残酷的现实面前，人们不得不对西方文化价值观给世界带来的种种问题进行深刻的反思，呼唤着与自然和谐相融的价值观的到来，而这正是中国传统文化所主张的"天人合一""以人为本"核心价值观。

跨文化传播虽然不是单向的信息流动，但却总是以优势文化为世界主流，影响甚至干扰着其他弱势文化。因此，这种传播在良性互动和融合的同时，也总是伴随着两种文化之间的对峙和冲突。而越来越多的人趋于认同儒家文化所主张的"和而不同"，赞同多元文化的"共存互补"。

联合国于 2002 年 12 月 20 日宣布将每年的 5 月 21 日定为"世界文化多样性促进对话和发展日"。联合国教科文组织则早在 2001 年 11 月 2 日就通过了《世界文化多样性宣言》。该宣言指出：文化在不同的时代和不同的地方具有不同的形式。这种多样性体现在显示构成人类各群体和各社会特性的独创性和多样性中。文化的多样性是交流、革新和创新的源泉，它对人类来讲就像生物多样性对维持生物平衡一样必不可少。从这个意义上讲，文化多样性是人类的共同遗产，为了当代人和子孙后代的利益应当予以承认和肯定。在日益走向多样化的当今社会中，必须确保具有多元、丰富多彩和充满活力的文化特性的个人和群体和睦相处和共同生活的愿望。联合国教科文组织前总干事马约尔在《世界文化报告（1998）》的序言中曾说："一个物种从基因的多样性中汲取力量，生态系统从生物的多样性中汲取力量，人类社区从文化的多样性中汲取力量。"

虽然保护文化的多样性已成为一种世界性的共识，西方文化"中心主义"思想在目前已有所削弱，但西方文化仍然处于主导地位。所谓的民族文化中心主义指从属于某种民族与文化的人难以摆脱自我优越的倾向，总是将自己民族的价值观、伦理规范、思维方式、生活习俗、审美情趣等文化传统过高地评价，并认为比其他民族文化更合情合理，也更具理性。对本民族文化持宽容、认同的态度，并保持着一种优越感，而对其他民族文化则十分苛刻和排斥。

目前非主流文化的生存空间并不充足，东方文化向西方世界的传播还不可能十分顺畅。保护文化多样性的存在，这是跨文化传播的前提。如果世界上的文化趋于同一性而没有多样性，则世界将变得索然无味，当然也就不存在跨文化传播的问题。我们必须清楚地认识到，跨文化传播的目的并非是以强势文化去"同化"弱势文化为目的，而是在相互交流学习中，促进各具特色的不同文化的共存和各自的大发展。

第三节　跨文化传播的关键点

跨文化传播中的关键点，其实就是不同文化之间最主要的区别点。它既是不同文化必须坚守的最重要的核心，也是构成跨文化传播的最大难点，主要包括以下几个方面。

一、文化差异因素

跨文化传播活动是建立在文化差异的基础之上，没有文化差异就没有跨文化传播，而这种差异的多少则直接影响着跨文化传播的效果。只有最大程度地克服差异造成的传播障碍，才能获得最大的传播效果。文化差异是客观存在的事实，正是这种差异才有了世界文化的多元化，也才使世界人文环境更加丰富多彩。当然，差异也是产生冲突和战争的重要因素，而且强势文化总是在以不同手段压制并试图摧毁弱势文化。

跨文化传播首先需要关注的就是两种不同文化之间所存在着的文化差异，除语言文字等文化标识性的差异以外，更主要的区别在价值观、审美、认知思维方式、行为方式、风俗习俗等方面。此外，文化差异还与各文化的发展进化程度有关，有的文化已发展到了一个较高的程度，而有的则仍处于早期的、原始的、初级的状态，这更增加了差异的复杂性。

面对同样的客观世界，不同文化的差异导致了不同的认知路径和不同的侧重点。我们常常说探索宇宙的奥秘，很多人仅仅将此笼统地把宇宙当成大自然的物质实体，而在中国古代则是将宇宙分开来认识的，"宇"指空间，"宙"指时间。我国西汉时期刘安在《淮南子·齐俗》中指出："往古来今谓之宙，四方上下谓之宇。"现代科学认为宇宙是由空间、时间、物质和能量构成的统一体，也是一切空间和时间的综合体。

东西方文化对宇宙的认识和研究各有侧重，中国社会科学院研究员刘长林对此从"时空认识论"的角度进行了对比："在人类对事物的认识方法中，我认为最重大的选择是对时空的选择。中国偏向时间，认识事物以时间为主、空间为辅，以时间统摄空间。西方则偏向空间，认识事物以空间为主、时间为辅，以空间统摄时间。正是因此，中西方形成了两条认识路线，产生了两种科学体系。"

西方科学体系以空间为主。空间性实，其特性在于广延和并列。空间可以分割，可以占有。空间关系的特点是相互排斥，凸显差别。对空间的深入认识以分解为条件。在空间中，人与物是不平等的，人居主位，对物持征服和主宰的态度。因此，主体与客体采取对立的形式。以空间为本位，就会着重研究事物的有形实体和物质构成，这与主客对立的认识方式是一致的。认识空间性质主要靠分析、抽象和有控制条件的实验。抽象的前提是在思维中将对象定格、与周围环境分割开，然后找出具有本质意义的共性。在可控制的条件下做实验研究，是在有限的空间范围内（如实验室），在实际中将对象与周围环境分割开，然后寻找被分离出来的不同要素之间的规律性联系。

以空间为本位的认识论认为：现象杂乱无章，规律和本质在现象背后；本质即实体或实体之间的关系；整体由部分合成，部分决定整体。这也是西医学的认识论基础。以上这些方法和观念不错，而且取得了巨大成就。但是如果将它们视为绝对和唯一就错了，就会陷入对西方科学传统的迷信。

中国科学体系以时间为主。时间性虚，其特性在于持续和变异。时间不能分割，不能占有，只能共享。在时间里，人与人、人与万物是平等、共进的关系。庄子说："天地与我并生，而万物与我为一。"（《庄子·齐物论》）这是以时间为本位对人与万物关系的准确体察。因此，主体与客体采取相融的方式。

故从时间的角度认识事物，着眼在自然的原本的整体，表现为现象和自然的流程。主体必须"内静外敬"，尊重对象，丝毫不伤害对象的自然整体状态，也就是向宇宙彻底开放的状态，在"因""顺"对象的自然存在和流行中，寻找其本质和规律。用老子的话说，就是"道法自然"。这是总的原则。

此外，在对时间的理解上，东西方也有着不同的认识，西方倾向于将时间看成是线性的，而东方则将时间理解为是循环的。西方的线性时间的认识就是将时间的变化过程当成是一种线性的单向的持续性运动，由此认为可以根据需要调整时间的快与慢、节省与浪费，并认为过去、现在和将来之间是可以进行分割的，因此就要将重点放在未来。中国的循环时间的认识就是将时间的变化过程归于自然，并认为时间始终处于一种循环的圆周运动，因此具有节律性、周期性、可逆性和连续性，如昼夜、季节等自然现象的循环往复，因此对时间的把握就相对松散一些。

萨姆瓦尔在其所著美国教科书《跨文化交流》一书中指出："跨文化交流是指交流双方文化感知和符号系统差异会改变交流结果的人们之间的交流。"这种差异改变结果就是一种误读。跨文化传播出现信息非正确解读时，则会导致误读的产生。误读是传播中常发生的现象，不仅在跨文化传播中容易出现，即使在同一文化背景中进行传播也仍然会出现。例如，现在受过西式现代科学文化教育的年轻一代，对阴阳五行之类的概念难以理解，很容易就会产生误读，认为那些都是一些迷信的、唯心的东西。

当然，在跨文化状态时出现误读的情况可能会多一些，反应也会更加激烈一些，而且造成这种情况的原因更多来自深层次的思想观念。从国家的角度来讲，各种政治因素和某种经济利益所趋，也会有意或无意地导致文化误读。从受传者个人的角度来讲，其受教育的学历背景、社会地位等因素，也会影响对所接收信息的理解，从而可能产生一些误读。

误读也有可能通过相互的交流、了解和理解不断加深，从而改变误读的结论，使一种文化对另一种文化产生认同。例如，英国剑桥大学著名科技史专家李约瑟博士曾认为中国古代没有科学，但后来在鲁桂珍的影响下，重新对中国古代科学文化进行深入地考察和研究，肯定了中国古代的科技成就，彻底改变了他个人的学术立场，并写出了在科技史上极具影响的《中国古代科技史》。

在特定情况下进行有意的误读的"引导"，也许还在一定程度上有利于传播交流，被对方更快地接受。例如，意大利耶稣会传教士利玛窦，在明代万历年间来到中国后，通过接触和了解中国文化，就有意引导中国人"误读"，将圣母玛利亚怀抱圣婴的母亲形象，与儒家的仁和孝进行认知上的"接轨"，使很多中国人认为，天主教信仰的上帝是一位慈祥的母亲，这样就使受传者更容易认同上帝。

在跨文化传播中，如果双方在观念、行为、发展目标等方面始终难以协调一致，就可能彼此不相容、不和谐，甚至逐渐产生对立和冲突，必然会导致传播的失败。这必将影响有效传播的产生。

人类的言行受其深层次的思想观念的影响和支配，不同的思想观念将直接影响着社会的存在状态和人类的生活方式。可见，观念是导致文化差异最重要的一个因素。了解不同文化在观念上的差异和特征，有助于我们了解和理解在其眼下所产生的认知和行为方式。

二、观念

观念是人们在实践当中形成的深层次思想认识的集合体，并以此影响和指导个人或集体行为。观念具有主观性、实践性、发展性等特点，有什么样的观念就做什么样的事。观念主要包括世界观、价值观、历史观、审美观、生命观、人生观、生死观、健康观等。

世界观是人们对世界的根本看法。由于人们的社会地位不同、观察问题的角度不同，必然会形成不同的世界观。根据对精神和物质、思维和存在等重要关系问题的不同认识，可划分为唯心主义世界观和唯物主义世界观两种根本对立的世界观。

价值观是人们对周围的客观世界（包括人、事、物）按其对社会及自身的意义、重要性进行评价和选择的标准，对个人的思想和行为具有导向作用。它包括价值取向、价值追求、价值目标、价值标准等内容，以及事物在其内心主次、轻重的排序。

历史观是人们对社会历史的根本看法，主要包括唯物主义历史观和唯心主义历史观两种根本对立的历史观。唯物主义历史观是马克思主义哲学的有机组成部分，认为社会存在决定社会意识，社会意识又能动地反作用于社会存在。社会历史是客观的合乎规律的辩证发展过程，社会基本矛盾是一切社会发展的动力，生产力是社会发展的最初源泉。唯心主义历史观则认为社会意识决定社会存在，否认物质生产对社会发展的决定作用，认为个人的思想观念、理性或"绝对精神""神"是历史发展的动力。

审美观是一个人从美的角度对自然景观、社会生活、文化艺术的一种心理评价，包括了评价取向、标程、经验及引起愉悦心理情感的状态。中国人审美倾向含蓄、朴实、精雅、和谐，西方人则倾向于张扬、热烈、厚重、庄严。

生命观是人类对自然界生命物体的根本看法，主要包括对人类自身及动物、植物等生命体的基本态度。从人类历史发展整体看，生命观不仅能够反映人类对自身的认识程度，而且也是直接反映社会文明程度的一种标识。如中国道家的生命观是以自然纯真为追求目标，寻求回归自然，实现天人合一。

人生观是对人从生命开始到生命终结整个过程的根本看法，包括人生存的目的、价值和意义。中国儒家的人生观是以善为追求目标，不断完善人格理想。毛泽东阐述司马迁"人固有一死，死有重于泰山，或轻于鸿毛"的观点时指出："为人民利益而死，就比泰山还重；替法西斯卖力，替剥削人民和压迫人民的人去死，就比鸿毛还轻。"人生观由世界观决定，又可分为苦乐观、荣辱观、生死观等，而与生命健康关系最密切的是生死观。

生死观是人们对生与死的根本看法。生死观属于人生观的重要部分，不同的人生观必定对生与死有着不同的认识。

健康观是人们对人类健康的根本看法，包括人类及自我对健康的态度、对健康维护和调整的选择原则和倾向。

文化的核心是观念，因此文化在一定程度上所表现出来的就是一种观念。人们从生命的诞生开始就被打上了民族文化的烙印，首先从语言符号等信息的学习中就获得了属于自己民族或所处地域的文化元素，随后这种元素将获得不断的放大和固化，最终使其成为一个具有明显文化特征的人。例如，在中外人士交流中，西方人常常开门见山地提出自己的观点和看法，然后再逐一予以论证。而中国人则常常先做背景铺垫，然后阐述若干缘由，最后才抛出自己的观点。这种截然不同的方式，反映了中西方文化的差异，在交流中相互之间都有可能对对方的表达方式感到不适或吃惊，中国人可能会感觉对方怎么如此唐突就抛出了观点，而西方人则认为中国人怎么总是这样绕圈子。

"天人合一"是中国式世界观的核心。人在大自然中生存，就必然会受到大自然的影响。在大自然中人是非常渺小的生物个体，人只有适应大自然的变化，与大自然融为一体，和谐相处，才能保持健康，即中医所说的"天人合一"。

"天人合一"整体观思想是中国文化中最具本质意义的一大观念，这也是中国人最基本的世界观。整体观思想认为：个体是整体的有机组成部分，但整体并不是个体的简单拼装或叠加。要了解个体必须将其放在整体大背景中去认识，必须注意个体存在的外环境及各种关系，而要认识整体则不能靠切割个体来实现。

人与大自然不是主客体的对立关系，而是相互包容、相互联系和相互协调的一体化关系。人依靠大自然而生存，因此人首先必须敬畏大自然，反过来，大自然才可能给予人更多的舒适的生存环境。而西方观念则认为主客体是分离的，不必敬畏大自然，而应挑战和主宰大自然。

三、思维方式

思维是思维主体接受和处理信息的一种意识活动。从广义上讲，不管是有逻辑的、系统的思考，还是毫无逻辑的东思西想，只要是大脑所想的一切都属于思维活动。从学术的角度来说，有价值或有意义的思维指的是大脑借助形象或语言，依靠一定的证据或工具，对客观事物进行间接的、概括的反映。这种反映能够揭示出事物内在的本质，以及事物间的规律性、共同性、本质性的联系，属于认识的理性阶段，也是人类所特有的一种高级的精神活动。

人类比动物具有更多、更高的需求，除了吃、穿、住、行等物质方面的需求之外，还有个人兴趣、荣誉感、幸福感、自尊心、名利等精神心理方面的追求，要达到这些目的，就必须"想办法"，这个"想办法"的过程就是思维的过程。简而言之，思维的过程就是认识问题、研究问题、解决问题的过程。要完成这样的过程，就要求大脑必须具备一定的思维能力，能够完成对问题的分析、判断、归纳和推理等一系列认知活动。

有关自然、社会及人类自我等世界上的一切物与事，都可以纳入思维的范围，可以说是包罗万象。思维的内容是人的生存、认知活动和社会实践活动所必需的要素，思维成果以经验和知识的形式被记忆、存储和学习运用。

根据思维对象的不同属性，可以将思维分为三类：一是有形类思维，就是思维对象相对比较直观，如与动作、形象有关的思维。二是无形类思维，就是思维对象相对抽象，或难以用直观的形象表现，如与知觉、情感、直觉等有关的思维。三是混合类思维，就是对以上两类内容同时进行思维。

中国人与西方人的思维模式有着很大的不同。中国人思维时首先考虑到的是从整体去看问题，习惯从大的关系和联系的角度去观察、研究事物和现象。中国式思维以象思维方式为主，包括灵性思维、模糊思维等，是对客观事物进行整体的形象概括而形成的知识体系，常常通过一些宏观的观念、经验和理论来诠释所有的事物变化。其不足是对微观细节缺乏把握。

西方人则首先强调事物的独立个性，习惯从个别的事物和现象的组成和构建上去研究对象。西方式思维以现代逻辑思维方式为主，是对客观物事进行分解、还原研究而形成的知识体系。常常通过对低层次物质运动的研究来解释高层次的物质运动，但这种方式并不能解释所有高层次物质运动的问题，这也是它的局限性所在。

东西方人在认知思维上存在明显差异在最新的脑科学研究上也获得了证实。20世纪70年代现代脑科学研究取得了一个重要成果，就是认识到左右大脑具有不同的功能分工：左脑负责理性思维、逻辑思维，在识别以语音为基础的拼音文字中，显示出优势效应；右脑负责感性思维、直觉思维、创造性思维，主要侧重于对图形的识别，在识别以图形符号为基础的象形文字中，显示出优势效应。通过对东西方人思维习惯的对比，结合现代脑科学的成就，可以证明西方人偏重于左脑思维，东方人偏重于右脑思维。

美国国家科学院社会心理学院士尼斯贝特曾经做过一个有趣的测验：将牛、鸡、草的图片贴在一张纸上，让西方人和东方人分别根据自己的理解将这三种东西分为两类。结果，多数西方人将牛和鸡划分成一类，多数东方人将牛和草划分成一类。这表明西方人偏重于左脑思维，对事物范畴的分类更关注，所以将同属于动物的牛和鸡分在一类；而东方人则偏重于右脑思维，对事物的关系、相关性和背景更感兴趣，所以将有密切关联的牛和草分在一类。

思维模式的差异直接影响着跨文化传播的信息接受程度和效果，也是交流中最容易出现的障碍。例如，传播者按其自身文化认知思维方式组织和处理的信息，发给不同文化背景的受传者，而受传者则按其自己的思维方式接收和处理信息，这样很容易造成误读误解。即使在同一文化背景下，受传者在不了解信息产生的语境的情况下，也仍然可能造成误解。同一种族的人，在不同地域或文化背景下成长，最终也可导致他们的认知思维方式的不同。以上这些情况的发生，也是前面已谈到的文化误读产生的主要因素之一。

四、语言与符号

任何思维活动的进行都离不开语言。语言是人类最重要的思维工具和交际工具，也是人们进行沟通交流的各种表达符号，更是民族文化的重要标志。人们借助语言保存和传递人类文明的成果。据调查统计，现在全世界有5651种语言，其中有一千多种并未被承认是独立语言和即将消亡的语言。英语是世界上使用最广泛的语言，汉语是世界上使用人口最多的语言。

符号指代表某种特定意义的标志或标识物。它形式丰富，用途广泛，所代表的含义有的可直观感知或理解，有的则较为抽象，还有的是约定成俗。总之，任何符号都以特定的形象代表着某种需要表达的意义，从形式和内容上都具有可传播性。此外，还可从广义上来理解符号的内涵，即除了特定的标志外，还可将图像、声音、文字等视听觉元素都纳入符号的范畴。

人类思维的过程就是利用语言对信息进行表达的过程。从传播者的角度来看，首先按语言文字、符号、语法和逻辑的要求，对信息内容进行加工处理，然后再传播出去；从受传者的角度来看，则按照对语言文字、符号、语法和逻辑的一般规则，对收到的信息进行理解，并以此为思维基础，进行分析研究，最后提出解决方案。在跨文化传播中不仅需要跨越语言、文字、词汇等符号学意义上的差异，还要克服语法和语言表达方式上的差异。为了达到最佳的传播效果，甚至可以采取用受传者的母语进行语言信息的交流，也就是在传播前首先进行信息的整理、调整和重组。这样就可以最大程度地减少和避免产生误读。

东西方在语言文字表达上存在着明显的差异。有专家对书写中文和英文时脑电波的变化进行了测试，结果发现：写英文时主要是左脑电波活跃，右脑基本没有明显的反应；而在写中文时，左右脑电波都有较为活跃的反应。这说明书写英文有助于左脑的锻炼，这可能就是西方人逻辑思维能力强的生理学基础；书写中文有助于右脑的锻炼，促进直觉思维的发展，这可能就是中国人的形象思维发达、善于直觉思维的生理基础。

中国字是在象形文字基础上形成的会意文字，注重用意会来把握意思。其造型基础多来源于宇宙间的有形之物，虽然随着文字的发展变化，中国字的外形在保留象形的基础上，也增加了一些符号化、抽象化的元素，但仍然以图形为主。书写中文时左右脑脑电波活跃，说明大脑在处理中国字时，除了将其作为一个抽象符号在左脑反应外，更重要的是还将其作为图像符号在右脑处理。

还有国外学者发现，西方婴儿学名词比学动词快，而东方婴儿则刚刚相反，学动词比学名词快，这说明西方人的遗传基因中已偏重于对事物进行范畴分类，东方人对事物的变化与关系则更为关注。

古希腊人认为"人应该具有辩论的能力，就如同武士不可缺少勇猛一样"。他们喜欢在很多公共场合进行辩论，甚至一个平民都可以向国王提出辩论挑战。这种公开的、公平的辩论，大大促进了概念的准确定义、逻辑的合理运用等语言学的发展。中国在古代虽然也出现过百家争鸣的时期，但这并非西方式的公开辩论，更多的是不同学术的展示，而且这种学术自由时期在整个中国历史上并不常见，还有一点就是中国式学问的表现方式有时候还是十分隐秘的，同时还必须考虑到对皇帝的忌讳问题。

古汉语具有很强的模糊性，需要从整体上研读才能把握其意。季羡林说："代表古代汉语的文言文，越古越简单，单音词越多。由于没有形态变化，一句之中，字与字的关系有时难以确定，可以有多种解释，灵活圆通，模糊性强。学习和理解这种语言，不能靠语法分析，而主要靠语感，靠个人的悟性。可是语感这东西恍兮惚兮，不易得到，非长期诵读，难以得其门径……'五四运动'以后，白话文成了写文章的正统。一方面，由于语言内部发展规律的制约。另一方面，由于欧风东渐译书渐多的影响。虽然汉字仍然没有形态变化，但白话文中字与字之间的关系逐渐清楚起来，理解的灵活圆通性逐渐减少了。理解起来，靠语感的成分渐减，靠分析的成分渐增。"接着他又补充道，不管怎么说，"它的综合性依然存在，因而模糊性也就依然存在，多义性也依然存在"。

美国语言学家罗伯特·卡普兰认为，英语是直线型思维模式，俄语是曲折型思维模式，东方语言是螺旋型思维模式。这些不同的语言思维，反映在文章中就是：英语直截了当，一个段落通常以一个主题句开头，然后再对主题进行展开和深化；俄语通常包括一些看似离题的内容；东方语言的文章通常是以迂回的方式进行叙述，最容易产生重点不突出的毛病。

以上分析说明，东西方不同的语言文字、表述形式和交流方式，导致不同认知方式的形成。因此，传播沟通必须注重双方语言的研究，还应将现代符号学的研究成果灵活地应用到中医药的跨文化传播中来。

五、民族文化心理

民族文化心理指一个民族对客观物质世界产生的具有一定文化特征的主观反应。这种心理反应与该民族的价值观、思维方式、性格等有着密切关系。民族文化规定了一个民族的群体的生存方式和心理状态，也使个体拥有了一些具有共性的文化特征。同时，一个民族的文化在生成和发展中，也同样会受到心理因素的影响。

从人类发展的角度来看，形成一种具有凝聚力、影响力的文化氛围，达成共识，相互帮助，密切合作，更有利于民族群体的生存和发展。因此，人类根据不同种族、地域、国家以共同的信念、目标和态度为纽带，形成了不同文化色彩的团体、政党和组织，以此表达自己的文化心理诉求，并形成一种集体的意愿和行动，为共同的目标而奋斗。在跨文化传播过程中，必须深入研究民族文化心理，以尽量满足不同群体的文化心理诉求，有利于更有效地进行文化传播。

六、风俗习惯

风俗习惯指特定社会文化区域内个人或群体所遵循的传统风尚、礼节、习性等方面的规范。风俗是在人类社会长期的发展中形成或约定俗成的，并经过流行和传承后形成的一种民间文化模式。它是社会道德与法律的基础和相辅部分，对社会成员有着很强的行为制约。主要包括民族风俗、节日习俗、传统礼仪等。

不同的民族有着各自不同的风俗习惯，在进行跨文化传播时必须重视受传者所在地域的风俗习惯和禁忌。在跨文化传播中使用一些在本民族文化中并无特殊意义的颜色、数字、服饰、身体语言，都有可能冒犯受传者的文化习俗。例如，中华民族在心理上特别乐于接受喜庆、吉祥的图式、符号、色彩给予的心理感受，很多人喜欢佩戴吉祥物，喜欢喻示着"顺利"的"6"及"发财"的"8"和天长地久的"9"等吉祥数字，而将与死谐音的"4"排挤在外，手机号码中带"4"的一般都不好卖，甚至有的大楼在编号时放弃了用"4""14""24"等带"4"的楼层。而在西方则忌讳"13"和"星期五"。

在进行跨文化传播时，在某些情况下还要学会入乡随俗。老子曾说"入其俗，从其令"。这显示出老子早已具有跨文化传播的理念。16世纪末，意大利传教士利玛窦到中国后，为了实现其"感化异教徒使他们皈依天主教神圣信仰"的目的，同时也尽量避免与中国文化及中国人的信仰发生冲突，他采取了灵活的，甚至带有一定妥协的态度，认真学汉字、说汉话、穿汉服，并想办法将中国儒家思想与天主教的部分教义相结合。最后，利玛窦取得了比其他传教士更好的跨文化传播效果。可见，在跨文化传播中，我们应当遵循"入其俗，从其令"的古训，同时坚持"和而不同"的原则，使传播活动在相互尊重、相互理解的和谐气氛中，寻求信息的最佳沟通方式和渠道，以实现文化多样性与互促性的良性发展。

中医药跨文化传播要尽可能地贴近受传者群体所在国家的意识形态、价值观、宗教、信仰、社会习俗等，为其量身打造一个能够入乡随俗的适宜的传播策略和传播方式。在传播内容上既要有面向高端受传者的文化精品，又要有面向普通受传者的大众化文化产品，以满足国外不同文化层次受传者对中医药文化的需求。

七、宗教

宗教是人类社会发展中形成的一种信奉超自然现象存在的文化现象。它相信现实世界之外存在着一种超自然的神秘力量或实体，这种神秘力量统摄万物、主宰自然进化、决定人世命运。它教化人们通过信仰、认知及仪式活动，对此表达敬畏及崇拜，并影响着人们的生存态度和生活方式。

目前世界上有多种宗教的存在，主要有基督教、伊斯兰教和佛教三大宗教，其他宗教则为民族性或地域性的宗教。中国的历史悠久，在多民族文化长期融合发展过程中，形成并存在着道教、佛教、天主教、基督教、伊斯兰教等多种宗教信仰。中国政府提倡无神论，但是尊重和保护宗教信仰自由。1982年12月4日，五届全国人大五次会议通过的《中华人民共和国宪法》第36条规定："中华人民共和国公民有宗教信仰自由。"

在中医药的跨文化传播活动中，除了要注意各民族的风俗习惯以外，还必须重视对宗教文化的研究，既要尊重受传者的宗教信仰，更要深入研究不同宗教的文化内涵，同时还要注意学习各宗教中所包含的生命观、心理和医学健康知识及人文关怀。

八、法律因素

法律是国家制定或认可的，由国家强制保证实施的，以规定当事人权利和义务为内容的具有普遍约束力的社会规范。广义的法律指法的整体，包括法律、有法律效力的解释及行政机关为执行法律而制定的规章等规范性文件。狭义的法律专指拥有立法权的国家权力机关依照立法程序制定的规范性文件。法律是一种具有他律性、强制性的实现社会控制的规范，主要由国家制定或认可，并由国家机构保证实施。

在人类早期社会中，法律与道德、习俗、宗教等社会规范交织在一起，相互影响，相互作用。随着社会的发展进步，法律才逐渐剥离出来，成为社会的最高规范。任何一种法律的产生都与所在国的文化、历史和民族的发展演变的实际状况有着密切关系，不同文化背景下的法律都有着鲜明的地域性特色，它们之间不仅存在着差异，甚至还可能十分对立。例如，生育、堕胎、婚外恋、安乐死等，都有不同的认识和法律规定。因此，跨文化传播活动必须注重对法律差异的研究，寻找有利于传播的法律依据。

在中国传统文化背景下的社会规范中，具有外在规范的法律与具有内在自觉要求的德礼规范长期处于交织状态，被称为"德法合治"模式。在这个情景下，德礼规范甚至比法律规范更具实际影响力和约束力。在秦汉之前的法律体系均是在"礼治"文化思想指导下制定的。从汉武帝支持董仲舒的"罢黜百家，独尊儒术"主张开始，儒家道德礼义思想与法律进行融合。盛唐时期则根据"德礼为政教之本，刑法为政教之用"的思想，将法律与礼义道德更进一步结合，但仍然以德礼为根本。这种以德礼规范行使法律功用的状态延续了上千年，也就是说它不以法律来约束大众的行为，而是以忠、孝等德礼来作为社会规范。例如，中国古代的五伦关系，即所谓的君臣、父子、兄弟、夫妇、朋友五种人伦关系。孟子认为：君臣之间要行礼义之道，故臣对君要"忠"，君对臣要"惠"；父子之间有尊卑之序，父母对子女要"慈"，子女对父母要"孝"；兄弟手足之间乃骨肉亲情，故应"悌"；夫妻之间挚爱而亲密无间，故应"忍"；朋友之间必须建立诚信之德，故应"善"。这就是处理人与人之间伦理关系的道理和行为准则。

现代社会已进入法治化社会，遵纪守法是人人必知必行的基本生存原则。在医药领域，每个国家都有严格的医药管理法律制度，以维护医疗秩序，保障医疗安全，促进医学科学的发展，保护医疗机构、医务人员和患者的合法权益。因此，中医药文化要在国际上进行跨文化传播必须了解和遵守所在国的相关医疗法律法规，才能在那些国家进行合法的传播。

目前中医药已在澳大利亚、俄罗斯、日本、韩国、南非及一些东南亚国家取得了一定的地位。从 1972 年尼克松总统访华后，在美国掀起了一场"针灸热"；1977 年 12 月，美国国家卫生研究所首次肯定了这一古老的疗法；1996 年，美国食品药品管理局解除了对针刺的限制之后，越来越多的保险公司接受了针刺治疗的账单；在美国有识之士及部分政府官员的支持下，1973 年马萨诸塞州首先承认了中医针灸的合法地位，至 1986 年在美国已有四十多个州陆续确立了针灸的合法地位。中医药在美国得到了迅速发展和推广。现在美国有各种中药店和含中药的保健品店 12000 多家，年销售额达 20 多亿美元。美国著名的斯坦福大学设立了"美国中药科学研究中心"，集中了一批医药精英，选用最先进的仪器设备，专门从事中草药的研究开发。即使如此，美国仍将中医药视为"替代和补充疗法"。

2000 年 5 月 9 日，澳大利亚维多利亚州（简称维州）议会通过了一项法案——2000 年维多利亚州中医注册法。2000 年 5 月 16 日，维州总督正式签署文件，宣布中医在维州立法。这表明中医在澳大利亚维州被正式承认为一门科学，中医首次在西方国家得到法律认可，享有与西医同等的法律地位。

英国中医正走向"法制化"。为配合政府立法规则，保障行医安全，维护中医师的合法权益，管理和推动中医在英国的发展，2004 年 6 月 8 日英国成立了中医管理委员会，由世界中医药学会联合会副主席、英国中医注册学会会长、伦敦中医学院院长梅万方教授担任主席。2005 年 2 月 9 日，英国卫生部召开了很重要的中医立法会议，梅教授做了两项重要发言，包括"中医立法工作组的组成建议书"和"中医从业人员的注册草案"供政府参考。2005 年 6 月，英国卫生部正式成立了中医立法工作组，于 2007年正式成立补充替代医学委员会，中医拥有了自己的独立管理机构。

此外，还有的国家在对中医药立法时主张将针灸与中医药分别立法和管理。新加坡确立了中医的合法地位，但却将中医纳入商业行业，各种中医药机构只能以公司或慈善机构为名进行登记注册。

在中医药的发源地中国，保障中医药的发展虽然早已写进《中华人民共和国宪法》，属于合法的医疗方式，但在具体的卫生管理政策方面，仍然有很大的调整和改进空间。中医药要有更大的发展，特别是要在全世界推广，首先取决于我国政府卫生主管部门是否能够以开放务实的态度，制定出全新的、符合中医药行业发展规律的、具有可操作性的中医药管理政策，才可能得到其他国家和地区的政府支持和借鉴，从而实现长久的可持续性的跨国发展和跨文化传播。

第四节　跨文化传播的方式

一、媒体

在现代信息社会，媒体形式和传播方式丰富多彩，跨文化传播的媒体形式可分为大众媒体和专业媒体两大类。中医药跨文化传播首先要着手整合各种传播媒体，不仅要利用好报纸、期刊、图书、广播、电视、招贴、广告牌等传统媒体，而且还必须学会利用博客、微博、电子书、视频等现代网络和数字传播手段，充分发挥新媒体、多媒体在传播速度、互动性、生动性等方面的优势，使中医药文化能够在信息媒体渠道中更好更快地在世界上传播。例如，可以创办多语种的中医药文化视频网站，制作数字化的中医药文化知识产品等。

二、人际交流

人际交流就是人与人之间进行的信息交换与流通，双方相互将自己所掌握的信息向对方提供。此处的人际双方可以是个体，也可以是若干人的群体。主要有三种交流形式：一是面对面的语言信息交流。主要包括聊天、国际会议、外交活动、旅游、讲学、留学、移民、传教、演出、展览等方式。由于现代交通工具的发达和旅游的方便，这种交流方式在跨文化传播中的应用机会更多、范围更宽。二是不见面的语言信息交流。双方通过信件、邮件（如寄送的光盘、优盘等）、微博与论坛留言、电话、传真、电子邮件等信息媒介进行交流。三是面对面的非语言交流。双方通过眼神、表情、肢体动作等进行交流。

三、组织

组织是指为了达到共同的目标，具有共同的归属感，可进行合作，并以一定的组织方式联系在一起的群体。通过组织进行决策、管理、实施、协作、监督等分工，可以将分散的、单薄的个人力量集结起来，共同完成个人所不能完成的工作和事业。在跨文化传播中通过特定的群体进行传播，可望达到一般人际传播达不到的、事半功倍的作用。

四、语境

语境简单地说就是语言表达时所处的环境，或者说是在什么环境下所说的话。它包括语言和非语言因素。与词语使用有关的时间、空间、情景、对象、话语前提、上下文的关系等都可列为与语境有关的因素。因此，在传播时都必须准确地把握好这种关系。

在跨文化传播研究中，有学者提出了语境文化的概念。语境文化指说话人所处文化背景的不同，在跨文化传播中的存在特征和发挥的作用，并以深刻而微妙的方式影响着人们的行为。美国文化人类学家霍尔在 1976 年出版的《超越文化》一书中认为文化具有语境性，并将语境分为高语境和低语境：高语境是指许多的意思都包括在语境之中，不需要每一点都明白无误地讲出来，相对于低语境文化更加含蓄，传播效能高，更注重信息内化到个人身上；而低语境是指一切都需要用语言讲清楚，更喜欢直接的态度，将信息置于清晰的编码中，计划性较强。

古特孔斯特等根据霍尔的理论，将 12 个不同文化背景的国家或地区的文化语境，按从高向低的顺序排列如下：中国、日本、阿拉伯、希腊、西班牙、意大利、英国、法国、美国、斯堪的纳维亚、德国、瑞士。中国传统文化属于高语境文化，是一个典型的农耕文明时期的产物，十分强调人际关系及人与世界的关系，因此具有模糊、笼统的认知特征。这种文化在人际交流中更愿意采取非直接和非对立的方式。美国文化属于低语境文化，是一个没有太长的历史、典型的现代工业的国家，人口流动大，生活节奏快，喜欢通过直接表达和符号传递来进行交流。现在受强大的西方文化的影响，世界上越来越多的人趋向于低语境的语言文化，可以大胆表达自己的观点和意见。

五、母语传播

母语传播是跨文化传播中的一个重要传播方式，传播者使用受传者的母语作为语言符号媒介进行信息交流。这个过程的关键就在于语言符号能否成功转换。由于每种语言符号都带有各自民族文化的气息和特征，语言符号的转换涉及翻译问题，但这又不是简单的语言文字的对照翻译，而必须在对双方文化的深度把握的基础上，一方面实现最大限度的误差消除，另一方面再尽量以受传者文化所特有的表达方式展现出来。可以这样说，母语传播从表面上看是语言文字的转换，但其本质上还是文化的转换。

在跨文化传播中首先遇到的障碍就是语言文字，要实现信息的顺畅发布、流通和接收，就必须在一个共同接受的语境下进行交流，如果缺乏这种共同性就不可能实现传播。一种是使用传播者的母语，另一种是使用受传者的母语。如果是留学最好使用作为传播者的老师的母语，学术交流则可使用国际通行的英语，面向目标国大众的传播则以其母语为最好。

在选择了传播的语种以后，下一步就涉及由谁来进行语言转换。由于传播者对所传播的内容更熟悉，理解也更深刻，所以一般由传播者按自己的文化特色和要求，完成信息的"编码"。然后，再根据受传者所在国的语言表达习惯和文化背景，对接收到的信息进行"解码"，最后才传播出去。当然，也可以由目标国的人员，对源传播者希望传播的内容进行"转换"，然后再以第二传播者的名义，向本国民众进行传播。

以上两种方式，各有优缺点：第一种方式能够准确地把握住内容的轻重，但不一定读懂对方的文化。因此，转换出来的信息不一定能够很顺利地融入到对方文化之中，并且还容易使受传者产生距离感。第二种方式则对源文献的内涵不一定理解得深透，而一旦理解后，能够较为方便地按照自己的文化传统进行转换，这样转换出来的信息可使受传者有亲近感，拉近双方的文化心理距离，甚至如同自己文化体系的东西。

第五节　跨文化传播的技巧

不同文化在观念、思维方式、风俗习惯、法律规范、历史背景等方面都不尽相同，为了最大程度实现有效的跨文化传播，避免不必要的误读，应针对不同文化的差异，灵活运用内外有别、外外有别的传播技巧。以下对通用性技巧和原则做一简介。

1. 优势比较法　强调利己排他，只宣传支持者好的方面和反对者坏的方面。

2. 潮流引导法　用能满足受传者追求时尚的观念和事例，吸引其接受和参与。

3. 价值引申法　将拟传播的内容、对象和产品与大众已经认可并赋予价值的事实或人物联系起来，并暗示它们之间等同的或更新更好的效应。

4. 口碑渲染法　对拟传播的内容、对象和产品通过大众口碑进行非商业广告式的人际传播。

5. 名人证词法　选择有身份地位者、事业成功者、社会名流等名人，通过他们的影响力和赞词，将受传者对名人的信任，转换为对传播者所传播内容的信任。

6. 机构认证法　通过有影响的学术和行业机构的专业认证，让受传者放心地接纳传播者的信息。

7. 价值计算法　将传播者信息会给受传者带来的好处或实用性充分展示出来，吸引其接受、认同和行动。

在运用这些传播技巧时，通常第一步是引起社会或特定的受传者群体的关注，通常利用新闻报道、广告等方式进行信息发布；第二步是让受传者信任，将自己与已经被认可的或已经被赋予价值的事情联系起来，可运用价值引申、名人证词、机构认证等方法；第三步是促使其做出决策，可运用优势比较和价值计算等方法。无论是同一文化体系内的文化传播还是跨文化传播，其传播技巧具有很多相似之处，此方面的详细介绍请参阅本教材相关章节。

第六节 跨文化传播的价值认同

产生跨文化传播活动的需求是人类社会发展和全球化的需要。随着国际间的交流日益频繁，不同文化背景的人群在交往中，必然收到对方文化传递的信息。双方的文化信息都可能对对方产生兴趣、吸引和认同，同时也可能对对方产生干扰、破坏和摧毁。跨文化传播实现的价值认同主要表现为自我认同和社会认同。

自我认同就是个体依据个人的经历，对自我进行理智的理解和认可，与个体在社会结构中的地位及扮演的角色紧密联系。从人类有意识以来就一直关注着自我的存在及与周围世界的关系。自我认同是认识外部世界的前提，只有意识到自己的存在，认识到自己的价值，才可能真正地去关注外部世界。生存在社会上的人都在不断地调整自己的角色，寻找自身的位置，追求自己的理想，同时又不断调整自己的生存态度和与他人交流的方式。自我认同的过程不可避免地受到所处的社会和文化环境的影响，反映出鲜明的文化差异。

社会认同是社会成员对信仰、价值和行动取向等方面的共同认可。不同文化群体及其社会成员依据共同的认同而存在于同一社会，并据此与外部世界交往和交流。共同的认同影响着社会成员生活方式的选择、行为的发生和对未来的预测。接受某种认同就是接受特定的行为规范，并以此指导和约束自身的行为。

两种不同文化之间既有相同之处，也必定会有差异。因此，在跨文化传播中，首先必须保持开放的姿态、虚心的态度、平等平和的心态，适当地调整观念，对双方的文化、历史、宗教等必须互相尊重、互相学习和互相理解。只有通过双方的共同努力，传播者才能获得理想的有效传播，受传者也才能获得对自己有益的信息。一种外来文化在本土的传播，必须能够适应传入国家的国情，能够寻找到融入其文化的切入点，尽量避免和减少其固有文化的排斥和抗拒。在这个过程中，双方都必须做出一定调整和妥协，否则就不可能进行基本的交流，更谈不上对对方文化的认同。跨文化传播能否见效，还取决于传播者的跨文化传播能力。跨文化传播能力不是天生的，必须经过努力才能获得，它包括了认知方式、思维方式、表达方式及情感沟通等方面的综合能力。

中医药文化价值观与西方文化价值观存在着严重的对立和隔阂，目前还很难被西方科学和世界全面接受和认同。中医药要造福于世界各国民众，中医药文化必须先行，只有中医药文化在受传者所在国实现有效传播并得到当地民众的文化认同之后，才能全面展开一系列的医疗服务，实现传播的终极目的。因此，中医药在向其他文化背景的受传者进行跨文化传播时，应充分考虑到因东西方文化冲撞所带来的困难，同时要寻找可能的突破口，从一点切入，逐渐扩大传播交流范围。

中医药跨文化传播需要在三个层次获得传播效果。第一是日常层次：中医药来源于生活，很多养生治疗方式都十分生活化，因此首先要将中医药实用性强、易学易操作的健康生活方式介绍给受传者，使其能够在日常生活中很容易就学会应用和获得效果。第二是文化心理层次：要将中医药的健康理念传播给受传者，使其接受和认同中医药观点及医学思想，真切地体验到中医药健康智慧的价值。第三是高端决策层次：这主要通过政府间的交流和影响，使对象国家在卫生政策的制定和医疗管理上，能够将中医药纳入进去，以保障中医药行业进行合法的正常发展。

中医药跨文化传播是东西方文化交流中不可避免的一场正常冲突。由于一两百年前的西学东渐，特别是鸦片战争给中国人民带来的痛苦和灾难，使中国人对西方的一切都如临大敌，但看到邻国日本在西化后带来的发展，又不得不开始向西方学习。从现在看来，东西方文化交流中所出现的种种冲突，并非是一件绝对的坏事。试想，如果没有冲突，中国文化与西方文化就是同质文化，也就没有什么特色和价值可言，更没有跨文化传播的意义。所以从某种角度来说，这种跨文化冲突带来痛苦的同时，也反证了中国文化的独特和价值，这反而应当是一件值得中国人骄傲自豪的事情。

中医药文化要获得跨文化传播的成功，最关键的因素还是疗效。如果没有疗效，或疗效不理想，无论如何传播都是没有任何意义的，所以在中医药跨文化传播中，仍然是"有疗效就是硬道理"。西医虽然已经十分发达和非常先进，仍然不能解决所有的医学问题，不能治疗所有的疾病，甚至在治疗的同时还会给患者带来新的麻烦和痛苦，这就是西医主张的对抗治疗破坏了人体内环境的平衡和谐，大量使用化学药品必然会带来一系列可怕的不良反应和毒副作用。可见，仅依靠单一的治疗方式难以解决由复杂的社会、环境、心理、饮食、生活习惯等综合因素所致的身心疾病，这就为中医在现代科技文明背景下的存在和发展提供了机会和可能。

疗效是评价中西医的一项重要指标，但除了疗效以外还必须进行有无不良反应等方面的综合评价。西药针对人体的一些单靶点、单因素采用单个化学成分进行对抗性治疗，具有见效快、效果明显的特点，但很多西药的副作用也很明显，而且还易产生赖药性，导致药源性疾病。2004年的数据统计显示，我国每年因用药不当而住院治疗者约250万人，死亡达19万人。而中药复方则是通过中药中复杂的多样化学成分，针对多靶点、多因素和多环节进行综合性的调节，所以它的疗效不一定像西药那样专一明确，但却可以更持久、更稳定。

此外，据有关资料统计显示，西医仍有高达20%~40%的误诊率。就是经世界上最权威的美国食品药品管理局批准的、被认为绝对安全有效的、并且经过"双盲实验"的西药，在使用一段时间后仍然有不少被发现在疗效、不良反应上存在着很多问题。大家所熟知的"伟哥"在上市仅一年左右，全世界就有数百人因服用该药致死。在美国，医源性和药源性疾病已成为第三大疾病致死原因。

"实践是检验真理的唯一标准"。广大患者看重中医的首先是有疗效，即使从学术上将某种治疗方式表述得非常科学，甚至运用了最先进的科技成果，或者说这是有几千年辉煌历史的秘方，但如果没有好的疗效，或者虽有疗效但同时可能带来不良反应，患者也不会"买账"。我们从最现实的角度出发，只要能有效地解除患者的病痛，即使现在还解释不清楚它的治疗机理，仍然会受到患者的欢迎。所以，我们反复说"有疗效就是硬道理"。

从 2007 年新浪网和搜狐网等网站对社会上有人提出"取消中医"这一事件进行的调查即可看出，大部分人是坚信中医的，在患了病后也愿意寻求中医诊治。中医赖以生存、延续至今的唯一理由就是"有疗效"，而且对不少常见病、疑难病的治疗还有很好的疗效。

正因为如此，在历经几千年临床检验后的今天，中国政府才将发展中医药确定为国家卫生工作的主要方针之一，中医药才成为了我国医药卫生领域中不可分割的重要组成部分，而且，还被世界卫生组织（WHO）郑重地向全世界推荐。

西医在临床上的一些不足，正好就是中医的优势。有位著名老中医曾经分析说，西医治疗有些疾病必须做手术才行，但中医对这些疾病不用做手术就可以治好，这说明中医在临床上具有自己的长处。因此，我们只要注意发挥中医的优势，就能最大程度地提高临床疗效，更好地为患者的健康服务。这才是中医药跨文化传播的关键点和终极目标。

最后需要指出的是，在跨文化传播中，既要反对以优势文化、强势文化对弱势文化的蛮横干涉和侵略，又要反对顽固排斥外来文化的狭隘思想和做法，要在坚持自己文化核心价值观的基础上，吸收和消化外来文化，以促进自身文化的发展。

第七节　国际传播

国际传播指传播者直接或通过一定媒介向国外受传者进行的传播。广义的国际传播包括向境内外的非本国受传者的传播，狭义的国际传播仅指跨越国界向境外受传者的传播。有些国家拥有共同或相近的文化背景，虽然传播跨越了国界，但仍属同一文化范围内的传播，这种传播就具有更好的沟通性。

国际传播是按地域空间上来划分传播的范围，关注的是对传递对象国和对国际关系的影响，而中医药跨文化传播的目的是给不同文化背景的人群带来健康的福音和增加医疗选择方式，它们的核心都是在不同文化背景中进行的跨文化传播。因此，只要将跨文化的问题搞清楚了，此类国际传播问题也就迎刃而解了。故本教材因篇幅所限而没有将国际传播单列出来研究。

通常国家政府机构、国际组织、全球性组织、地区性或联盟性组织、非政府的跨国组织、国内组织、跨国公司、在国际事务上有影响力的个人是国际传播的主体，例如联合国、世界贸易组织、欧盟、北大西洋公约组织、国际红十字会等。

国际传播是国际政治的一部分，具有很强的政治性，与国家利益紧密相关，传播内容均经过筛选和过滤，带有强烈的政治倾向性。国家宣传是国际传播的一种重要的传播形态，分为正面宣传和负面宣传。正面宣传主要以增进国家间的了解、达成共识及加强国际间的良性合作为目的。通过宣传，国家形象得以建立，国家利益得以维护，国家价值取向得以宣扬。负面宣传主要包括宣传负面观点、强加观点、助长国际成见等。参与到国际传播中的大众媒介也具有相应的政治倾向。

一、国际传播中的主要问题

1. 世界信息生产和流通的失衡状况　人类社会有着丰富且种类繁多的文化，每种不同文化都应当有自己交流和传播的机会，然而当代社会的现实情况恰恰相反。

由于国际传播主要借助了大众媒介进行传播。然而媒介技术在全球的发展极其不均衡，相应地出现了国际传播中信息交流不平等的现象。发达国家通过国际传播向发展中国家单方面输入价值观和思想文化，甚至控制和垄断世界信息的生产和传播，造成了世界信息生产和流通的失衡情况。这对国际社会，尤其是发展中国家的政治和文化有着极为不良的影响，发展中国家更易因信息的劣势而处于国际上的依附地位。

2. "新世界信息秩序"论争　面对世界信息生产和流通的失衡情况，国际社会以解决信息流通自由问题，建立全新的公平的传播秩序为目的发起了"新世界信息秩序"的论争。发达国家坚持世界信息应自由流通，不受任何政府的限制；而发展中国家则认为信息自由应该改变发达国家对信息流通的控制，改变不均衡局面和不平等的传播体制。

"新世界信息秩序"论争始于1973年第四次不结盟国家首脑会议的《阿尔及尔宣言》。1978年联合国教科文组织发表《大众传媒宣言》，发展中国家集中力量，向发达国家提出打破信息垄断和控制的宣言，以改变世界信息生产和流通的失衡状况。1980年"麦克布莱德委员会"发表报告书《多种声音，一个世界》，体现了发展中国家的诉求，取得了重大胜利。然而，随着1981年世界自由出版委员会的"自由之声"集会，以及1984年、1985年美国和英国相继退出联合国教科文组织，"新世界信息秩序"的建立进程受到了挫折和阻碍。

"新世界信息秩序"论争体现了国际社会中政治、经济及意识形态间复杂的矛盾关系。随着国际形势的不断变化和发展，当今形势下的"新世界信息秩序"又出现了新的变化。信息主权和文化帝国主义问题也融入其中。

3. 信息主权　信息主权与"新世界信息秩序"的建立密切相关。信息主权指国家对本国信息传播的控制和自我管理，在当前新形势下已经成为国家主权的重要组成部分。在新世界信息秩序未能完全建立、信息自由流通未能从单向性变为双向性的不均衡形势下，一个国家如果不能有效保护其信息主权，其国家主权也将受到干涉。

信息主权主要包括本国信息资源的所有权和使用权，本国信息生产、加工、储存和传播体制确立的自主权，对本国信息输入输出的控制权。

4. 文化帝国主义问题　文化帝国主义同样与"新世界信息秩序"的建立和信息主权密切相关。国际传播促进了全球化的进程，在全球化的过程中，带有不同文化特征的信息在传播中必然会出现碰撞和相互抵触。文化帝国主义指发达国家通过对信息流通的控制进行的文化扩张，通常是发达国家借助强大的经济实力和资本运作，在国际市场中以信息产品为销售商品，最终达到对发展中国家进行文化价值扩张的目的。相应的发展中国家通过抵制信息流通的单向性进行的文化侵略抵制。在这个过程中，大众媒介是国家的最有效工具。因此，文化帝国主义也被人们称为"媒介帝国主义"。

二、中医药的国际传播

随着 20 世纪中后期中医药及针灸在全世界 160 多个国家和地区的普及推广，目前国外中医医疗机构达 5 万多所，针灸师超过 10 万人。越来越多的外国患者加入到接受中医治疗的队伍中来，每年约有 30% 的当地人、超过 70% 的华人华侨接受中医药保健和治疗。据 WHO 统计，40 亿人使用过中草药，占全球人口的 80%。

近年来，其他国家卫生部与我国原卫生部（现国家卫生健康委员会）之间签订的卫生协议中，已有 70 多个国家的协议涉及中医药的内容，此外有 60 多个国家的政府直接与我国国家中医药管理局签订了中医药合作协议。

2010 年 6 月，时任国家副主席的习近平在澳大利亚出席皇家墨尔本理工大学中医孔子学院授牌仪式并发表讲话；2011 年 12 月，原卫生部与国家中医药管理局联合制定了《中医药对外交流与合作中长期规划纲要（2011—2020）》；2014 年 11 月，习近平主席与澳大利亚总理阿博特共同出席并见证北京中医药大学和西悉尼大学轩岐论坛在澳洲建立中医中心合作协议的签订仪式；2018 年，第十五届世界中医药大会上确立每年的 10 月 11 日为世界中医药日；2020 年，在新型冠状病毒肺炎疫情肆虐全球的环境下，中国工程院院士、中医专家张伯礼先后与来自日本、美国等十余个国家的专家连线，普及中医抗疫方案，宣传中医的原理与功效。

【思考题】

1. 中医药跨文化传播的制约因素有哪些？
2. 谈谈中医药跨文化传播中的术语翻译技巧与策略。
3. 《刮痧》这部电影对中医药的跨文化传播有何借鉴意义？

第十九章　跨地域传播

跨地域传播是指在不同地域或不同国家之间发生的传播活动，是一个空间的概念，同时具备跨语言、跨文化、跨国界等要素。

跨地域传播的范围包括同一国家范围内和主权国家之间的信息传播。跨地域传播的首要特征是地缘性，视国界为地理边界，淡化了信息传播的政治色彩，模糊了国内外传播的界限，将国内传播与跨国传播、文化内传播与文化间传播融为一体。如中医药包含了汉族和少数民族医药，各民族医药理论与实践模式的相互传播可视为文化内传播；而中医药面向以现代医学为主流的国家的相互传播可视为文化间传播。

第一节　跨地域传播的主体

跨地域传播的主体是指在既定的传播制度与环境下，拥有可以使用的传播手段，将指定信息传送给特定或不特定的人或组织。充当中医药跨地域传播主体的可以是政府、国家传播机构及国际组织。

一、政府

国家作为传播的主体，主要通过政府行使传播职能。国家政府既是信息的传播者，也是信息传播的控制者。在所有跨地域传播的主体中，一个国家的政府作为传播活动的主导者，一直是最有能量也最具影响力的传播主体。

在当代全球一体化的形势下，国家政府参与传播活动，有助于加强沟通，塑造良好的形象，这也是政府作为传播主体的职责之一。无论是国内传播还是跨国传播，文化内传播还是文化间传播，由政府介绍和宣传具体国情、政策和文化，发布权威信息，往往可以最大化地减少国际或国内公众的误解和猜疑，增进国际社会、国内社会对本国政府的理解和信任，从而赢得更好的社会舆论。

同时，在政府的主导之下，可以对传播的信息进行监管和分析，从而有效地维护国家的信息主权和安全。在全球信息化的背景下，一个国家的信息系统并非孤立的存在，这就给外部的信息侵略带来了可能性。从传播的角度来说，这是一种新的威胁，因此各国政府都高度重视信息安全。在我国，信息安全已经上升为国家总体安全观的一个重要组成部分。国家政府作为跨地域传播的主体，具备以下特点。

1. 权威性最高　国家政府的权威性主要表现在信息占有和信息控制两个方面。就信息占有而言，国家政府掌握着本国的重要信息，尤其是关乎国家战略的核心信息。相比之下，其他传播主体，比如国际组织和个人，在信息渠道的掌控上都不具备这种优势。此外，国家政府对信息的控制也体现了其至高的权威性。政府采取召开新闻发布会、记者招待会等方式，在信息源头控制信息发布的数量、种类及传播的速率和方向，通过对信息的把关，在全球范围内有效地传递希望传递的信息。

2. 影响力最强 任何一个国家政府作为强势传播主体，对本国媒体都具有很大乃至绝对的控制和管理权，在跨地域传播过程中，尤其如此。在政府和媒体联合开展传播活动的时候，所传播的信息可以在一个地区、一个国家甚至整个世界范围内吸引一致性的全体关注，形成统一的舆论。这对于所要传播的信息来说至关重要。

通过政府召开会议和定时、定向发布相关信息，显示了中国政府作为传播主体向国内和全世界宣告中医药将迎来新的发展时期，其权威性和影响力毋庸置疑。

二、国家传播机构

中医药文化的国家传播机构包括官方媒体和政府设立的科研机构、医疗机构及高等院校等。

1. 官方媒体 官方媒体主要承担为国家政府传播信息的职责，发布的信息由政府把关，因此其可信度最高，是最重要的了解国内外信息的渠道，也是国际社会了解中国的最主要渠道。根据当前国家对媒体工作的要求，由官方媒体发布的消息往往会得到国内外更广泛的关注与认可。

2. 政府设立的科研机构 政府设立的科研机构在科学文化信息传播过程中扮演着重要角色。科研机构引领着国内学术水平发展的方向，其研究成果是重要的科学文化信息。科研机构应当及时通过恰当的渠道向社会发布最新的研究成果，帮助人们及时地了解我国科技发展的最新进展，普及科学知识，增强国人的科技文化自信。此外，科研机构对增强我国与其他国家之间科学技术的交流发挥着有益作用，既能将我国的领先技术介绍给国际同行，也可以在与国际同行的交流中发现我们的不足，或者引进国外先进的科学技术。科研机构通过科学技术信息的传播，促进我国乃至世界科学技术的发展。

3. 政府设立的医疗机构 公立医疗机构在卫生健康信息的传播，以及推动我国人民乃至全球人类的生命健康过程中发挥着积极作用。公立医疗机构是我国政府制定的医疗卫生政策的执行者，承担着我国人民的疾病治疗与防病保健工作，在接诊患者、治疗疾病、后期回访、疾病预防的过程中，无时无刻不在传播医药信息。公立医疗机构通过举办医药知识讲座、社区义诊等活动传播国家的医疗卫生政策和医学常识，已经成为我国人民了解医药信息最权威的渠道之一。

此外，公立医疗机构还承担了与国外医疗机构开展交流合作的任务，比如向国外医疗机构介绍中医药防病治病的经验，对来华学习的国外医师进行针灸等适宜技术的培训等，是传播中医药文化的重要渠道。

4. 政府设立的高等院校 高等院校承担着人才培养、科学研究的任务，最重要的传播对象就是在校学生。中医药高等院校（包括开设中医药专业的其他高等院校）的学生在学校系统地学习中医学的理论知识与临床技能，学生在学校时主要是中医药信息的受传者，走上工作岗位之后主要是中医药信息的传播者，所以高等院校在对学生的中医药教育方面需要常抓不懈，给学生传播正确的中医药信息。

在对外传播方面，有的高等院校已经设立了相关的机构，以加强中医药信息的国际传播。如北京中医药大学国际中医药交流与合作中心，是由国家汉语国际推广领导小组办公室批准的"汉语国际推广—中医药文化基地（北京）"，该中心作为中医药文化的国际化宣传和交流窗口，致力于有效地传播中医药文化。又如新疆医科大学承担的国家中医药管理局中医药国际合作专项——中国—哈萨克斯坦中医药中心，新疆医科大学与新疆师范大学合作在吉尔吉斯斯坦孔子学院开展中医药传播活动，显示了新疆作为"一带一路"面向中亚的桥头堡，其所属高校在中医药国际传播工作中做出的努力。

三、国际组织

国际组织是指在国际社会范围内超国家或跨国界的组织机构，是不拥有公共权力、非营利的国际性组织，包括政府间国际组织和国际非政府组织。

1. 政府间国际组织　政府间国际组织即超国家机构，由各个国家政府的官方代表组成，是国与国之间信息交流传播的中转加工站，如联合国、欧盟、世界贸易组织、世界卫生组织等。政府间国际组织主要通过召开国际会议、解决国际争端、自办传播媒体三种途径从事信息传播活动。

以世界卫生组织为例，世界卫生组织建立了自己的网站，可以使用包括中文、英文在内的 6 种语言文字显示方式。网站从疾病防控、促进健康到全球卫生政策的制定，涵盖了与人类生命全周期相关的卫生健康的重要内容。在 2019 年 5 月召开的第七十二届世界卫生大会中，世界卫生组织将"全民健康覆盖"列为重要议题之一，从三个角度进行了讨论，并形成了三个相关的决议。大会还通过了包含起源于中国的传统医学的《国际疾病分类》第 11 次修订本。这一决议标志着中医药正式进入国际主流医学这一分类体系。在传统医学国际疾病分类项目中，建立了以中医药为基础，兼顾日本、韩国传统医学的病证分类体系。

以上两个信息通过国际会议的形式向全世界发布，这对以中医药为基础的传统医学在世界范围内获得更多的认可起到了积极的推动作用。同时说明世界卫生组织也关注到了中医药在全民健康当中所发挥的作用和已经取得的经验，这为中医药在世界范围内的传播带来了积极影响。

2. 国际非政府组织　国际非政府组织是指为了实现特定的目标，由属于不同国家、民族、阶层和性别的个人及民间团体所组成的跨国性社会组织，旨在推动人类的公共利益。如绿色和平组织、国际红十字会。

以国际红十字会为例，该组织秉持中立、公正、独立的原则，在 90 多个国家开展一线工作，为世界各地受冲突和武装暴力局势影响的民众提供援助。该组织机构具有多层次性，首先在全球设立总部，依次在各大洲、各个国家，以及各国国内的省、市、县设立相关办事机构，不同机构根据地域、层次不同，其传播的范围、内容、渠道和受众也有所不同。

第二节 跨地域传播的管理

一、跨地域传播管理的政策

随着信息传播革命性的发展变化，产生的一系列传播问题都需要政府从政策层面予以解决，以实现政府对信息传播的高效管理。在"一带一路"倡议的背景之下，信息管理的相关政策法规直接关系到信息的传播力和影响力。

1. 互联网技术的飞跃发展给信息的传播带来了深刻的变革。党的十八大以来，以习近平同志为核心的党中央做出推动传统媒体和新兴媒体融合发展的战略部署。全国各地各新闻单位尤其是中央主要媒体积极投身媒体融合发展，新型主流媒体面对国内社会和国际社会的传播力、引导力、影响力、公信力不断提升。可以说，全媒体时代，媒体融合发展是大势所趋。各级地方政府应当按照中央政府的要求，不断优化地方媒体发展的相关政策，持续推动传统媒体与新媒体融合发展，为传播中国声音和中国故事打造更好的平台。

2. 媒体融合发展概念的提出伴随着互联网技术的飞速进步，其进展之快使得现有的法律法规还无法做到完全应对融合媒体传播信息过程中出现的各类问题。国家应当不断完善适应媒体融合发展的法律法规，为新时代的信息传播工作制定必要的规矩，从而在推动媒体融合不断向前的同时，保证其健康有序地发展。

3. 媒体融合发展的新趋势要求各级政府对信息管理的理念尽快实现从"控制"到"治理"的转变。从当前的媒体报道可以看出，我国政府的信息管理理念正在向"治理"转变，但仍有不少事件反映出政府"控制"信息的管理旧思路。"治理"是对信息的积极回应，显示出政府愿意对信息进行有效的管理，愿意通过"治理"信息来打造政府的公信力，这些都将为信息的高质量传播打下良好的基础。

二、跨地域传播管理的方式

跨地域传播的所有管理方式，都是围绕如何更加高效地传播信息，以及提升信息的引导力、增加信息的影响力。

（一）围绕跨地域传播内容的管理

媒体融合发展必须牢牢抓住内容这个根本，以高质量的内容吸引更多的关注和受传者的认可，从而以内容优势赢得发展优势。

1. 在内容的管理上，要做到依法加强监督 当前互联网、报刊、电视中充斥着不少打着中医药旗号，传播错误信息的内容，其中尤其以所谓的中医药养生信息居多，其最终目的只是为了营销产品，而不是传播正确的中医药文化。关注养生信息的受众大多数不具备中医药知识，自身很难分辨信息的正误。如某品牌中成药宣称可以补肾，通过多种渠道投放广告，其电视广告的画面和广告词带有明显的暗示，无论是从疾病的辨证论治，还是健康养生的角度，都违背了中医药的实际要求。这样的宣传足以引导人们对中医药产生错误的印象，不利于中医药文化的传播。应当依据有关法律法规，严格审核涉及中医药的广告内容，或者通过立法，强制要求涉中医药类广告在投放之前，必须要通过中医药专业人士的审核。最大限度地避免错误的信息进入传播渠道，造成不良影响。统一健全的内容管理，是约束传播者准确传播信息及传播准确信息的重要根据。

2. 传播者需要对传播内容的时效进行管理 信息的发布要及时，但同时也要保证内容的适度性和有效性，这需要根据不同的传播内容进行设计。比如对全国中医药大会的相关报道，需要做到第一时间发布，有利于在国内外掀起一次有关中医药讨论的热潮，使中医药回到人们的关注焦点之中。

中医药文化经过长久的积淀，所包含的内容非常丰富，在传播的时候不能一次性的全部抛给受众，任何人都无法一次接纳如此多的知识。这就需要我们确定目标受众，了解他们的信息需求，再设计不同程度的传播内容，还要使各部分内容在前后关系的安排上具有内在的合理逻辑。这样才能最大限度地保证受众在接收信息的时候保持足够的兴趣与关注度，从而提高传播信息的有效性。

（二）围绕跨地域传播主体的管理

跨地域传播的主体包括政府、国家传播机构、国际组织及个人。

1. 注重传播主体的协同管理 当前参与信息传播的主体众多，从各级政府到各级媒体，再到个人，这就需要国家新闻传播主管部门必须注重协同管理，在保证传播价值一致性的前提下，充分发挥各传播主体的功能，实现传播效益的最大化。

（1）重视纵向协同管理 纵向协同管理以国家最高新闻管理部门为主体，国家主管部门处于信息链条的顶端，是信息的主要生产者和制造者，作为信息传播主体的地方政府，应当在传播信息的思想、内容和口径上与国家主管部门保持一致。同时，中央媒体可以与地方媒体合作，优势互补，共同开展对外传播工作，形成良好的互动格局。

（2）优化横向协同管理 在互联网时代，合作共享已经成为传播机构之间的必然趋势。在这种新形势下，就要求作为传播主体的官方组织与官方组织、官方组织与社会组织、社会组织与社会组织之间形成良好的合作关系，不断增进沟通与交流，就共同的传播内容展开合作。

（3）深化传统媒体与新兴媒体的协同管理 传统媒体与新兴媒体在信息传播方面各具优势，可以将传统媒体的权威性、真实性与新兴媒体的时效性、广泛性更好地结合起来，开展信息的传播。

2. 打造以个人为主体的传播品牌 目前，在互联网中参与传播的个人越来越多，在微博、微信等平台中，每个人都可以是信息的制造者、传播者与接收者。在微博平台中，一般活跃粉丝数在50万人以上的博主被称为"大V"，"大V"对时事热点的评论经常被粉丝们大量转发，形成广泛的传播效果。中医药跨地域传播也可以借鉴"大V"的模式，在合适的平台打造一批中医药意见领袖，形成中医药自己的、能够在国内外长期保持影响力的个人传播品牌，以此推动中医药文化的传播。目前看来，中医药国医大师可以说是中医药领域的"大V"，该称号由国家组织评选并授予，具有权威性与真实性。可以围绕国医大师成立工作室，根据国医大师本人学术研究的侧重点，组织团队的力量，针对目标受众设计传播内容，充分开发国医大师这一宝贵的中医药领域的无形资产。

3. 传播主体应当认真研究受众需求 受众是传播者传播信息的对象，受众对信息的实际需求是我们开展传播工作的根本出发点。各级各类传播主体应当自觉关注受众的信息需求，利用反馈数据对受众进行整体分析和分层分类，抓住受众的心理特点，不断调整传播策略和内容，对受众开展更加有效地传播活动。

（三）围绕跨地域传播环境的管理

跨地域传播面对的传播环境是多样化的，不同国家和地区都有其独特的文化背景与政治环境，在向其他国家或者国内少数民族医药地区传播中医药文化时，我们需要关注受众所在地的传播环境。优化传播环境对提升传播效果具有正向推动作用。

比如在对外传播时，传播者可以与所在国家孔子学院密切合作，开展中医药文化宣传，主动发出正面声音，引导当地民众逐步建立起对中医药的信任。同时可以加大对所在国家卫生行政部门的宣传力度，提升卫生管理决策层对中医药的正确认识，亦有助于中医药传播在当地顺利开展。

（四）围绕跨地域传播相关应用技术的管理

在信息时代，对信息技术的更新和应用决定了一个行业的发展前景和上升空间。新兴媒体的出现，以及媒体融合带给人们的信息互动体验，都向我们证明了科学技术可以决定传播力。为了更好地实现跨地域传播，需要运用新技术对信息的生产、信息的资源、信息的发布及信息的接收等环节进行改革升级。

1. 运用大数据、云存储和云计算技术，打造文字、图片、视频为一体的，能够对国内外中医药文化信息进行筛选、整理、加工的采编平台，从而为受众及时提供其所需要的信息，大幅度提高信息的生产和制造效率。

2. 运用数据挖掘、行为分析等技术方法，逐步实现信息的自动检索、收集和分析，为中医药文化的跨地域传播提供数据支持。

3. 运用媒体融合技术助力信息发布，促成传统媒体和新兴媒体的功能一体化，提高信息的传播能力，实现信息在多终端同时发布。同时还要不断丰富终端的形态，向移动便携、视听兼备、双向互动的方向发展，从而提高信息的影响力和普及性。

三、跨地域传播管理的评价

中医药跨地域传播管理评价，是对中医药文化信息在传播过程中的有效性、持续性、影响力等要素进行检测，同时对其产生的效益和价值进行估算，最终通过对反馈数据的整理和分析，为中医药跨地域传播的进一步优化提供客观的依据。

评价是检验中医药文化传播效果的重要手段，是发现中医药文化在传播过程中存在问题的有效途径，是推动中医药文化传播工作与时俱进的重要动力。所以，构建中医药跨地域传播评价体系，通过评价来提升信息传播质量，是中医药跨地域传播工作的一项重要内容。

为了完成对跨地域传播管理的评价，必须构建相适应的、科学合理的评价体系。对信息管理的评价是一项系统工程，应当贯穿信息传播的始终。评价体系主要包括评价主体、评价内容、评价标准和评价方法。评价主体的多样化是评价结果客观性的重要保证，可以包括信息传播政策的制定者、政策的执行者及接受传播的对象。评价内容既要结合制度结果与制度目标来验证制度的执行效果，还要从传播对象的回应、传播信息的适应性及信息实际产生的价值等多个角度综合制定。评价标准可以从传播信息的影响性、充足性、有效性、持续性等方面不断完善。评价方法包括构建中医药跨地域传播质量评价模型、针对传播对象和信息的传播主体设计个性化的问卷等。

第三节　跨地域传播的渠道

信息本身并不具备传播能力，必须借助于一定的载体，通过特定的渠道才能达到传播的目的。跨地域传播的渠道包括传统媒体、新兴媒体和自媒体。

一、传统媒体

传统媒体是相对新兴网络媒体而言的传媒方式。传统媒体一般是通过机械装置定期向社会公众发布信息或提供教育娱乐的平台，包括图书、报刊、广播、电视、电影等。

传统媒体的传播机制是一对多。在这种传播机制下，媒体人掌控更多的话语权。虽然进入新媒体时代，传统媒体的话语权被削弱，发展面临诸多挑战，但在跨地域传播中医药文化的过程中仍然有着不可替代的作用。

图书仍然是人们获得知识的主要途径。为适应传播需求，可以对中医药经典著作进行翻译，出版发行至不同国家和地区，或者编写通俗易懂的中医药科普著作，翻译后面向海外发行。在出版时最好选用汉英对照方式，能够对文化的传播起到更好的推动作用。如外文出版社于 2012 年出版的《本草纲目选》6 册，就是精选部分植物药，以中英对照形式出版。

电影、电视剧特有的渲染技术可以给观众留下深刻、持久的印象，能够在很大范围内调动观看者的情绪，形成很好的传播效果。优质的中医药电视剧、电影近年来不断丰富。电视剧《大国医》《大明医圣李时珍》《老中医》，电影《医痴叶天士》《医者童心》《天下第一针》《皇甫谧》，都反映了中医药的优秀文化内涵。在跨地域传播过程中，可以译制为国内少数民族语言，以及英语、德语、法语、葡语等不同外语，在国内少数民族医药地区或其他国家进行放映。

二、新兴媒体

新兴媒体亦称新媒体，是相对于传统媒体而提出的新概念，是指建立在网络技术、数字技术、多媒体技术及实时传输技术基础上的，以数字化、网络化形式传递信息的新型的互动型媒介形态。新媒体提高了传播的速度和幅度，增加了传播的多样性，同时更加重视互动性，使传播成为人人皆可参与的交流和表达行为。

新媒体最具革命性的特征是实现了传播的泛在化，包括传播主体泛在，传播内容泛在，传播效果泛在。中医药文化在国内及"一带一路"沿线国家的传播目标就是中医药文化三大核心的泛在化，而具备泛在化传播特征的新媒体，理应成为中医药文化在相关地区和国家的传播媒介，从而提高中医药文化的传播速度和信息的实用价值。

需要注意的是，中医药文化在跨地域传播的过程中，应当坚持文化平等、相互尊重的原则。传播者要尊重国内各少数民族，以及"一带一路"沿线各国的文化差异性。这需要我们针对不同文化背景的受众，对传播内容进行筛选和监管，避免中医药文化在传播过程中的可信度和有效性减弱。努力争取在不同的文化与文明之间求同存异、交流交融，最终实现自我提高和相互提高。

三、自媒体

自媒体又称公民媒体或个人媒体，指私人化、平民化、普泛化、自主化的传播者，以现代化、电子化的手段，向不特定的大多数或特定的单个人传递规范性及非规范性信息的新媒体的总称，属于新媒体的一部分。

自媒体强调信息的传播是由普通大众完成的"点到点"的传播活动，这和由专业媒体机构主导的"点到面"的传统传播方式不同。传播平台包括博客、微博、微信、贴吧、论坛等网络社区。借助自媒体平台，每个用户都可以发布信息，也可以增加信息，还可以传递信息，这就为中医药文化的传播带来了更多渠道的选择。

自媒体的出现使得信息传播的门槛进一步降低，任何人在任何地方基本都可以做到随时向社交网络上传自己想要发布的信息。本书前述的非组织传播者，都可以属于自媒体范围，包括临床中医师、中医药院校教师、中药学专业工作者、中医药文化专家、中医养生学者、中医医史文献工作者、中医文物收藏家、药店销售员、中医药大学生、受惠于中医的患者及其家属和中医医疗信息关注者。通过在网络社区注册账号，就可以独立发布有关中医药文化的信息，比如中医养生、中医教育、中医药文化、中药使用、中医学习等。传播者的大幅度增加，势必会让中医药文化的传播更加繁荣。我们应当鼓励以上人群，尤其是中医药从业人员，积极地参与中医药文化的传播。

同时也必须认识到，在传播门槛降低、传播者广泛存在的现实之下，随之而来的虚假信息、误导信息使自媒体传播的监管难度不断提高。这就需要我们在中医药文化的自媒体传播者当中开展相关活动，提高他们的网络诚信自觉，发布有利于中医药跨地域传播的信息，从而避免负面影响。

第四节　跨地域传播的内容

中医药跨地域传播的内容应当围绕着中医药文化传播和中医药科学传播两方面展开。一方面要表达明确的观点和正面的主张，把重点放在中医药文化三大核心的传播上面；另一方面要注重对中医药科学思想、科学理念、社会教育、防病治病知识普及等内容的传播，引导国内外社会认可中医药的科学性和科学价值。

一、法律政策

一个行业只有具备健康、可持续的发展前景，才具备传播的价值。这就离不开行业相关法律的规范与指引，以及各级政府给予的政策支持。从这个角度来说，保障行业可持续健康发展的法律与政策，同样是我们传播的重要内容。

2017 年 7 月 1 日，我国首部全面、系统体现中医药特点的综合性法律《中华人民共和国中医药法》（以下简称《中医药法》）正式施行。《中医药法》第一次从法律层面明确了中医药的重要地位、发展方针和扶持措施，为中医药事业发展提供了法律保障。《中医药法》明确提出：县级以上人民政府应当加强中医药文化宣传，普及中医药知识；国家加强中医药标准体系建设，根据中医药特点对需要统一的技术要求制定标准并及时修订；国家推动建立中医药国际标准体系；国家支持中医药对外交流与合作，促进中医药的国际传播和应用。2016 年发布的《中医药发展战略规划纲要（2016—2030年）》指出，中医药是优秀的文化资源，应当繁荣发展中医药文化，发展中医药文化产业，推进中医药进校园、进社区、进乡村、进家庭，大力弘扬中医药文化知识；加强中医药对外交流合作，扩大中医药国际贸易，把中医药打造成中外人文交流、民心相通的亮丽名片。2019 年发布的《中共中央 国务院关于促进中医药传承创新发展的意见》（以下简称《意见》）指出，传承创新发展中医药对促进文明互鉴和民心相通、推动构建人类命运共同体具有重要意义。

以上法律政策的颁布施行，无一不强调中医药传播的重要性，同时也为中医药传播提供了有力的保障。在中医药跨地域传播的过程中，对这些法律政策的宣传可以帮助传播的受众更好地了解中国政府对于中医药的重视程度，由此进一步提升中医药传播的影响力，为中医药健康服务整体解决方案的推广提供有力支撑。

二、科技成果

中医药科技成果在很大程度上代表了中医药现代化所取得的成绩，同时也显示了中医药为中国乃至世界人民提供健康服务的能力。因此，加强对科技成果的传播，是跨地域传播的重要内容之一。

根据统计，1996—2006 年获得国家科学技术奖励的中医药科技成果共有 50 项，2013—2018 年获得国家科学技术奖励的中医药科技成果共有 40 项，不仅年均获奖项目由 5 个增加至 8 个，而且科技成果的产业化能力也不断增强，形成的社会服务能力与经济效益不断提高。

屠呦呦因发现"青蒿素———一种用于治疗疟疾的药物"，荣获 2011 年美国拉斯克临床医学奖和 2015 年诺贝尔生理学或医学奖。

2012 年，王振义、陈竺将传统中药的砒霜与西药结合治疗急性早幼粒细胞白血病，使急性早幼粒细胞白血病患者的"五年无病生存率"从大约 25% 跃升至 95%，获得第七届圣捷尔吉癌症研究创新成就奖。如今这种联合疗法已经成为急性早幼粒细胞白血病的标准疗法。

2015 年，由中国医学科学院药物研究所等单位共同完成的"人工麝香研制及其产业化"荣获国家科技进步一等奖，从根本上解决了麝香长期供应不足的难题，保证了含麝香中成药正常生产（如安宫牛黄丸），满足了市场需求。目前，人工麝香市场占有率 99% 以上，累计销售超过 90 吨，相当于少猎杀了 2600 多万头野生麝。

获奖项目不断印证中医药现代化与产业化的能力，以及为人类健康持续提供保障的能力。我们理应加强中医药科技成果的传播，努力做到墙内开花，墙内墙外都飘香。

三、科普知识

科普指科学技术知识的普及，就是用公众易于理解、乐于接受和愿意参与的方式，讲解自然科学与社会科学知识，传播科学内容的一种活动。中医药法明确提出，鼓励组织和个人创作中医药文化和科普作品。

科普要求传播者使用通俗易懂的语言表达专业晦涩的内容。中医药知识有相当一部分保存在古代医籍当中，对于以汉语为母语的民族来说尚且不易理解，更不用说汉语非母语的民族了。尤其是中医药文化蕴涵着丰富的中国古代哲学思想，这也给中医药的科普工作带来了难度。中医药跨地域传播科普知识，需要解决的一个难题就是中医药科学知识的"现代话"和不同地域受众容易理解的"普世话"。跨地域传播涉及不同的文化背景和语言，可以使用创意转换法，结合受传者的语言与文化特点，对传播内容进行加工，既不失中医药的核心思想内容，又使受传者乐于接受，从而获得最佳的传播效果。

四、教育信息

随着中医药影响力逐渐提升，国内外越来越多的人已不满足于日常的中医药科普知识，人们希望获得更多更专业的中医药知识。比如前来中国专门学习中医药的外国人日益增多，国内少数民族医学专业的学生开设的中医药课程越来越多，因此，我们需要不断丰富和更新跨地域传播的中医药教育信息，以满足实际需求。

中医药跨地域传播的教育信息主要包括中医药人才培养方案、中医药课程体系、中医药教材、中医药适宜技术。其中培养方案、课程体系和教材都可以根据受传者的具体情况进行制定和编写。传播的主体包括政府、医学高等院校、医药科研机构，以及从事中医药教学和临床工作的人员。教育信息的跨地域传播可以从更深层面扩大中医的影响力，更全面地向受传者展示中医药健康服务的巨大优势。

五、行业新闻

新闻具有很强的时效性，是传播中医药信息的一个重要载体。发布新闻的渠道有很多，我们可以针对目标受众不同的文化背景和新闻阅读习惯，利用好传统媒体和新媒体，提升传播的覆盖面与效果。

比如 2019 年 10 月 25 日，全国中医药大会召开，自 25 日起，人民日报、光明日报、经济日报等中共中央、国务院直属报刊同时刊发文章，对全国中医药大会和《意见》进行连续报道，之后各类媒体纷纷转载相关报道，引起了全国各地对中医药发展的关注和讨论。

面向海外华人和外国人士的新闻传播同时进行。10月26日人民日报海外版头版以近六分之一的篇幅报道全国中医药大会的相关情况，10月28日头版又以二维码的形式发布《意见》。中国日报英文版自10月25日起也发布多篇文章进行报道。值得注意的是，中国日报英文版刊发的新闻稿，最后还特别提到了中医药与中国菜、中国武术并列成为外国人最感兴趣的中国传统文化，有50%的受访者表示提到中国传统文化时印象最深刻的是中医药。这一内容体现了行业新闻在跨地域传播过程中，针对不同的受众设计新闻的内容，可以获得更好地传播效果。

六、广告

广告在我们的生活中随处可见，几乎覆盖了人们获取信息的所有渠道。中医药广告是为了传播中医药文化，或者为了宣传营销中医药产品而进行的传播活动。

中医药跨地域传播的受众主要是国内各少数民族医药地区，以及全球其他国家。这就要求跨地域传播中医药信息的广告内容要符合广告信息接收者的文化习俗。比如一些符号在特定的国家或地区表达的意思与我们常见的恰好相反，如果按照常规习惯使用，反而会使信息接收者感到厌恶，从而获得相反的传播效果。

在新媒体时代，人人都可以通过网络发布信息，其中也包括有关中医药产品的广告信息。我们需要对网络中这一类中医药广告进行严格的监管，尽量降低虚假违法的中医药广告对中医药传播带来的负面影响。

第五节　跨地域传播的受众

一、政府

1. 我国少数民族医药所在地区的地方政府　中央政府颁布中医药相关政策后，如何将政策落到实处，真正推动中医药的发展，离不开地方各级政府的支持。我国55个少数民族中，至少有35个拥有自己的医药经验，汉族医药与少数民族医药自古以来就不断地进行交流融合。当前，中医药迎来了新的历史发展机遇期，二者更加需要共同为全民健康贡献智慧。要达成这一美好愿景，就需要少数民族医药所在地区各级政府的决策支持。从事中医药传播的学者可以开展相关研发工作，在大数据的支持下撰写少数民族医药地区的中医药发展报告，对该地区中医药发展现状和突出问题进行真实的反映和客观的评价，为地方政府的决策提供参考。相关图书已有出版，如《中医文化蓝皮书——中国中医药文化传播发展报告》。

2. 其他国家政府　其他国家政府也是中医药跨地域传播的重要受众。目前我国政府对中医药的海外传播非常重视，《中医药法》提到"国家推动建立中医药国际标准体系""国家支持中医药对外交流与合作，促进中医药的国际传播和应用"。中国的中医药法律与政策，应当通过合适的媒介及时地传递给其他国家政府，向世界各国表达中国对于传统医学的态度，以及中医药愿意为人类健康贡献智慧的意愿，从而促成越来越多的国家政府通过立法等方式接纳并认可中医药。

二、国际组织

1. 政府间国际组织 2017 年 1 月 18 日，国家主席习近平与原世界卫生组织总干事陈冯富珍，共同见证中国政府和世界卫生组织签署《中华人民共和国政府和世界卫生组织关于"一带一路"卫生领域合作的谅解备忘录》，并出席中国向世界卫生组织赠送针灸铜人雕塑的仪式，显示中国政府通过在卫生健康领域具有国际影响力的政府间国际组织，向全世界宣告中医药在卫生健康领域的重要应用价值。这是一则典型的中国向世界传播中医药文化的案例。

2. 国际非政府组织 国际非政府组织在全球范围内倡导通过各国共同努力，使世界变得更加美好。中医药在与相关国际非政府组织的合作中应该秉承合作共赢的宗旨，通过主动提供医疗卫生资源、主动承担全球卫生健康治理项目等方式深化合作，传播中医药文化。在合作过程中，努力打造中医药优势，从而吸引更多国际组织参与合作。

三、科研和教育机构

根据中华中医药学会网站中医药科技成果查询系统显示，中医药科技成果类型包括基础理论成果、应用技术成果、软科学成果等，涉及中医、中药共 46 个方面。这些成果当中，有相当一部分可以用作与其他国家医药科研机构进行交流，促进中医药文化在海外科研机构的传播。

中医药教育的内容主要向医学教育机构进行传播。中医、太极拳等中华文化课程，受到全球 78 个国家的 240 多所孔子学院师生和民众的热烈欢迎。中医药可以依托具有广泛影响力的"太极"等"IP"，在政府组织下有计划、有规模地主导某项全球健康服务活动。

针对国内少数民族医药专业学生，根据现有中医学学科目录，协调中医学与临床医学课程的比例，通过课程设置促进民族医学与汉族医学的交流交融，使少数民族医药专业学生树立起牢固正确的中医药观念。

四、医疗机构

中医药治疗疾病的有效方法和药物每天都在中医医疗机构中被使用。国内中医医疗机构同样担负着中医药科学文化传播的责任，可以与海外医疗机构，或是少数民族医药专科医院建立合作交流。中医医疗机构对行之有效的中医诊疗技术和药物进行推广，同样是中医药科学文化传播的重要内容。

国家中医药管理局在 2008 年就认定了 46 家中医药国际合作基地，其中包括 28 家医疗机构。根据国家中医药管理局 2019 年度中医药国际合作专项项目清单显示，2019 年度共立项 31 个"一带一路"海外中医药中心类项目，立项 11 个"一带一路"中医药国际合作基地类项目。今后还应推动少数民族医药地区中医医疗机构与少数民族医学专科医院共同承担医疗技术合作专项项目，对成熟的少数民族医学诊疗技术进行深度开发和完善。

五、民众

无论哪一种医学，其目的都是为人类健康服务，所以民众的需求是医学发展的真正根基与动力。中国传统医学与现代医学拥有完全不同的文化背景，但是正在凭借显著的疗效逐渐改变外国民众对中国传统医学的印象。

几十年来，中医药依靠辨证论治、疗效显著且副作用小等优势被越来越多的外国人所了解并接受。在美国，华盛顿哥伦比亚特区和 46 个州通过了针灸立法，有执照的针灸师达 4 万人左右。在澳大利亚，2012 年，政府正式将中医纳入医疗体系，已有约 5000 名正规注册的中医师。在俄罗斯，中俄合作创建了"北京中医药大学圣彼得堡中医中心"，成为俄罗斯第一所获法律认可的中医院。

可以看出，只有通过不间断的跨地域传播，中医药科学文化知识在国际社会的影响力才能够不断上升。跨地域传播中医药科学文化对推动少数民族医药与汉族医药共同发展，推动中医药参与全球人类健康服务体系的建立和完善，都有莫大的益处。

第六节　跨地域传播的未来发展

无论人类处于哪个时期，医药都处于不断发展的过程中。这就意味着在任何时期，任何一种医学模式都无法解决人类所有的健康和疾病诊疗问题，甚至在解决一个问题的同时又可能带来新的健康问题。加强中医药跨地域传播，可以促进其他医学模式与中医药文化的交往、交流和交融，有利于繁荣人类的医药学研究，为人类的健康和就医带来多样化选择。

中医药跨地域传播是在国家政策的指导下，以服务国家卫生事业更好更快更全面地发展为根本任务，以满足不同区域民众对医药卫生健康的需求为宗旨，在不同地域或不同国家之间开展的中医药文化传播活动，同时具备跨语言、跨文化、跨国界等要素。中医药跨地域传播将中医药文化的国内传播与国际传播、文化内传播与文化间传播融为一体，为人类健康需求带来了新的选择。

一、以服务国家战略作为跨地域传播的原则

国家中医药卫生政策的制定与出台，是站在全民健康的高度，对中医药工作做出的战略性部署。中医药领域开展各项工作，都应与国家的战略规划保持一致。

2016 年 2 月发布的《中医药发展战略规划纲要（2016—2030 年）》指出，注重城乡、区域、国内国际中医药发展，促进民族医药发展，加强中医药对外交流合作，扩大中医药国际贸易。

2016 年 12 月通过的《中华人民共和国中医药法》规定，国家支持中医药对外交流

与合作，促进中医药的国际传播和应用；国家采取措施，加大对少数民族医药传承创新、应用发展和人才培养的扶持力度，加强少数民族医疗机构和医师队伍建设，促进和规范少数民族医药事业发展。

2018 年国家中医药管理局等 13 个部委立足健康中国战略，共同制定和发布《关于加强新时代少数民族医药工作的若干意见》，为属于中医药重要组成部分的少数民族医药的发展确立了原则。

2019 年 10 月发布的《中共中央 国务院关于促进中医药传承创新发展的意见》指出，推动中医药开放发展，将中医药纳入构建人类命运共同体和 "一带一路" 国际合作重要内容，实施中医药国际合作专项。

可以看出，近年来国家对中医药事业的发展保持了高度的关注，对中医药的内涵和外延，以及中医药在新时代的历史使命，都作了明确的阐述。尤其是对少数民族医药发展、中医药国际传播的重视，提示我们中医药文化的跨地域传播应当作为现阶段中医药传播的三大战略之一，与跨时代传播、跨文化传播协同发展，共同形成当前和未来中医药文化传播的主流趋势，共同服务中医药的创新发展，共同助力中医药尽快实现国家的战略部署，满足全国乃至全世界人民对健康的新需求。

二、以服务人类健康作为跨地域传播的目的

随着社会的发展，人们对疾病和健康的认识不断完善，国内外越来越多的人开始关注传统医药疗效显著且副作用小的治疗方案，以及形式内容更丰富、可操作性更强的养生保健方法。随着中国国力的日益增强和传播工作的广泛开展，中医药作为世界传统医学的代表，正在重新回到人们的视野中。2017 年 1 月，国家主席习近平向世界卫生组织赠送针灸铜人模型，就是在向全世界宣告中医药有能力为人类健康提供有力的保障。

《中医药发展战略规划纲要（2016—2030 年）》提出，中医药须以满足人民群众中医药健康需求为出发点和落脚点，坚持中医药发展为了人民、中医药成果惠及人民，增进人民健康福祉，保证人民享有安全、有效、方便的中医药服务。这里的 "人民" 应当包括全世界的民众。

中医药跨地域传播应当始终围绕 "服务人类健康，构建人类命运共同体" 这一主题，对中医药的文化历史、诊疗技术、药物知识、养生方法、科技成果、政策法律等信息进行整理加工，进而通过适当的渠道开展有针对性的传播，促使中医药成为全人类共享的 "健康知识财富" 和 "标准健康方式"。比如中医药主张天人合一、与大自然和谐相处、仁爱、尊重生命、以人为本等健康理念和医德思想，这些都符合人类共同的价值观，具有被世界普遍认同的现实和可能。通过传播，可以获得广泛的认可性。

三、以融会文化学术作为跨地域传播的基础

中医药文化的跨地域传播过程，是一个不同文化、不同医学相互融合与认可，最终为了维护人类健康这一共同目标而达成共识的过程。

（一）国内传播

《中医药法》明确指出，"本法所称中医药，是包括汉族和少数民族医药在内的我国各民族医药的统称"。《中医药法》颁布之后，传统的中医药具有两层含义：广义的中医药包括我国各民族的医药；狭义的中医药就是"汉医药"。我国 55 个少数民族中，至少有 35 个拥有自己的医药经验，甚至是完整的医药理论，其中最具代表性的是藏医药学、蒙医药学、维吾尔医药学及傣医药学。在我国，汉医药及各民族医药之间的交往、交流、交融从未间断，它们都是中医药的重要组成部分。

当前，中医药迎来了新的历史发展机遇，各民族医药有必要进一步加强医药信息的双向传播，相互学习、相互认同、相互包容，寻求共识，共同为保障中华民族的全民健康贡献智慧。可以从以下几个方面开展。

1. 重要医药文献的翻译、注释与发行　主要指使用国家通用语言文字对少数民族语言重要医药文献进行翻译，注释校订后进行出版发行，推动少数民族医药知识在全国范围内传播。

2. 联合打造中医药健康服务网络　推动我国各民族医药进行诊疗技术的优势互补，尤其针对常见病、多发病、地方病、慢性病，创新融合诊疗方法，争取做到既能提高疗效，又能降低医疗成本。中医医疗机构和少数民族医医疗机构建立医联体，形成互派医师、相互学习的长效机制，共同提高防病治病的能力。

3. 共同实施治未病健康工程　通过养生达到延长寿命的目的是各族人民追求的健康目标，少数民族医药同样拥有丰富的养生保健知识、技术和方法。汉医药和少数民族医药可以在治未病领域进行深度融合，结合不同地域、不同体质的人群，提出融合药物、食物、功法等多手段的有针对性的治未病方案。甚至还能够提供健康养老服务，这对正在步入老龄化社会的中国来说意义重大。

4. 加强人才教育的早期融合　可以在现有中医学专业相应课程教材里加入有关少数民族医药历史沿革、临床技术的内容，让更多的学生了解少数民族医药和其行之有效的治疗方法。同时在少数民族医药专业课程设置上，开设中医药（汉医药）相关课程，如中医学、中国医学史、针灸推拿学等，使少数民族医药专业学生熟悉汉医药系统而丰富的知识。

5. 帮助开展少数民族医药标准化建设　根据《中国的中医药》白皮书统计，截至 2016 年，我国中医药标准体系初步形成，标准数量达 649 项。中医、针灸、中药、中西医结合、中药材种子种苗 5 个全国标准化技术委员会及广东、上海、甘肃等地方中医药标准化技术委员会相继成立。42 家中医药标准研究推广基地建设稳步推进，常见病中医诊疗指南和针灸治疗指南临床应用良好。目前已有 14 项维吾尔医诊疗指南和疗效评价标准率先发布，首个地方藏医药标准化技术委员会在西藏自治区成立。相比之下，民族医药标准化工作仍处于起步阶段，需要大量借鉴中医药（汉医药）标准化的经验，以便更好更快地推动民族医药标准化和常见病诊疗指南的研制工作。此外，中医药（汉医药）标准化工作人员可以针对民族医药机构和人员开展标准化工作能力培训，提高其工作能力。

6. 联合开展药物资源普查，建立药物资源数据库和信息共享平台 将少数民族药材的普查、研究、保护、评价、炮制等工作与传统中药材资源保护工作相结合，以传统中药材资源保护带动少数民族药材资源保护。将传统中药材资源保护技术应用于少数民族药材，建立药材数据库、濒危药材保护区，开展人工繁育和规范化种植。创建包含传统中药材和少数民族药材的药物信息共享平台，实现药物知识的信息化。

7. 共同开展对外交流与合作 我国主要的少数民族医药大多分布在边疆省区，在"一带一路"中占据着对外传播的地理优势，如西藏、新疆、内蒙古、广西。应当充分发挥少数民族医药地区的地理优势，与汉医药共同开展和"一带一路"沿线国家医药领域（尤其是传统医药）的交流与合作，共同提高我国中医药的国际影响力。

（二）国际传播

据《中国的中医药》白皮书统计，中医药已传播到 183 个国家和地区。目前世界卫生组织的 103 个会员国认可使用针灸，其中 29 个设立了传统医学的法律法规，18 个将针灸纳入医疗保险体系。中药逐步进入国际医药体系，已在俄罗斯、古巴、越南、新加坡和阿联酋等国以药品形式注册。有 30 多个国家和地区开办了数百所中医药院校，培养本土化中医药人才。总部设在中国的世界针灸学会联合会有 53 个国家和地区的 194 个会员团体，世界中医药学会联合会有 67 个国家和地区的 251 个会员团体。

可以看出，中医药的全球发展正在有序开展，并取得了一定的成绩。《中共中央 国务院关于促进中医药传承创新发展的意见》明确提出，将中医药纳入构建人类命运共同体和"一带一路"国际合作重要内容，实施中医药国际合作专项。中医药不仅担负着中医药科学、文化、贸易的对外传播，更重要的是承担着全球卫生健康治理的重任。这是全球化时代人类健康事业发展的需求，更是中医药和中国政府面对世界卫生事业的时代担当。

中医药国际传播的未来发展，应当以"坚持推动构建人类命运共同体"为己任，积极响应"一带一路"倡议。一是不断完善中医药国际标准的制定，从而促进中医药在全球范围内的规范发展，保障中医药的安全性和有效性，"安全有效"是中医药传播的根本动力。二是积极承担推动世界传统医药发展的重任，与世界卫生组织密切合作，通过世界卫生组织影响其成员国更广泛地接纳传统医药。三是坚持开展中医药对外援助，承担相应的国际义务，在国际医疗援助中充分展示中医药的安全性和有效性。

要圆满完成中医药国际传播的重任，需要精准的翻译和大量的人才储备作为根本保障。中医学与西方医学产生于两个完全不同的文化背景，如何将中医基础理论与概念精准地翻译成受传国语言，将对当地人认识、学习和理解中医产生重要的作用。中医药国际传播人才的短缺是目前国际传播工作的瓶颈，高素质中医药传播人才不仅需要精通中医药文化，还需要具备熟练使用外语、懂国际传播、了解文化外交、熟悉经贸知识及清楚传播对象国国情、民情、文化历史等诸多能力。

在"一带一路"倡议之下，中医药已经成为中国与世界各国开展人文交流、促进东西方文明交流互鉴的重要内容，成为中国与各国共同维护世界和平、增进人类福祉、建设人类命运共同体的重要载体。中医药的国际传播需要中医药各界的共同努力。

四、以发展中医药产业作为跨地域传播的内容

中医药文化的诸多内容都可以逐步实现产业化，一方面可以推动中医药的持续发展，另一方面可以进一步加强中医药的传播能力。

（一）中药（民族药）产业

根据《中国的中医药》白皮书统计，国产中药（民族药）约有 6 万个药品批准文号，全国有 2088 家通过药品生产质量管理规范认证的制药企业生产中成药。中药已经从丸、散、膏、丹等传统剂型，发展到滴丸、片剂、膜剂、胶囊等 40 多种剂型，中药产品生产工艺水平有了很大提高，基本建立了以药材生产为基础、工业为主体、商业为纽带的现代中药产业体系。2015 年中药工业总产值 7866 亿元，占医药产业规模的28.55%，成为新的经济增长点；中药材种植成为农村产业结构调整、生态环境改善、农民增收的重要举措；中药产品贸易额保持较快增长，2015 年中药出口额达 37.2 亿美元，显示出巨大的海外市场发展潜力。

可以看出，中药民族药产业已经成为国民经济与社会发展中具有独特优势和广阔市场前景的战略性产业。中药和民族药应当共享发展成果，在加强原药材质量控制、促进药材饮片和中成药质量提升、完善药物注册制度及加强药物质量安全监管等方面加强交流沟通，分享经验，共同探索如何推动中药、民族药质量提升和产业高质量发展。逐步实现中药与民族药产业融合创新发展的趋势。

（二）中医药文化创意产业

《中医药发展战略规划纲要（2016—2030 年）》特别提到，推动中医药与文化产业融合发展，探索将中医药文化纳入文化产业发展规划。创作一批承载中医药文化的创意产品和文化精品。促进中医药与广播影视、新闻出版、数字出版、动漫游戏、旅游餐饮、体育演艺等有效融合，发展新型文化产品和服务。培育一批知名品牌和企业，提升中医药与文化产业融合发展水平。

近年来，以故宫为主题的文化创意产品不断走进人们的视野，获得社会的广泛好评，成为文化产业发展的标志性案例。我国 56 个民族都有自己独特的文化发展历程，并且拥有自己独特的文化资源，在故宫文化产业成功案例的启发下，中医药工作者应当认真挖掘和整理各民族医药当中的文化元素，结合当下传播受众的习惯进行设计与开发，创作出既能被人们广泛接受，又可以承载中医药文化信息的创意产品。尤其在强调中华民族认同与中华文化认同的当下，汉医药与少数民族医药的传承人可以共同参与制作一批反映我国各民族医药之间交流、交往、交融的影视作品，以此展现各民族医药相互促进，相互学习，相互认同的历史过程。

（三）中医药健康旅游产业

《中医药发展战略规划纲要（2016—2030 年）》对中医药健康旅游服务提出了新的要求，认为应当推动中医药健康服务与旅游产业有机融合，发展以中医药文化传播和体验为主题，融中医疗养、康复、养生、文化传播、商务会展、中药材科考与旅游于一体的中医药健康旅游。开发具有地域特色的中医药健康旅游产品和线路，建设一批国家中医药健康旅游示范基地和中医药健康旅游综合体。加强中医药文化旅游商品的开发生产。建立中医药健康旅游标准化体系，推进中医药健康旅游服务标准化和专业化。举办"中国中医药健康旅游年"，支持举办国际性的中医药健康旅游展览、会议和论坛。

经国家文化旅游部综合测算，2019 年国庆节七天中国全国共接待国内游客 7.82 亿人次，同比增长 7.81%；实现国内旅游收入 6497.1 亿元，同比增长 8.47%。旅游数据说明人们对精神生活的追求随着物质生活水平的提高而不断丰富。同时随着以微博、微信为代表的互联网传播渠道的建立与升级，健康养生信息的传播范围迅速扩大，越来越多的人能够利用手机等移动终端即时接收健康养生信息。这些都为健康旅游产业的发展提供了较好的基础。

健康旅游在突出中医药治疗特色的同时，也要注重对中医药文化特色的宣传。我国少数民族医药需要大力发展，新兴的健康旅游为此提供了契机。优秀的少数民族文化不仅可以在本地开展的健康旅游中得到体现，更可以实现跨地域传播，在全国范围内选择合适的地区，通过提供健康旅游服务开展宣传活动。少数民族医药企业同样可以借助健康旅游产业的发展，围绕所生产的疗效好、安全性高的少数民族医药产品打造宣传方案，以此让全国更多地区的人们了解、认识少数民族医药的特色与优势。

【思考题】

1. 跨地域传播的主体和受众分别有哪些？简要分析它们在中医传播中可能发挥的作用。

2. 简述跨地域传播的主要渠道和内容。

3. 结合教材中对于跨地域传播未来发展的介绍，谈谈你认为还有哪些可以成为中医药跨地域传播增长点的资源或元素。

第五篇 中医药的传播技巧与技能

第二十章 传播技巧

第一节 传播技巧概述

一、传播技巧的概念及意义

中医传播学隶属于大众传播学，其传播技巧是理论性较强的传播学研究中偏重实践的部分。中医传播技巧来自传播实践，又在更高的层面上指导传播实践，有效地提升了中医传播文化和推广健康之道的效果，从而极大地提升了中医传播学在大众传播学中的重要性，它是中医传播工作者必须掌握的"利器"之一。

> 大众传播理论之大部分，甚至是绝大部分研究的是效果问题。而效果分析中最令人感兴趣也是最具实际应用价值的就属劝服艺术即传播技巧，因为它直接关涉什么样的传播方式最有效、怎样传播才能达到预期的目的、运用什么技巧才能会让尽可能多的人接受某种事物、相信某种观点等具体问题。
>
> ——麦奎尔[①]

中医传播技巧来自于历史悠久的中医药文化的传播实践。在古代，医学家与非医学家的传播共同推进了中医药文化的传播。中国古代一种很重要的中医传播方式——师承教育传播，为中医传播领域积累了重要的口口相传的传播技巧经验；另一种重要的传播技巧便是总结医案，这种传播技巧巧妙地将医者自身的诊疗经验和学术思想相结合，可以不受时间、地点的限制进行传播。从许叔微的《伤寒九十论》到钱乙的《小儿药证直诀》，再到江瓘的《名医类案》，中国古代的医案种类多样，涵盖了中医基础理论和临床各方面的知识，推动着中医的传播。在中国古代，中医对外传播方面较为常见的传播技巧便是通过官方出使或者民间高人来传播中医药文化。例如明成祖时期郑和奉命出使，拓展与海外的关系。这次官方的对外交流虽然是以宣扬国威、拓展海外贸易为目

---

① 麦奎尔：英国传播学家，荷兰阿姆斯特丹大学传播学终身教授，"欧洲传媒研究小组"成员，《欧洲传播学杂志》三位创始人之一。

的，但对中医药文化传播也有很大的贡献。郑和下西洋时，随船的医生在途经的国家进行了相关的医疗活动，并向各国输出了大黄、麝香、肉桂、樟脑、人参等中国药材，同时也带回犀角、乳香、丁香、胡椒、芦荟等药材。再例如唐代时鉴真东渡，大力传播《伤寒杂病论》，并带去麻黄、紫苏、肉桂等草药在日本推动使用。历经几千年，师承教育传播、总结医案传播等传播技巧仍沿用至今并在此基础上有所创新，同时随着媒介手段的进步，新一代的传播方式、传播技巧也在不断更新。

> "传播技巧指的是在说服性传播活动中为有效地达到预期目的而采用的策略方法。例如，一篇文章是由主题、观点、材料、论证等要素构成的，在主题和观点一定的情况下，如何安排材料、进行论证、提示结论，就成了制约文章内容说服力的重要变量"。
>
> ——郭庆光

中医药文化的传播活动丰富多彩、纷繁复杂。不同类型的传播活动，其传播目的也千差万别，但总的来说，中医传播活动可分为说服性传播活动和说明性传播活动：说服性传播活动即运用传播技巧影响受传者，使受传者在态度和行为上发生传播者所预期的变化，广告传播和政治宣传就是典型的说服性传播活动；而说明性传播活动仅就社会现象及相关事物进行如实反映，传播过程中传播者观点立场体现不明显，主要是向受传者提供环境认知信息，如新闻传播活动就可以视作说明性传播活动的主体。

在中医传播过程中，我们在街边看到的中医养生院的广告，就是一种说服性传播活动。养生院可以运用多种方式做广告，例如公交巴士广告、电视广告和大幅街边广告，将推拿、针灸、拔火罐等传统中医养生项目作为主要宣传内容，可以调理"亚健康"等不适的身体状况。

湖南电视台的"百科全说"通过电视节目，讲解宣传中医的实际生活运用，这是说明性传播活动。节目没有明显的观点立场，只是教给观众一些传统中医治疗小毛病或者保养的方法，给观众提供了一个大的中医环境认知信息；并且节目也没有强调特定的医院、医药、美容院，与广告的方式显然不同。

人类传播史反复证明：传播实践是传播技巧的源泉，而传播技巧又可以优化具体的传播实践，使传播活动产生更好的效果。如同一切经验认识的产生过程一样，传播技巧也不是人们无中生有捏造出来的，不是纯思想的果实，而是传播经验的结晶。随着传播实践的发展，传播过程中的各种影响因素越来越复杂，受传者人群更加分化，并且随着其知识文化水平的提高，他们对媒介的认识和判断利用能力不断增强，传播活动再也难以在他们身上起到"子弹式"的效果，这些因素显示了传播技巧不断深化发展的必要性。为了达到更有效的传播效果，传播技巧是不可或缺的"利器"。

二、传播技巧的特点

1. 独立性 中医的传播技巧具有相对的独立性。它可以单独地服务于传播内容，美化要传播的内容；同时又可以独立出来，脱离传播内容单独地对其分析讨论。中医传播技巧的这种独立性，决定了一旦某种技巧形成以后，这种技巧便可以在传播活动中反复使用，不断完善。如中医的"望闻问切"四诊法作为中医传播过程中人际传播的重要技巧一直在单独重复使用。

2. 创新性　高明的传播者不仅能得心应手且恰到好处地使用那些宝刀未老的传统技巧，而且还能不为前任的或现有的技巧所囿，创造性地构想和使用新的技巧。在现代，不论是利用门户网站进行中医知识的宣传，还是设计电视健康养生节目来宣传中医养生妙招，都是中医传播在新媒体时代的创新。

3. 稳定性　中医传播技巧虽然在不断创新，但很多技巧可以重复使用，这也意味着其具有变化缓慢、相对稳定的特点。但这并不意味着中医传播技巧是一成不变的，可以故步自封，也不意味着传播者可以永远重复使用那有限的、简单的几招。强调中医传播技巧的稳定性，还表明技巧有很强的继承性、借鉴性，有较强的生命力。

第二节　传播技巧的分类

人类的传播行为，是由个人自我传播向人际传播，再向组织传播、大众传播进行的，即由低级向高级的发展。各个传播类型相互交织渗透，从而形成了一个庞大的传播网。例如一位中医给患者切脉诊治，这个行为同时完成了自我传播和人际传播。传播的目的是为了实现制定的传播目标效果，这不仅取决于传播的广度、深度，而且取决于传播者的传播技巧。人类传播技巧的使用是随着人类沟通的开始而产生的，并随着人类社会的发展进步不断成熟完善。

要理解传播技巧，就必须从传播者和受传者两个角度去整体把握传播技巧。从传播者角度理解传播技巧，要弄明白以下 4 个问题：传播者传递信息的目的和计划达到的结果；传播者对传递信息内容的理解度；传播者对受传者的理解；传播者常用的传播手段。另一方面，从受传者角度理解传播技巧，则要弄明白：受传者接收信息时的心理活动规律；受传者接收信息的目的；受传者对传播者的态度；受传者接收信息的习惯性方式；受传者如何选择性接触信息和记忆信息。

中医传播学是隶属于传播学的一个分支，因而传播学中诸多传播技巧和中医传播技巧是相通的。在不同的中医传播类型中，传播者要具体问题具体分析，采取不同的传播技巧。基于前面对不同传播类型的深入探讨，在此将对人际传播、分众传播、大众传播中的技巧着重进行分析。

一、人际传播技巧

（一）谈话、非语言、倾听、提问、反馈技巧

人生本能的传播是人际传播。无论是通过直接的面对面沟通，还是通过电话、网络等媒介的非面对面传播，人际传播都是通过语言（包括口头语言和文字语言）、非语言、倾听与回应等方式进行的。

1. 谈话技巧 人际传播中，能够直接感知的是传播者的谈话能力。我们说一个人很会聊天，不外乎是称赞其在谈话中内容明确、重点突出、语速适当。这些人在谈话中往往有很多共同之处：一次谈话围绕一个主题，重点内容适当重复，谈话的速度适中。

2. 非语言技巧 非语言技巧中面部、身体等体态语言对人际传播效果的影响很大。面部可以表达人的喜悦、幸福、惊奇、悲伤、气愤、恐惧、恶心七大情感。而诸如点头这一身体动作却有很复杂的内涵。点头除了表示"是"之外，有时只是交谈中的一种应和。但是如果只是频繁地机械地点头有时却又会被人视作敷衍。

在人际沟通中要注意通过适度地变化语音、语调、节奏及鼻音、喉音等辅助性发音来调节气氛。体征、服饰等也潜移默化地影响着传播效果。得体的服饰、举止有助于增强交际的可信度。

3. 倾听与反馈技巧 倾听是受传者与传播者的互动，善于倾听是有效推进传播的技巧之一。在此过程中要积极地、开放地、理解地、记忆地、辨认地、移情地、欣赏地倾听。

人际传播不只是传播者对受传者进行知识、信息等的传输，而是双方之间进行循环式的沟通交流。通过及时的反馈，受传者将自己的想法告知传播者，甚至有时会影响传播者的想法。因而某种程度上可以说在一次人际传播中传播者和受传者的身份是实时进行互换的。反馈有多种方式。

（1）通过适时插入"是的""很好"等肯定性语言或点头等非语言形式对对方的正确言行表示赞同和支持的肯定性反馈。

（2）面对某些敏感问题或难以回答的问题做出无明确态度和立场的反应，例如通过表达如"是吗""哦"等来象征性地做出礼貌回应的模糊性反馈。

（3）进行否定性反馈要特别注意，在进行否定性反馈前应先肯定对方值得肯定的一面，然后以建议的方式指出问题的所在，使对方保持心理上的平衡，易于接受批评和建议。

4. 提问技巧 有技巧的提问有助于传播者达到更好的传播效果。

（1）对于具体的、需要对方确切回答的问题，传播者可以采取封闭式提问。

（2）若要引导对方说出自己的想法，可以进行开放式提问。

（3）传播者如若想对某一问题进行深入了解，可以进行诸如"为什么"的探索性提问。

（4）偏向式提问的问题中包含提问者的观点，以暗示对方做出提问者想要得到的答案，例如"你吃了药感觉好多了吧"。

（5）复合式提问的问题为两种或两种以上类型结合在一起的问题。

人际传播是在通信并不发达的过去最为常用的传播方式，人与人之间交流传递的信息是最为直接且丰富的。中医之基本"望、闻、问、切"：望，指观气色；闻，指听声息；问，指询问症状；切，指摸脉象——合称四诊。望诊就是非语言技巧的体现，是对患者的神、色、形、态、舌象等进行有目的的观察，以测知内脏病变。

中医通过大量的医疗实践，逐渐认识到机体外部，特别是面部、舌质、舌苔与脏腑的关系非常密切。患者在不同的疾病中呈现的状态，为中医医生总结病症提供了感性材料，是一种信息在无声中的传递。闻诊，包括听声音和嗅气味两个方面。听声音主要是听患者语言气息的高低、强弱、清浊、缓急等变化，以分辨病情的虚实寒热。闻诊和倾听与反馈技巧有关，善于倾听的医生才能更准确快速地找出患者的病根并开出药方。病理情况往往是复杂的，不同的原因引起的症状有时候会相似，但如果不仔细分辨，运用倾听的技巧，很有可能误诊而让患者更加痛苦。通过问诊了解既往病史与家族病史、起病原因、发病经过及治疗过程、主要痛苦所在、自觉症状、饮食喜恶等情况，结合望、切、闻三诊，综合分析再作出判断。问诊这里指的是提问技巧，面对患者循循善诱，医生有技巧地从不同方面问患者的情况以达到深入了解并迅速归类病症的效果。

（二）传播环境选择、传播机遇选择、传播语言表达技巧

1. 传播环境选择技巧　人际传播是在一定环境中进行的，并受其影响。根据传播内容正确地选择传播环境也是人际传播技巧之一。同样，我们也要区分把握在公务场合、社交场合、私密场合中的人际传播技巧。

中医传播在不同的场合中要选择不同的技巧。例如在中医讲学的大课堂里，传播者不是一对一地与受传者对话，可邀请一两个示范者在讲台上，代替台下的受传者参与。特别在讲解经络穴位的时候，就需要讲师选出几位体验者，向受传者展示不同的穴位和经络与人体之间的关系。如果是一对一的场合里，人际传播就变得非常直接。只有一个受传者，传播者只需围绕这一位受传者反复讲说即可。

2. 传播机遇选择技巧　选择了正确的传播环境后，要想把话说得恰到好处，最重要的一点就是把握传播机遇，即切入话题的时机、控制说话的时机、充分利用说话的时机。值得一提的是，在控制说话时机时，要注意以下三个问题：①及时给予反应。②受传者对传播者的话语用略微不同的词句进行重复。③通过举例、直接提问等方式对一些模棱两可、模糊不清的陈述进行澄清。

传播机遇在中医传播中体现的一点是，在面对不了解中医或者不接受中医的人，传播中医药文化者以推荐的方式。在与受传者交流中，建议受传者体验简单安全的中医治疗保健方式，如穴位按摩、针灸等。这种推荐的方式作为中医传播技巧是非常实用且常见的，需要传播者好好把握传播机遇。

3. 传播语言表达技巧　这点和前文中的谈话技巧有很多相通之处，主要是要注意语言表达的目的性、正确性、得体性、礼貌性，又不失幽默性。

巴西前总统卢拉因身患肩周炎而饱受痛苦，经巴西华人中医师顾杭沪精心治疗而康复，为此亲身感受到了中国传统医学的神奇疗效而信服和喜爱中医。顾杭沪向卢拉总统传播了中医药文化，并让卢拉总统亲自体验了针灸的"神奇疗效"，不仅加强了中医药文化在巴西的影响力，也推动了中巴两国关系的良好发展。这是人际传播中成功的案例，也是常见的人际传播方式。

中国前副总理吴仪曾说："我分管中医药工作的五年里，接触了老中医药专家和普通的中医药工作者，看到了中医药在农村、社区发挥的突出作用，感受到国际社会对中

医药日益广泛的关注和认同,更体会到了中医药的博大与精深。"退休后的吴仪表示要继续学习、研究中医。她阅读了《内经》《本草纲目》,更感受到中医的玄妙精深。在吴仪与老中医专家之间的人际互动中,吴仪作为受传者深刻体会到中医的玄妙,"耳濡目染"也是人际互动中的重要技巧。

二、分众传播技巧

分众传播技巧首先涉及的便是进行受传者的定位。事实上无论何种信息在何种类型的传播过程中,受传者定位都是影响最终传播效果的重要因素。

受传者定位是指机构或组织明确自身的服务对象。受传者定位宽窄不限,但首先必须明确受传者的年龄层次、文化水平、经济状况、欣赏品位、基本需要、集体倾向等方面的问题。

按照不同的分类标准,可以对受传者进行不同的分类。综合各类标准,可将其分为以下三类。

1. 主动选择型和被动接受型　主动选择型是指在信息传递的过程中,一部分对象积极地从传播媒介中选择某类信息。被动接受型是指偶尔接触到信息内容,并没有预先形成某种主动接受的意识。例如中医大夫会主动翻阅相关中医药书籍来了解某些药方,这就是主动选择型受传者;一些普通人了解到诸如治疗牙痛的简单小妙招,但却是无意中浏览网上帖子得知的,他们属于被动接受型受传者。

2. 单纯对象型和复杂对象型　单纯对象型是指在接收信息时,从中寻找自己需要的信息,而不会把这些信息传递出去。复杂对象型是指在接收信息的同时,把所得到的信息通过多种渠道散布出去。例如,有些中医爱好者本身就喜欢去学习一些中医知识,并乐于将他们学到的知识告知身边的朋友;或者是当亲身体验到中医对某些疾病的有效治疗效果后,他们会通过微博等传播途径将这些中医方法向社会传播出去。那么这些人便是复杂对象型。相反,一些患者在体验到中医对感冒的有效治疗效果后,他们会在下一次感冒时主动地去看中医,但是却不会对外传播,那么这些人就是单纯对象型。

3. 现实存在型和潜在型受传者　现实存在型主要是指在现实状态下,接收信息并努力付诸行动的受传者。而潜在型受传者是指隐藏在信息传播流程中,未能充分、及时地体现出来或者在适当的时候有可能出现的接收信息的群体。北京电视台的"养生堂"节目是电视健康养生节目的成功范例,据调查显示,"养生堂"54%的观众是45岁以上的中老年观众,那么这一部分人就是现实存在型受传者。但也有可能随着节目影响力的扩大,一部分亚健康的年轻人因听说节目而持续收看节目,那么这一部分人就是潜在型受传者。

市面上有一些中医相关机构提供养生精品班给经济文化水平较高的人群,这就是分众传播的典型。养生精品班依托权威的专家资源,结合高端健康管理和个性化助学服务,秉承"在学习中树立正确的养生观念,在生活中实现健康智慧人生"的理念。在高收入阶层人群中,吸引一批把中医作为爱好的人,向有这些社会影响力的人群持续长期传播中医药文化,让这些人潜移默化地学习并继续传播给更多的人,形成"金字塔"式的传播模式。

电台很多 5~7 点的早间节目都是老年人养生课堂，针对中老年人常发的身体与心理上的病症，从饮食、运动及治疗等多方面提供有效的自我调理养生的信息。这个时间对于学生、上班族来说都是在睡觉或者在上学、上班的路上，而中老年人此时已起床，习惯出门锻炼带着收音机，因此这个时段的电台节目基本上都是为中老年人服务的养生节目和广告。

上海的应象中医学堂在中医的分众传播中进行了很好的受传者定位。它致力于古典中国医学的实践、研究和传播，开展国际国内的中医教育培训，这有别于传统院校的医学课程配置。由于其课程培训的特点，也就决定了其受传者定位为中高端的中医爱好者。也正是这样的受传者定位决定了其传播不能仅靠广告，而是要通过在大公司里开展中医保健讲座来吸引潜在受传者。此外，应象中医学堂另一成功之处在于其将中医学堂与中医诊所完美结合。它先通过开设中医诊所进行诊病积累口碑，从而为之后的中医学堂吸引了很多的中医爱好者，并随着影响力的扩大挖掘了一部分潜在的中医爱好者。

中国的文化发展战略推动世界各地的孔子学院建成，孔子学院作为文化输出的窗口经常会举办体验中华文化的活动，包括汉字、汉服、传统音乐及中医。作为搭载在文化交流平台上的重要元素——中医药文化，在针对外国人特别是非大中华文化圈的西方世界，传播者往往会选择各种丰富生动的技巧来表现中医药文化依旧极强的生命力。外国人根深蒂固的西医观念在接受中医药文化的时候，如果不从实际体验中获得认知，会很难认同中医药源远流长的文化。

伦敦中医孔子学院在 2011 年举办了"中华养生周"活动，巡演队的足迹遍布伦敦 11 个小学，近 1500 名师生观看了演出并体验了中华文化。圣约瑟夫中学副校长凯文说："非常感谢伦敦中医孔子学院的巡演队伍为我们带来的精彩表演。巡演队所到之处充满了雷鸣般的掌声，学生们争先恐后上台来体验中国太极扇和学习中国舞。"养生周巡演包括了太极、太极扇、民族舞蹈等；还加入了中国乐器演奏，如"陶笛""唢呐""葫芦丝"等。此外，巡演的医生还精心设计了方便携带的"温馨养生小贴士"发给英国学生和教师，与大家分享中医养生文化。伦敦中医孔子学院的医生们之后还奔赴伦敦的三个火车站——维多利亚火车站、滑铁卢火车站和培定顿火车站为英国民众提供中医按摩并宣传中华养生，继续推广中华文化，撒播中医养生的种子。

在西方文化里传播中华文化就要特别注意用西方的形式，这就是针对不同的传播对象所总结出来的方式，用受传者易接受的方式搭载传播者要传播的内容，力求达到"天时、地利、人和"的境界。传播讲究的是传播效果，传播技巧也是一切为传播效果服务，因此，中医药文化的海外传播还需要更进一步的实践与总结。

三、大众传播技巧

人际传播、国际传播等传播类型早已有之，但是大众传播却要追溯到报纸的产生。大众传播经历了从报纸、杂志到广播、电视再到网络的快速发展，已逐渐成为众多传播类型中最为重要的一个。

通过大众传播，实现了文化在时间上的传承，同时又打破了知识传播在空间上的束缚，实现了文化在空间上的拓展。大众传播在文化传递上有着不可忽视的作用。但不论是报纸、杂志还是广播、电视、网络，都有独特的优势，却也有不可规避的缺点。因而把握好不同传播媒介的优缺点，对于在大众传播过程中更好地达到传播效果有非常重要的作用。现在很多中医药领域的相关政府机构、企事业单位都开设了门户网站，在宣传中医领域新闻、政策的同时也在传播中医药文化，这也是中医药文化适应新媒体时代要求的有效传播方式。

特别值得关注的是，大众传播实现了信息地球村，我们可以在短时间内接收到海量信息，但同时也面临着各种困境：海量信息中良莠不齐、真假难辨；大量的信息可能会使真正对受传者有用的信息淹没其中。因此，在大众传播中做好其的传播技巧就格外重要。做好把关人更多的是强调其对信息的编辑能力。我们看到很多门户网站都设有健康、中医等频道，但这样的网站良莠不齐，如何保持这些门户网站中中医知识的真实性、可靠性、权威性，这就又要考验各个网站在大众传播中作为把关人的能力。

四、通用传播技巧

在不同的传播类型中，传播者虽然应使用不同的传播技巧，但综合来看却有很多共同的通用传播技巧。

1. 综合古今中外，传播技巧类型大致如下。

（1）组构技巧　明示法和暗示法，首位法和新奇法，详论法和略论法，立论法和驳论法。

（2）论证技巧　引证法、印证法，比喻法（直喻法、隐喻法、讽喻法），假借法，比较法（对立比较法、类似比较法、横向比较法、纵向比较法），逆证法（反证法、独证法、归谬法）。

（3）鼓动技巧　赞扬法、批评法、情感激励法、理性分析法、角色扮演法、号召从众法。

（4）传递技巧　多说法、沉默法。

（5）抗御技巧　滋补法（经常性的滋补法和集中性的滋补法），接种法（主动法、被动法）。

2. 我们着重分析一些常用的中医传播技巧。

（1）明示法和暗示法　明示法是指传播者直截了当地介绍自己的传播意图和观点，公开表达自己对传播内容的态度。明示法是为了让受传者尽快地同传播者在意图上达到一致。明示法的基础是通过证明、逻辑推理等手段试图取得受传者的认同。

暗示法是指传播者仅提供材料信息，让受传者在没有察觉的情况下将信息传递给受传者，让受传者独自做出结论。暗示法的基础是通过直接移植心理状态的途径而在受传者身上发生作用。

在中医药文化讲堂上我们就需要运用明示法，清楚明白地传达所要宣讲的内容，让受传者很清楚明白地获取信息。北京中医药大学诊断学博士罗大伦在"百家讲坛"主讲"大国医"，讲述的是在中国几千年的历史中很多著名的医德医术兼备的中医大家的传奇故事。为普及传统中医深奥的医理，他还在博客上写中医大家的故事，开创了在网络语境中把"中医故事化"地贴出去、传开来的先河。用中医大家的故事直接传播中医精神，是明示法的一种途径。

暗示法的运用则在一些中医书籍、学术论文中，用批判的角度看待西医学中的过度医疗、后遗症等，是从反面角度来暗示西医的不足之处，而中医能够弥补。例如西医中抗生素过量应用、放化疗副作用太大、手术治疗本身具有危险性，这些西医的不足正好能突出中医的特色。中医是以系统调理为主，讲究阴阳平衡，治疗时间相对较长，不会出现上述西医出现的问题。

（2）**恐惧诉求法**　在信息传播活动中另一种常用的传播技巧是恐惧诉求法。"恐惧诉求"是指传播者试图通过带有较强恐惧色彩的媒介信息向受传者进行劝服的一种技巧。这种方法会唤起人们的危机意识和紧张心理，促使他们的态度和行为向一定方向发生转变。

恐惧诉求法对事物利害关系的强调可以最大限度地引起人们的注意，促使他们加强对特定传播内容的关注。它所造成的紧迫感可促使人们立即行动。但是由于恐惧诉求法主要是通过刺激人们的恐惧心理来追求特定的效果，这样就会给受传者带来一定的心理不适。如果不能很好地把握住"度"，容易引起自发的防卫性反应，产生适得其反的传播效果。

恐惧诉求法在中医传播中可以被巧妙地使用。例如历史上有名的蔡桓公讳疾忌医，扁鹊三劝蔡桓公"君有疾在腠理，不治将恐深""君之病在肌肤，不治将益深""君之病在肠胃，不治将益深"，蔡桓公都不听信扁鹊的警告，一点都不注意；最后"在骨髓，司命之所属，无奈何也"，病入膏肓，无药可治。扁鹊在面对蔡桓公时就是在运用"恐惧诉求法"，无奈蔡桓公心病比身病更难治。

国民党时期四大家族之一的陈氏兄弟陈果夫和陈立夫，在去台湾后，陈果夫患上心脏病，年仅 60 岁即去世，这给同样身患糖尿病、高血压、心脏病的弟弟陈立夫极大的打击。于是陈立夫潜心研究中医药文化，钻研养生之道，在台湾创立"中国医药学院"，开始研究中医，并有专著面世。20 世纪 90 年代，他对自己基于中国传统医学和儒家学说的养生之道，第一次做了概括，这便是："养身在动，养心在静。"正是因为亲哥哥病逝的冲击，让陈立夫认识到中医养生的重要性，大力促进台湾中医药事业的发展，推进海峡两岸中医药学术交流，被誉为台湾中医药事业的"守护神"。

（3）**理智型劝服和情感型劝服**　情感诉求是指在传播活动中结合特定的传播内容和传播环境等因素，营造某种气氛，向受传者传递一些能使之感到亲切、关心、温暖的信息，以此拉近传受双方的感情距离，谋求特定的传播效果，即情感型劝服。

与情感诉求相对应的另一种传播策略是理性诉求，即通过冷静地摆事实、讲道理，运用逻辑推理和判断的理性力量来达到说服的目的，即理智型劝服。

一般来说，对文化程度偏低的普通受传者、女性、对所分析问题漠不关心者适合使用情感诉求。相反，对有较高知识层次的受传者、对所分析问题兴趣很浓者，适合使用理性诉求。电视节目"养生堂"充分利用了理智型劝服和情感型劝服技巧，详细分析见"传播技巧的应用"。

（4）**反复法** 传播的反复法是指传播者通过不同的传播媒介和途径，对同一主题的信息，从多种维度、多个层面进行引导性传播，以期取得预期的传播效果。在信息传播中包含着重复的因素，但是反复不是单调枯燥、一成不变地传递同一主题的信息，而是通过变化多样的方式传递同一主题的信息。因此信息传播中的反复，既有同一主题的重复，又有不同形式和途径的变化，这样就可以避免引发受传者心理上的反感，起到加强印象的积极效果。

"收礼只收脑白金""送礼只送脑白金"成为近年最为震动老百姓耳膜的广告语。脑白金广告 2002 年、2003 年连续两年蝉联"中国十大恶俗广告"之首，然而近年脑白金的销售量一直稳居保健礼品类商品老大的地位。

一个产品或品牌被喜欢并不因为它确实太好了，而是因为它让人产生"认识和熟悉"的愉悦感。在这种参与度情况下，消费者会相信广告中多次重复的东西是真实的，仅仅是因为其经常被重复。

第三节 传播技巧的应用

掌握和运用中医传播技巧的目的不是追求形式的美，而在于求得对中医传播内容的简洁、清晰、生动和完整的表达，在于取得最好的传播效果。

一、如何掌握

1. 研读理论打基础 中医传播理论是一种高于事实、"鸟瞰"事实的概括和总结，或者说，这是一种从传播活动的无数事实中抽象出来的、保持事实本来面貌的较为系统的思想认识，也是一门有独立完整结构的并从属于传播实践的知识集结和科学体系。因此，它对中医传播实践包括传播技巧的运用具有指导规范的作用。

中医传播学是从中医学、传播学两方面研究的。不论中医学还是传播学，想要实践中医传播学就要两方面都研读学习。要想传播中医药文化就必须深谙中医的理论知识体系，就像是要传播健康养生之道，传播者自身就要懂得养生保健知识。同理，要想有效地达到其传播效果，就应研读传播学的基础理论，学习和掌握前人的传播技巧。这两者是相互依存、缺一不可的。

2. 关注传播新动态 中医传播技巧虽然有其一定的稳定性，例如医患之间的口碑相传、中医的"望闻问切四诊法"，即所谓的万变不离其宗，但中医传播技巧也会与时俱进，具有创新性，在原有的基础之上新方式层出不穷。特别是在新媒介蓬勃发展的今天，传播领域正面临着不断有新方式、新技巧、新动态的出现，来吸引越来越免疫的受传者。微博成为网络新媒介蓬勃发展的新平台，让中医药文化的传播有了更为简洁、快捷的传播平台。与之前专门的中医药文化传播网站千字左右的小品文相比，微博每天用 140 字传递一个健康养生信息，每天解决一些网民的小毛病，每天发布一条中医历史，大量的转发与评论，能让更多的人分享中医药文化。

因此，想要更好地获取中医传播技巧，就要在平时广泛关注传播的新动态，并且理性分析加以利用。

3. 积极实践多留心　传播技巧是在整个理论性很强的传播学中具有实践性的部分，想要掌握好传播技巧不仅要多看多关注，还要投入到实践中去。不同的传播学课本里，有不同的传播技巧分类和定义，就像一千个读者有一千个哈姆雷特，所以各种各样的传播技巧在一本书里是说不尽道不完的。平时就要深入到传播中医药文化中去，在实践中自我创新与总结，才能切身体会到传播技巧并牢牢掌握。同时因为传播方法的多种多样，我们要在实践中总结出最适合自己传播目的的传播技巧及多种传播技巧不同形式的组合。

总之，学习和掌握传播技巧不是一朝一夕、一蹴而就的事情，也不是从单一途径就能彻底解决的事情，必须坚持不懈，持之以恒。

二、运用原则

1. 围绕内容服务　在中医传播活动中，不但要有真实新鲜、丰富生动的内容，还要有一定恰当的技巧，否则内容无法得到很好的表现和有效的传播。这就要求将中医传播技巧和内容很好地结合起来，让技巧恰当地为表现内容、论证观点服务，而不要离开内容、玩弄技巧。内容是主干，技巧是枝叶。没有技巧的内容只能是干瘪的说教，离开内容的技巧只能是文字游戏和形式主义。

2. 反映谋略意图　如果某一讯息的传播与某一传播谋略存在着内在联系和互补关系，那么传播技巧的运用就应该很好地反映传播谋略的总体构想和意图，即应该为谋略实施服务、与谋略意图吻合，而不应与谋略若即若离，甚至背道而驰。一个与谋略相违背的传播技巧，往往会牵一发而动全身，招致满盘皆输。

国家主席习近平在 2010 年 6 月 20 日出席皇家墨尔本理工大学中医孔子学院授牌仪式时强调："中医药学凝聚着深邃的哲学智慧和中华民族几千年的健康养生理念及其实践经验，是中国古代科学的瑰宝，也是打开中华文明宝库的钥匙。深入研究和科学总结中医药学对丰富世界医学事业、推进生命科学研究具有积极意义。"中医药文化的传播与国家文化国际传播的谋略是一致的，是国家利益的一部分，在大力发展文化产业的号召下，中医药文化是打开对外传播的一枚非常重要的棋子。

《东医宝鉴》是韩国古代医药学史上的著作，作者是朝鲜宣祖及光海君时代的许浚。该书于光海君二年（1610 年）撰成，3 年后（光海君五年）（1613 年）正式刊行。《东医宝鉴》2009 年 7 月 31 日成为世界上第一部被列入联合国教科文组织世界记忆遗产名录的医学著作。除了启动注册申请之外，韩国政府还编纂新的《东医宝鉴》，举办"许浚博览会"，建立以韩国医学为主题的公园旅游项目。另外，韩国保健福利部表示："纪念项目的重点是重新回顾《东医宝鉴》的历史意义和内容，并将民族医药——韩医学培养成为世界性品牌。"包括《东医宝鉴》在内韩国已有 7 项世界记忆遗产。这一数量在亚洲国家中居首位，世界排名第六。

韩国积极挖掘及保护文化遗产价值也是国家文化传播的重要战略，所谓"民族的就是世界的"，因此为了国家利益的传播技巧一定要与谋略意图一致。其实《东医宝鉴》是转抄引述我国明末之前八十余种中医药典籍的图书，原书以汉语写成，而此书另外所引述的两本朝鲜人的著作《医方类聚》与《乡药集成方》也均是介绍中医的书籍。其中《医方类聚》是仿中国医学古籍《太平圣惠方》编写的，参考了中国医典一百多部；《乡药集成方》则是仿照当时中国本草的体例，对朝鲜的本地药材进行介绍，除名称标注本地名称外，其余所载药性均依照中医观点。因此《东医宝鉴》在这里只是作为传播技巧成功应用来举例，对内容本身值不涉及评价。

3. 针对受传者要求　不同的传播技巧指向不同的受传者，不同的受传者对传播技巧也有各自的要求。因此有针对性地运用传播技巧可以大大提高传播效果。要根据不同受传者的特点、需要、兴趣、习惯及文化程度等情况有针对性地运用不同的传播技巧，使传播能为不同的受传者所喜爱和接受。

所谓面对不同受传者要用不同的传播技巧，例如现在政府卫生系统推动的"西医学习中医"培训班，是让更多的西医通过脱产或在职培训，被培养成为掌握中医药基础理论和诊疗方法、能熟练运用中西医两种方法的中西医结合人才。在面对西医学员，传播者讲课的方式会与通常对中医学员讲课方式不一样。这是为了让已经接受西医系统学习过的受传者，更有效率地接受中医的必要手段。

4. 灵活适度运用　在中医传播活动中，传播者绝不要为一两种用熟的技巧或传统的技巧所束缚，而要注意灵活地综合运用多种技巧和不断创新技术来表现和彰显内容，使其成为相辅相成、相互配合的艺术整体。凡事有度，技巧要适度、适时使用，讲究"天时、地利、人和"。所谓的适度使用，特别在传播的时候，要懂得点到为止，既让受传者卸下心理防备，又留下良好印象。

5. 多种方法组合、多媒介渠道使用　传播技巧的多样性决定了传播技巧的实际使用不可能单一，多种手段配合使用，让传播的方式更加"润物细无声"，让受传者在无形中接受传播的内容而且站在认同的一方。同时现今新媒体发展，媒介渠道的多样性与传播技巧的多样性相结合是大势所趋，媒介的无处不在让中医传播更加便利。网络新媒体的不断推陈出新，让中医的传播渠道越来越多。网上预约门诊、报名养生学堂、在线中医药文化课堂视频、各种中医传统常见药方……我们能在网上找到越来越多的有关中医的东西，受传者可以自由索取，让中医药文化变得更加便利和普及。生活里的中医元素随处可见，触手可及。同时也给传播技巧的技术性提出了更高的要求，这就让我们不得不对传播者自身的素质有了更高的期待，要不断融合发展才能达到更好的传播效果。

三、中医药文化传播中的传播技巧应用

（一）中医药文化传播中成功应用传播技巧的案例及分析

1. "养生堂"　北京电视台科教中心于 2009 年推出大型日播养生栏目"养生堂"，后于 2011 年进行全新改版，移师北京卫视。该节目以"传播养生之道、传授养生之术"为栏目宗旨。中医承载了中华上下五千年人们的智慧，中医知识对于普通人群来

说是晦涩难懂的。在 21 世纪的今天，在众多中医药文化传播方式中，中医药文化在一定程度上是通过运用中医原理指导人们进行养生保健传播的。这也催生了一种便于普通人群最简单了解中医的方式——电视养生节目。"养生堂"在众多电视健康养生节目中脱颖而出，潜移默化地影响了一部分人的生活。

"养生堂"的成功从其收视率便可知晓。2011 年"养生堂"栏目在全国 35 个城市中的平均收视率为 0.50%，与 2010 年同时段相比，提升幅度高达 256%，牢牢占据省级卫视同时段第一的位置，收视率最高达到 0.85%。至 2018 年，"养生堂"的收视率最高已突破 3%。

"养生堂"节目的成功在于其在节目中分众传播、人际传播、大众传播技巧的成功运用，以及抛弃恐惧诉求法转向情感型劝服法的运用。但节目取得成功的最基础前提是节目的权威性和可信度，为节目赢得了忠实观众。在传播过程中，传播者的专业知识水平、所处的职位、拥有的经验都是受传者在心目中对其权威性判断的依据。"养生堂"节目组在 2011 年 1 月改版前，特别成立了北京卫视健康节目专家顾问团，由中华医学会各专业委员会主任委员、原卫生部等各级卫生主管部门领导组成，顾问团是"养生堂"最权威的专业指导机构。节目聘请的嘉宾囊括了院士、国医大师、国家级名老中医等专家，极好地树立了节目的权威性。

"养生堂"进行了精准的节目受传者定位——中老年人群，而事实上这类人群也是节目现实存在受传者。据调查显示，其观众中 54% 是 45 岁以上的中老年人，53% 以上为高中以下学历。但节目影响力目前逐渐扩大，一部分处于亚健康状态的年轻人也有可能因听说节目而持续收看节目，那么这一部分人就是潜在型受传者。"养生堂"节目对传播机遇的把握也是恰到好处，这体现在播出时段上。节目在北京卫视的播出时间是 17：25—18：17，时间段符合中老年观众的节目受传者定位。节目每期设定一个专门的主题，围绕一个主题进行探讨，如治头痛、讲排毒。此外，"养生堂"很好地利用了大众传播媒介——电视、网络，通过网上视频的上传弥补了电视媒体的弱势，又扩大了节目的宣传范围。

"养生堂"采用了情感型劝服法，将晦涩难懂的中医理论知识进行感性的传递。2011 年 11 月 2 日播出的"护心有'膏'招"，为了让观众形象地感知心脏每天承载 7.56 吨的负荷量，节目一开始便以一辆中型卡车的负重来比拟，从而让观众认识到心脏的重要性。节目中时常穿插与现场观众的提问互动，营造了一种和谐气氛，拉近了传受双方的感情距离。这种用情感型劝服法代替恐惧诉求法的方式能减少受传者的心理不适。也正是"养生堂"节目对这些传播技巧的精心运用，为其有效地传播中医知识、健康知识提供了前提。

2. 健康传播　健康传播就是以大众传媒为信道来传递与健康相关的资讯以预防疾病、促进健康。它是以传播为主轴，借由四个不同的传递层次将健康相关的内容发散出去的行为。这四个层次是自我个体传播、人际传播、组织传播和大众传播。在自我个体的层次，如个人的生理、心理健康状况；在人际层次，如医患关系、医生与患者家属的关系；在组织层次，如医院与患者的关系、医护人员的在职训练；在大众层次，如媒介议题设置、媒介与受传者的关系等都属于健康传播。正因中医原理、技术难以被大众所掌握，在现代，中医在另一方面借助健康传播这一简单易懂的途径传播其理论。

传统媒体方面，已有很多成熟的健康养生杂志和相关书籍。在电视媒体方面，各大卫视制作了各个种类的健康养生节目，传播健康之道。将中医一些晦涩难懂的理论通过老百姓提问、专家解读的方式呈现出来。互联网方面，各大门户网站都有专门的健康频道，提供饮食养生、中医养生等服务。例如凤凰网、新浪网就有专门的中医频道，内容涵盖了中医医药前沿新闻、中医保健、中医历史文化等内容。另外，手机这类移动媒体方面，订阅的手机报中也会有一些实用的生活养生保健小知识，例如"治夏天上火最有效的4种中成药"。

健康传播随着影响力的扩大而逐渐专业化。健康传播和中医传播的内容有重合之处，但二者却不存在完全的一方包含另一方的关系。健康传播在长期理论发展、实践进步中也给中医传播提供了很多关于技巧的建议。例如，通过新媒体进行的健康传播涉及的首要问题便是信息的杂乱和真伪，因而媒体向社会进行健康传播时一定要进行筛选及合理编辑，从而合理地发挥媒体在健康传播中的作用。

（二）中医药文化传播中关于传播技巧应用的建议

目前中医药文化在通过大众传媒进行传播时，对微博等新兴载体的利用度还不高。网络是较电视更新的媒介，但目前中医对网络的较好利用也主要集中在各大门户网站的中医或健康频道、中医各自的官方网站，对其他网络载体利用不足。

据《2020年微博用户发展报告》显示，2020年9月，微博月活跃用户5.11亿，日活跃用户2.24亿，其中"90后"占48%，"00后"占30%，两个年龄段总的占比接近80%，微博用户呈现年轻化趋势。微博借着21世纪中国智能手机的快速发展，实现了其在网络和手机的完美结合。微博的传播方式不同于传统广播的线性传播。作为新媒体时代下的新生流行事物——微博的传播方式是一种突破。微博用户选择了关注对象之后，被关注的人并不认识关注他的人，但是其更新的信息会被关注他的人知晓，所以微博用户之间是一种"背对脸"的陪伴式存在。这是一种带有开放性和跟随性的传播互动新方式。开放性指的是用户可以随意选择关注对象，而跟随性则是可以时刻获得关注对象的更新信息。

中医传播可以借助微博这一平台作为另一种传播媒介，通过注册中医养生类的账号来实时更新养生健康小妙招。由于快节奏的生活方式，长篇作品已不适宜人们的生活，越来越多的人倾向中短篇的阅读长度。碎片化的作品不仅在被打断之后还可以继续读下去，对之后的阅读不产生任何影响，又可以在最短的时间内满足人们对最大信息量的需求。这就使中医通过微博的传播较之通过门户网站的传播，不仅更加方便，而且更符合现代人的阅读习惯。目前很多中医类型的短期培训课程都很昂贵，很多人都负担不起，而微博是一种草根文化现象，通过微博可以实现普通群众和中医专家的"对话"。

当然，中医如果想要走出中国，获得世界范围内的认可，需要的时间还很长，最主要的原因在于中西医的文化认同还有很大差异。例如中西医对治疗疾病的认识就有很大的不同。西医认为某种疾病的发生是病毒导致的，所以其对疾病的认识和治疗都着眼于疾病本身，所谓"对病下药"。而中医对疾病的认识是在经络和气血的基础上，他们认为即使是来自致病微生物等外来因素伤害，也必须通过破坏人体自身的功能，才能诱发疾病，所以中医的治疗是"对人下药"。因而如果中医要想在海外有效地传播，首先就必须让外国人了解中国的中医药文化、认同中国的中医治疗理论。

在全球传播中医药文化，也要扬长避短。举个例子，中医的语言是集医学性、哲学性为一体的，而西方则不然。例如"阴阳""虚实"这些哲学上的词语是中医医学用语中的常见词。这样的词语表达虽然不易懂，但也有优势存在。例如"失荣"一词在西医中相当于西医的颈部原发性恶性肿瘤，但和西医的这种语言表达相比，中医的这种表达是委婉易于接受的。但中医语言诗化、视觉化表达的优势在中医药文化传播中并没有被完全地利用，尚可被进一步发掘使用。

【思考题】

1. 如果把你的家人作为中医药的受传者，你会把他们分成哪几种类型？为什么？

2. 在"扁鹊见蔡桓公"的典故中，扁鹊采用了哪种传播技巧？如果是你，你会用哪种方式劝服蔡桓公？

3. 在你接触的中医医案中，有哪些给你留下的印象最深？其中蕴含的传播技巧是什么？

第二十一章　常用传播技能

第一节　中医药科普幻灯创意与制作

现代信息传播已进入多媒体时代，在演讲时受众已不满足于简单枯燥的文字显示，他们对文字与画面及视频、音频进行有机结合的多媒体演示越来越感兴趣。在演讲中借助 PPT 的演示，不仅可让观众更清楚演讲者想表达的内容，也能随时了解整个演讲的进程。而演讲者也希望自己的演讲能够以更加生动的视听效果影响和打动受众，从而获得最佳的传播效果，因此必须借助电脑多媒体的演示来实现。

美国微软公司集成在 Office 办公软件中的 Powerpoint（简称 PPT）是应用最为广泛的一个多媒体演示软件，通过该软件可以实现我们的各种创意和生动的演示。制作高水平的 PPT，能够大大地提升演讲效果，帮助受众更容易接收演讲者传播的信息，这比单纯的语音报告能够给人更深刻的印象。

那么，如何来制作一个具有中医药专业水准的 PPT 呢？由于该软件的功能十分强大，制作 PPT 的具体方法和技巧的内容也很多，难以在此详细介绍，以下仅从创意和制作的基本流程做简要介绍。

一、明确目的

我们必须明确演讲的目的、意义和主办方期望达到的效果，还要了解受众的文化与专业背景、有何需求、演讲时间等必要的基础信息。这样我们在准备文案时，才能有的放矢，在内容的选择上针对性强，在语言表达上能够顺利沟通，还可适当地将受众的特性和需求设计进 PPT 中，以增加与受众的互动。

二、准备素材

在制作 PPT 之前，要做好收集和积累素材的前期准备。PPT 包含有片头或封面、目录、图片页、图表页、文字页、图文混排页、标题页、封底、片尾等基本结构，但针对具体某一个 PPT 来说，不一定各种形式的素材都同时使用。中医药 PPT 作为一种科学学术性的性质，可以文字、图片为主，适当增加一些图表、动画、声音、影片等。

1. 文字整理　首先必须将需要演讲的内容进行书面文字整理。一种是利用现存文稿进行改编整理，使其成为一篇适合演讲的文稿。另一种是根据演讲任务进行重新撰写。

在定稿后，要以 PPT 每个画面为单元对文稿进行分割，也就是一个文字段落对应一个 PPT 画面，这便于在制作每一个 PPT 画面时进行页面创意和文字布局。

2. 图片与多媒体素材的积累　可利用自己拍摄的图片和记录的录音、录像等素材，也可以从网上收集一些图片和多媒体等素材，但要注意不要涉嫌侵犯版权。

很多情况下，图片不能直接使用，最好经过图片处理，例如调整图片的大小、亮度、对比度、色彩，剪裁图片，修整图片上的瑕疵等基础处理。为了实现较好的表现力，还必须根据文字内容的意境进行创意，可将若干张图片进行艺术性组合设计，创作出一幅能够恰当体现演讲内容的配图。必须尽量选择清晰度高的图片素材，不能照搬网上分辨率很低的图片，否则画面会给人一种粗糙的感觉。

以上工作不一定要等到全部准备就绪后才开始排版，很多情况下是在每个 PPT 画面进行排版时，一边理解文字内容，一边考虑图片的设计和创意。

三、设计版式

1. 确定版面风格　版面规格、设计风格、主色调、文字大小与字体等基本元素的规范。例如，主标题、小标题、章节，以及正文的字体、大小、色彩、特效等都必须统一安排。标题的文字必须简洁明了，甚至在很多画面可以使用 2~5 个字的关键词或词组，可达到更强的视觉效果。除非必须引用不可选摘的原文，要尽量减少繁多的正文在画面上堆积。

中医药幻灯片在画面上，最好适当地加入一些代表中国传统文化的元素，在色彩上可倾向于具有中国风格的红、黄等暖色调，也可根据内容的不同，选择多样色彩。例如技术性强的 PPT 可选择蓝色，天然药用植物可选择绿色，女性内容可选择粉色、紫色等色彩。

2. 制作幻灯片母版　幻灯片母版是一个在所有画面上都可看得见的图文页面，也就是要通过幻灯片母版来统一整个 PPT 的风格。幻灯片母版包括有需要在每个画面出现的图片、文字。但需要注意的是，这些基本元素在画面上的大小、位置、色彩、亮度、对比度，都不宜太显眼，必须避免其喧宾夺主，还必须留出较大的面积供每个画面的图文使用。

3. 恰当配图　要根据内容来确定图片的选择，有些内容需要具有强烈视觉冲击力的图片，有些又需要含蓄雅致的图片，不管哪种风格的图片都必须最恰当地展示和诠释文字内容，要尽量给人留下深刻的印象，而不能为了一味地追求视觉刺激而图不达意，甚至哗众取宠。

4. 使用动画效果　除了中医科普类演讲以外，中医学术方面的 PPT，要尽量少用动画，更不能滥用动画。即使是科普演讲的动画，也不宜使用过多。否则整个画面到处都在跳跃，容易扰乱受众的视线和分散受众的注意力。

四、图文排版

图文排版就是将准备好的各种图文素材编排到画面上去。最常见的主要有以下几种类型。

1. 标准型　这是一种最基本的版式。按照人们认识的心理顺序和思维活动的逻辑顺序，能够产生良好阅读效果的自上而下的排列顺序，即图片、图表、标题、说明文、标志图形等。PPT软件中有很多此类型的模板。

2. 左图型 这是一种将图片安排在画面左边的版式，可使左侧图片与右侧文字形成强有力的对比，使受众先接收左侧的图片信息，然后再阅读右侧的文字，可产生逐渐加深理解的效果。

3. 右图型 这是一种将图片安排在画面右边的版式，可使右侧图片与左侧文字形成强有力的对比。这种方式正好与左图型相反，可以让受众先阅读左侧的文字，然后再欣赏右侧图片，可逐渐增强想象的作用。

4. 斜线型 在构图时将全部构成要素向右或左进行适当倾斜，造成上下流动的视觉效果，使画面产生动感。在排列文字时要注意版面的平衡。

5. 圆图型 用正圆或半圆的图片或实物照片构成画面的视觉中心，并在此基础上自然地排列少量文字，可构成一种平衡感，也可借助文字的排列来产生一种动感。

6. 中轴型 将画面主要的构成元素排在中线上，从而形成一种平衡对称的构成。文字排在中线的两侧，可起一种平衡作用。根据视觉流程的规律，在设计时要把诉求重点放在左上方或右下方。

7. 方格型 将版面部分或全部分割成若干个图文方块背景底图，可产生信息量丰富、跳跃的效果。此种类型须注意这些背景底图与主图片和文字的对比关系，如处理不好就可能形成杂乱的版面效果。

每个画面的图片、符号和文字等元素及页面的转换，都可适当设计一些动画效果，使演示效果更加生动有趣。

五、预演修改

画面排版完成后，可一边预演播放，一边进行调整修改。特别需要注意对一些动画的效果、顺序进行检测并及时修改。

六、打包演示

如需要在其他电脑演示使用，在预演合格后，可进行打包输出。打包可将PPT中使用的字体，整合到PPT文件中，以方便使用。PPT高版本制作的文件，虽然在低版本中能打开，但往往不能完美地实现所有动画功能或图文在画面上错位。因此，还需注意在保存时选择适当的PPT版本。

第二节 中医药科普演讲

中医药科普演讲是面向公众，以有声语言为主要手段，以肢体语言、PPT等为辅助手段，通俗地介绍中医药健康理念、科普知识的一种语言类传播活动。在这个传播过程中，要尽量发挥语言艺术的作用，吸引受众能够饶有兴趣地专心听讲，并使其在思想和知识上有所收获。

在演讲前做准备时，首先要明确面对的受众具有什么样的文化与专业背景、希望有什么收获、演讲时间等必要的基础信息，这样才能有针对性地准备演讲内容和文案，以实现与受众的最佳沟通效果。也就是说，必须站在受众的角度去构架演讲信息，并采用受众更容易接受的说理方式和情感交流方式进行交流，才可能使信息交流更加通畅，甚至产生积极的互动和共鸣。

在演讲活动中，全场受众的眼光全部集中在演讲者身上，演讲者的一言一行、一举一动，都会影响大家的情绪。因此，演讲者必须克服当众说话的惧怕心理，要注意保持镇静从容、落落大方、胸有成竹的状态。

在演讲结束时，可进行简要的总结，帮助刚刚接受了大量信息的受众梳理一下头脑中的信息，使其能够产生更深刻的印象。

一、选题原则

1. 现实意义　根据社会上有关健康方面的热点问题和发展趋势来选择，以满足现实需要，可望产生积极的社会效益。

2. 受众需求　根据受众群的主要需求选择，有的放矢，针对性强，解决实际的健康问题，为受众带来健康实惠。

3. 业务专长　根据自己熟悉和确有深入研究的专业领域中具有广泛性和前沿性的问题进行选择，这样容易让受众更加信服。

4. 时间场合　根据演讲的时间和场合进行内容的取舍，使演讲过程中所传递出去的信息量恰到好处，内容也更加贴切。

二、演讲稿架构

在演讲前必须创作一个演讲稿。一般可以先定好演讲主题，再进行创作。创作完成后，反过来再审视演讲题目，进行必要的调整、修改或重新设计。也可以先不设计演讲题目，等到内容创作完成后，再来设计演讲题目。

1. 题目独特　演讲题目是吸引受众的第一信息。在整个创作过程中都必须十分重视演讲题目的设计，最好要有一定的创意，能够通过短短的几个或十几个字迅速抓住受众的心。

2. 结构清晰　演讲稿的结构不能按照通常论文的结构编写，要有清晰、层层递进、简洁明了的逻辑结构。要十分重视开场白的设计，特别是开场 5 分钟传递的信息，是能否迅速激发现场受众兴奋情绪的关键。要找准论点，恰当应用论据，生动演绎，最后得到能够以理服人的结论，并阐明自己的观点和立场。

3. 话题集中　一般演讲时间都很有限，必须将话题集中，将问题讲清讲透，最好不要超过三个话题，要尽量给受传者留下深刻的印象。

4. 内容正确　在演讲中向受众传递的中医药科学文化方面的思想、观念和知识，必须正确解读和准确介绍，不能宣扬迷信和不实的东西。

5. 语言生动　演讲稿的语言表达要流畅自然，生动鲜活，通俗易懂，条理清晰，深入浅出。要灵活恰当地利用典型案例，将案例变成故事讲给受众听，这是大众传播中最有效的一种方法。

6. 观点鲜明 必须清晰明确地表达自己的思想、观点和主张，不可似是而非、模棱两可。

7. 受众获益 从演讲稿的构思和撰写开始，就必须时刻站在受众的角度进行思考，一切从满足受众对中医药科普知识的需求出发。要尽量引起受众在思想观念上的共鸣、启迪和思考，让受众获得更多的可操作性的科普健康知识。

三、演讲现场

1. 准备 了解主办方的目的和希望达到的效果，以及受众的需求、文化素质和专业背景。对演讲中必然涉及的开场白、立论、案例、语言、音调、表情、肢体动作、鼓动、辩论、幽默、反驳、结束语等，最好在演讲前就要有所考虑，并进行具体准备。

2. 场地 面向公众的演讲，由于场地不可能都像学校教室那样安静有秩序，因此要有敢于在受众流动、嘈杂甚至混乱的不同场地演讲的思想准备，要根据不同的场地采取不同的演讲态度，以适应场地状态。例如，安静的场地可以将语气放平和一些，在嘈杂的环境就必须将声音提高、节奏加快一些。

3. 服饰 做中医药科普演讲时，演讲者的着装应尽量庄重整洁，最好身着中式服装，这样可以从服饰上增加中国文化元素和气氛。

4. 话语 演讲者讲话的音量、语气、节奏和腔调都直接影响着演讲效果。演讲者的发声是天生的，但语言表达风格可以通过不断训练进行调整，形成平和从容、娓娓道来、慷慨激昂、抑扬顿挫等不同的语言气质。一般来讲，在开场几分钟要根据开场白的内容，采取相应的语言表达方式，以迅速吸引住受众。

5. 表情 演讲者的脸部表情要根据演讲内容进行相应的变化，但最基本的是要学会调节和控制自己的情绪，要给人自信、从容、大方的印象，不能给人紧张、畏畏缩缩、慌乱的感觉。

6. 眼神 眼睛是心灵的窗口。演讲者在演讲中要注意保持一种亲切、热情、温和的眼神，要学会用眼神与受众交流。如果是在有很多人参与的大型场地演讲，即使看不清楚受众的面孔，但也要保持眼睛平视前方，并自然地不断向每个角落扫视，让各个方位的受众都能感受到演讲者与他们的实时交流。

7. 肢体 演讲者的身体姿势要尽量放轻松，不要有笨拙僵硬的姿势，肢体语言不宜动作过大，可以结合演讲内容适当做出一些手势。例如有的人习惯在演讲时将一只手插入口袋，另一只手握麦克风。平时可以结合太极拳等武术和导引进行练习。

第三节 中医博客创作方法

"博客"一词是从英文单词 blog 音译而来，它是一种方便快捷地发表自己观点、拥有庞大的网络受众群体、具有较强互动性的多媒体网络传播平台，主要以网页日志的形式发表文章，受众可对其进行评论。博客为中医药文化传播提供了一个新的媒介平台，给中医药文化传播活动增添了新的活力。

什么是中医博客呢？中医博客是利用博客媒体平台，传播中医药文化、宣传中医药健康理念、普及中医药养生和治病知识的一种健康科技类博客。

近年来，不少中医药专家虽然陆续开设了自己的博客，但中医药界对博客的传播价值还没有真正的认识，普遍存在着未能用好、用活博客语言的表现方式，因此难以引起网友关注，也就达不到有效传播的目的。本文通过对中医博客的价值、传播规律进行深入研究，总结出中医博客的创作方法和操作技巧，使中医药专家能够更加得心应手地利用博客传播中医药文化，一方面促进中医学术的创新发展，另一方面使大众从中医药文化知识中获得健康实惠。

一、中医博客的传播价值与传播方式

中医药是中国人发明创造的一种医药科学健康知识体系，在上千年的发展历史中为中华民族的繁衍昌盛做出过巨大贡献，至今仍然发挥着不可替代的作用，是具有中国特色的医药卫生事业的重要组成部分。大力弘扬中医药文化、促进中医药科学技术发展、广泛普及中医药养生防病治病知识，不仅有助于提高民众的健康生活素质，而且也有助于提升国家文化软实力，为中华民族复兴和建设和谐社会贡献力量。因此，在人类进入信息时代的今天，不能再有"酒香不怕巷子深"的陈旧观念，要主动积极地学习和充分地运用现代最先进的、影响最广泛的一切传播方式来传播中医药文化。

1. 中医博客的传播价值 2009年2月《自然》杂志发表社论《写博客是个好事情》。该文认为博客将有利于调动起科学家的研究参与热情，通过同行对博客的讨论和评议，可以发现问题，纠正文章错误。Yahoo搜索资深副总裁谢韦纳指出："现在是创造和出版个人媒体的时代。"美国著名科学作家米切尔·沃尔德罗普认为科学博客可以大幅提高科研效率，他说："第一代万维网技术曾使零售业和信息搜索方式发生了巨大变革，被称为Web 2.0的第二代网络技术则以博客、标签功能和互联网社交等新特征为基础。它的飞速发展使互联网的应用更加广泛——人们不仅可以浏览在线信息，还可以发布、编辑在线信息，并围绕这些信息开展合作，推动新闻报道、商品促销乃至政治活动的发展，在这些传统事业中催生出全新理念和运作方式。"

中医博客承担着传播中医药科学文化的重任，主要传播中医药学术、科普、文化等方面的信息，属于科学博客和文化博客的范畴。中医药专业人员利用博客这种新兴传播媒介，既可以将自己掌握的中医药信息向同行和网友传播，也可以通过博客进行自我宣传，向中医药同行表达自己的学术主张，向广大患者展示自己的临床能力和介绍自己的诊疗技术。

2. 中医博客的传播方式 中医博客的传播方式与传统的新闻信息传播相比，减少了编辑、校对、审稿等环节，主要由以下几个环节组成：博主（信息传播者）、文稿（内容创作）、发表（传播）、推介（网站）、留言（受众的信息反馈）、修改（博主根据评论修正观点或适当解释）。由此，构成了一个开放的、动态的、互动的、循环的信息传播过程。

二、中医博客的创作方法与技巧

中医博客文稿创作的基本要求是内容要客观真实，观点要新颖独特，标题要精简醒目。

1. 内容 内容题材和切入点的选择是中医博客最重要的基础，内容不仅要有价值，而且最好是当前行业、社会的关注点或有可能引起关注的话题。如果选择一些不具有关注价值的内容，即使写作技巧和文稿质量都很高，也很难引起关注。引不起关注，没有多少点击率，也就不能很好地达到有影响的传播，就只是自娱自乐。

中医博客内容的题材可以十分广泛，既可以从古老的《内经》《伤寒论》的解读写起，也可以介绍最新的中医药科研成果和临床心得体会，还可以针对中医药行业热点新闻和焦点问题发表个人看法和评论。不能选择一个陈旧的、没人关注的话题，而是要选择具有相当关注度的或具有前瞻性的内容。但不论什么题材，其内容最基本的要求是论点明确、论据准确、言之有理、以理服人、事实真实、知识可靠，所介绍的方法和技术必须能够重复而且有效。

2. 字数 虽然博客没有字数限制，但不宜将博客文稿的字数写得太长。如果某一篇中医博客讲述的是学术性问题，更不宜太长，控制在两三千字即可。如果正文按 14 号字大小计算，则页面大概两三个页面长度即可，尽量使字数控制在多数网友能够容忍的范围内。

3. 题材

（1）学术性文稿 可选择一些有争议、前沿性、前瞻性的题材进行创作，这样容易引起学术界的兴趣。

（2）科普类文稿 传播科普知识的文稿必须通俗易懂、简单实用、可操作性强。对一些避不开的学术术语和学术概念，要尽量仔细解释清楚。对一些具有操作性的实用知识，可以将其详细操作步骤展示出来，让网友一看就懂、一学就会、一用就灵。

（3）评论类文稿 博主的观点很多是通过评论文章表达出来的。评论包括对现实的批评、肯定，也包括对未来的预测展望。

4. 结构 有了好的题材还不够，还必须要有一个较好的文稿结构，层次清楚，环环相扣，引人入胜，能够吸引人从头往后一口气阅读下去。有不少内容题材好的中医药博客文稿，但是没有注重写作技巧和文章的谋篇布局，让人阅读起来很累，以至网友读一两段后就会放弃阅读，也就达不到传播的目的。因此，必须讲究博客文稿的谋篇布局，可选择一个吸引力强的由头或故事开头，然后引入中心议题，最后得到一个结论或留下一个供思考的空间。

5. 标题 在完成了上面的基础创作后，还必须取一个精彩的博客标题，否则仍然不能吸引人点击。网友的鼠标每天都在网页上"游荡"，只有精彩的标题才能立即吸引网友的手指点击进去。通常情况下，阅读者只看标题，并据此判断是否阅读该篇文章，这也是中医博客传播的一个必须注意掌握好的创意技巧。因此，必须根据博客内容创作一个简洁明了、新奇独特的标题，使其能够起到画龙点睛、夺人眼球的作用。中医博客的标题可以在写作之前就确定好，也可以先大致有一个标题，待完稿后再修改和最后确定；还可以先只有一个大致的写作方向，最后根据文章完成后的阅读感受，再来策划一个标题。

强调标题的重要性，不能忽视内容的创作，不能写一些内容不真实客观的中医博客文章去误导受众，更不能为了追求点击率而制作新奇怪异的标题去哗众取宠。

6. 设计　博客页面标题的设计，一般都简单地使用大字号的文字标题。如果能够选择新闻图片或恰当的图片设计成题图，或在文中适当配上一些插图或视频、音频，都能增加博客页面的生动性，大大提升浏览阅读效果。

7. 宣传　网站上具有浩瀚的博客内容资源，任何人发表博客后，都有可能像石沉大海一样，没有人或没有几个人能关注和阅读。因此，在网上开了博、发表了文稿之后，还必须再进行适当的宣传。在发表有独特见解的博文后，要主动与网络管理员联系，将新发表的博客链接发给他们，以争取他们在网站的显要页面和相关栏目中推介。还有尽量与一些有影响的博主合作，或在这些博客文稿后面留言或进行评论，以获得网上的横向联系和互动。

8. 更新　博客的更新速度要快。如果久不更新，就会使很不容易聚集起来的人气散失，丢掉博客粉丝。

三、中医博客的有效传播与案例

利用博客传播中医药科学文化的终极目的是促进中医药事业的发展和为广大民众带来健康实惠。由于中医博客不具有后期效果的跟踪手段，只能从点击率和网友在博客后面的留言评论中来了解其初步反响。

1. 毛嘉陵新浪博客：让现代人认识理解中医　2007 年 10 月 19 日中医药文化传播学者毛嘉陵在新浪博客发表了一篇呼吁社会关注名老中医现状的博客。该篇博客在标题创意上就借用了国宝大熊猫的概念，通过用全国熊猫普查的熊猫总数与业内公认的名老中医人数进行统计数据的对比，从而形象地说明名老中医资源的珍贵和稀少。熊猫已经够珍稀了，可是有真才实学、临床疗效好的名老中医比熊猫还紧缺，最后制作了这样的标题："国宝中医大师比'熊猫'还少。"该博客被新浪网首页推介，并在博客首页顶端制作一个中医问题专题，引起了很大的社会反响。在网站推介两小时后，网站因故让博主将博客内容进行了重新调整和补充，形成了 4 篇博客，然后继续推介。虽然这样使点击数有些分散，但总的点击数还是达到了三十多万，其中最高的一篇点击数有 25 万之多。

2008 年 1—2 月，新浪网在首页连续推出"毛嘉陵撞击中医尖锐问题系列博客"，在社会上产生了巨大的反响。2008 年 3 月，作为特邀主持人，他主持了两次由新浪网和《科学时报》联合主办的"国宝中医集体做客新浪"的大型网络直播对话活动，第一次主题为"有疗效就是硬道理——如何发挥中医的临床优势"，第二次主题为"中医科学文化对话"。这两次活动通过强势的网络，向社会发出了中医药专家振兴中医药的呼声，产生了深远的影响。

到 2008 年上半年，毛嘉陵新浪博客的访问量超过 300 万，一度成为新浪中医博客的领先者，在新浪健康博客的总排名中曾经高居第 6 名，并两次应邀主持由新浪网主办的大型网络视频节目"国宝中医集体做客新浪网"。

在"国宝中医大师比'熊猫'还少"的博客发表后，收到了网友的大量留言和评论。有网友留言："先生文章中对中医面临断代的危险写得很醒目，也是事实，起到振聋发聩的效果。"也有网友深有同感地说："不夸张！现在国内很难找到真正的中医。现在的教育方法和医院的现状很难培养出真正的中医了。有的很好的苗子也逐渐成为不中不西的怪物了。中医还是应该回到原来的路子上去，否则必将走向毁灭。若干年后，想看真中医只能出国看了。"还有网友说："不管别人说中医科不科学，老百姓就认它能实实在在地看好大家的病，没那么多的假大空。"

2. 贾海忠新浪博客：注重交流理论与实践相结合的心得体会 北京中日友好医院主任医师贾海忠博士长期从事中西医结合临床工作，致力于中西医结合理论和临床研究。他的新浪博客涉猎的范围十分广，既有《伤寒论》《内经》等大量中医药学术探讨，又有冠心病、高血压、心力衰竭、高脂血症、肾脏疾病、睡眠呼吸暂停综合征等疑难杂症的临床实践总结，还有真气运行法等养生方法的知识传授，受到了广大网友的好评。有网友在他的"送你养生的四大法宝"博客后面留言："第一次看到这样的养生理论，但是细想起来这才是从人最根本的根基上谈养生。"

3. 郑伟达新浪博客：广泛传播中医抗肿瘤知识 北京伟达中医肿瘤医院注重利用博客来传播中医药防治肿瘤的知识。该院院长、中华中医药学会肿瘤分会副主任委员郑伟达的新浪中医博客上系统地发表了"肿瘤不是绝症，切勿谈癌色变""过度医疗是潜在的恶性肿瘤""带癌生存的条件有哪些""拯救癌症患者家属受伤的心灵"等很多中医抗肿瘤的博客，经常被新浪网在新浪博客首页和健康博客版推介，在为广大民众普及中医药知识和为癌症患者提供专业咨询服务中发挥了积极的作用。

除了撰写中医抗肿瘤博客以外，郑伟达还十分关注医患关系，他的博客"从中医特色回归剖析和谐医患关系"发表后，就有网友评论："好文章，视角独到。客观地说，医患纠纷严重是有一定社会原因的，但作为医者能从自身方面找原因，想办法化解矛盾，值得敬佩。"

郑伟达认为，很多中医师由于长期从事具体的临床工作，虽然对中医工作有很多了解和感悟，但常常因临床工作太忙太累，没有时间来写博客。他为此呼吁更多的中医专业人士开博，通过写博客来充分展示中医在临床上的优势。

4. 王敬新浪博客：结合电视讲座传授中医刮痧术 知名中医刮痧专家、中国中医科学院培训中心中国刮痧健康法培训部、中国针灸学会砭石与刮痧专业委员会副会长王敬，擅长中医刮痧和拔罐疗法，曾在俄罗斯、乌克兰、马来西亚进行学术交流从事医疗教学工作，主编出版的著作有《中国刮痧健康法》《家庭刮痧保健》《中国拔罐健康法》等二十多部。近年来，王敬在新浪博客发表"刮痧一样可以增强免疫力""乳腺增生、抑郁症，刮痧一网打尽""女性问题刮痧排毒方案""刮痧应注意的那点事"等刮痧疗法和养生方面的博客，得到了新浪网的推介，其中"刮痧应注意的那点事"广受关注。

5. 罗大伦新浪博客：妙趣横生讲中医故事　罗大伦博士（原名罗大中）在北京中医药大学博士毕业以后，获得机会参与电视中医节目的策划和组织工作，曾任北京电视台"养生堂"栏目的主编，而后在多家电视台讲中医故事。他是一个会讲故事的人，将中医故事讲得妙趣横生，将中国古代名医复原得活灵活现。自从他从电视节目的幕后走到幕前后，他在新浪的博客也人气飙升，不管是否获得新浪网的推介，他的很多博客文章都有较高的点击率，目前访问量已达2300万次。

罗大伦认为，博客平台方便快捷，弥补了电视、广播、杂志、报纸等媒体的不足，尤其便于白领群体利用上班时间和休息间隙阅读。他认为："博客是宣传中医药文化普及面积最广、影响力较大的一个平台，未来发展是不可限量的，这个平台需要保护与规范。"同时，他也希望中医博客能被规范化，让百姓通过博客能够获得权威的、正确的中医药知识。

通过以上对中医博客的传播价值和规律的分析，我们认识到，在现代信息时代要快速、灵活地传播中医药文化，必须充分利用博客等现代传播手段和方式。同时，根据几位知名中医药专家、中医药文化学者近年来的博客创作实践，总结了中医博客的创作方法和技巧及实现有效传播的途径。

【思考题】

1. 请以"我身边的中医药"为主题，写一篇演讲稿。

2. 请搜索并关注中医药为主题的微信公众号，其体现了哪些网络传播的特点？

3. 火遍网络的"李子柒"，网络传播途径有哪些？其作品表达的主题与中医的哪种思维不谋而合？

主要参考文献

［1］（美）施拉姆．传播学概论［M］．北京：新华出版社，1984.

［2］胡正荣．传播学总论［M］．北京：北京广播学院出版社，1997.

［3］Werner J. Severin，James W. Tankard，Jr. Communication Theories：Origins，Methods，and Uses in the Mass Media［M］．Fifth Edition. United States：Addison Wesley Longman，Inc，2000.

［4］董璐．传播学核心理论与概念［M］．北京：北京大学出版社，2008.

［5］Denis McQuail. Mass Communication Theory：An Introduction［M］．Second Edition. London：Sage Publications，1987.

［6］K. MILLER. Organizational Communication：Approaches and Processes［M］．Third Edition. United States：Wadsworth Publishing，2003.

［7］郭庆光．传播学教程［M］．2版．北京：中国人民大学出版社，2011.

［8］周庆山．传播学概论［M］．北京：北京大学出版社，2004.

［9］见田宗介．社会学事典［M］．东京：弘文堂，1988.

［10］吕玉波，庄一强．医院品牌战略发展实录［M］．北京：中国协和医科大学出版社，2007.

［11］广东省中医院［OL］．http：//www. gdhtcm. com/2012（4）.

［12］田军．政府传播概念探析［J］．学习与探索，2004（2）：40-42.

［13］彭伟步．信息时代政府形象传播［M］．北京：社会科学文献出版社，2005.

［14］刘建明．基础舆论学［M］．北京：中国人民大学出版社，1988.

［15］喻国明，刘夏阳．中国民意研究［M］．北京：中国人民大学出版社，1993.

［16］周凯．政府传播体系初探［D］．上海：复旦大学，2003.

［17］李正良．传播学原理［M］．北京：中国传媒大学出版社，2007.

［18］孙广仁．中医基础理论［M］．2版．北京：中国中医药出版社，2005.

［19］朱文锋．中医诊断学［M］．2版．北京：中国中医药出版社，2007.

［20］毛嘉陵．走进中医：现代人认识中医的八堂必修课［M］．北京：中国中医药出版社，2013.

［21］李智．国际传播［M］．北京：中国人民大学出版社，2013.

［22］万忆，易正逊．边疆省区周边传播信息控制的解析与反思［J］．当代传播，2017（6）：87-89.

［23］金飞．马克思主义新闻观与中国网络舆情管理研究［D］．武汉：湖北大学，2018.

［24］尤盼．促进我国政府决策咨询机构信息管理制度建设研究［D］．武汉：华中师范大学，2016.

［25］胡吉明，李雨薇，谭必勇．政务信息发布服务质量评价模型与实证研究［J］．现代情报，2019，39（10）：78-85.

［26］孙宜学．"一带一路"与中华文化国际传播［M］．上海：同济大学出版社，2019.

［27］吴飞．国际传播的理论、现状和发展趋势研究［M］．北京：经济科学出版社，2016.

［28］黄祎晨，李绵绵，宋欣阳，等．中医药参与国际医疗多边合作策略分析［J］．中医药导报，2017，23（17）：7-9+18.

［29］毛嘉陵，康赛赛，王晨，等．中医药科学文化传播的战略分析［J］．中医药通报，2019，18

（6）：1-6.

［30］纳日碧力戈，张梅胤．国家视角下的"蒙医入中"辨析［J］．华东师范大学学报（哲学社会科学版），2018，50（5）：44-48+173.

［31］毛嘉陵．中国中医药文化与产业发展报告（2017—2018）［M］．北京：社会科学文献出版社，2019.

［32］毛嘉陵．中医传播学［M］．北京：中国中医药出版社，2014.